GRUNDRISS
DER SÄUGLINGS- UND KLEINKINDERKUNDE UND -FÜRSORGE

GRUNDRISS DER SÄUGLINGS= UND KLEINKINDERKUNDE

NEBST EINEM GRUNDRISS
DER FÜRSORGE FÜR SÄUGLINGE
UND KLEINKINDER

VON

DR. ST. ENGEL UND **DR. M. BAUM**

PROFESSOR IN DORTMUND

IN HEIDELBERG

VIERZEHNTE, UMGEARBEITETE AUFLAGE

MIT 101 TEILS FARBIGEN ABBILDUNGEN
IM TEXT UND 6 TAFELN

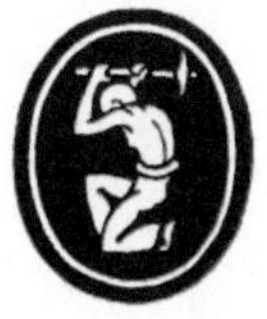

MÜNCHEN
VERLAG VON J. F. BERGMANN
1929

ISBN-13: 978-3-642-89653-8   e-ISBN-13: 978-3-642-91510-9
DOI: 10.1007/978-3-642-91510-9

Vorwort zur vierzehnten Auflage.

Das Buch ist in allen seinen Teilen durchgesehen und neu bearbeitet. Der Text wurde an manchen Stellen gekürzt, an anderen Stellen ergänzt. Dem Bedürfnis der Weiterentwicklung der Ausbildung von Säuglings- und Kleinkinderpflegerinnen glaubten wir durch ein besonderes Kapitel entgegenkommen zu sollen. Wir haben versucht, den Text durch neue Bilder, Zeichnungen und kinematographische Aufnahmen zu beleben. Immer waren wir von dem Bestreben geleitet, das Buch so auszugestalten, dass es den Fortschritten der Wissenschaft und der Entwicklung der fürsorgerischen Bestrebungen entspricht.

St. Engel.   **Marie Baum.**

Inhaltsverzeichnis.

Erster Teil.

Säuglings- und Kleinkinderkunde.

Von Prof. Dr. St. Engel.

	Seite
Einleitung	1
I. Der Säugling, seine körperliche und geistige Entwicklung.	
1. Das Kind vor der Geburt	2
2. Der Neugeborene und der Säugling	3
3. Der Körper des Säuglings	3
4. Die körperliche Entwicklung	7
5. Haltung und Bewegung	12
6. Die Leistungsfähigkeit des Säuglings	14
7. Entwicklung des Geistes- und Seelenlebens	16
II. Die Grundlagen der Ernährung.	
1. Begriff und Zweck der Ernährung	19
2. Besonderheiten der Säuglingsernährung	20
3. Die Milch	21
4. Frauenmilch und Kuhmilch	22
III. Die Ernährung an der Brust.	
1. Die weibliche Brust und die Milchbildung	22
2. Die Beeinflussbarkeit der Milch	24
3. Die Tätigkeit der Brustdrüse	27
4. Das Verhalten des Kindes an der Brust	28
5. Die Ausübung der Brusternährung	31
6. Die Beendigung des Stillens	33
7. Die Lebensweise stillender Frauen	33
8. Erkrankungen stillender Frauen	34
9. Stillfähigkeit, körperliche und soziale Stillhindernisse	35
10. Stillschwierigkeiten	39
11. Die Ernährung an der Ammenbrust und mit Frauenmilch aus der Flasche	44
IV. Unterschiede der natürlichen und unnatürlichen (künstlichen) Ernährung	47
V. Die unnatürliche Ernährung.	
1. Die Grundsätze der unnatürlichen Ernährung	49
2. Gewinnung, Behandlung und Bezug der Kuhmilch	52
3. Beurteilung der Milch	54
4. Die Milch im Haushalt	55
5. Verarbeitung der Kuhmilch und die dabei entstehenden Erzeugnisse	56
6. Milchkonserven	58
7. Herstellung der Säuglingsnahrung	58
8. Vorschriften zur Herstellung der verschiedenen Säuglingsnahrungen	60
9. Die Technik der Fütterung	66
VI. Gemischte Ernährung, Brust und Flasche.	
1. Die Zwiemilchernährung	69
2. Das Abstillen	70
VII. Die Verdauung des Säuglings	72
VIII. Der Erfolg der Ernährung	74

Seite

IX. **Sitten und Unsitten der Säuglingsernährung** 76

X. **Der Neugeborene.** 77

XI. **Die frühgeborenen (untergewichtigen) Kinder** 79

XII. **Krankheiten im Säuglingsalter.**
    1. Das Verhalten des Säuglings in gesunden u. kranken Tagen   80
    2. Krankheiten der Neugeborenen 83
    3. Ernährungskrankheiten 85
    4. Erbrechen und Stuhlverstopfung 90
    5. Die körperliche Verfasssung des Säuglings 91
    6. Nervenkrankheiten 93
    7. Erkrankungen der Atmungsorgane 94
    8. Ansteckende Krankheiten 95

XIII. **Sitten und Unsitten auf dem Gebiete der Säuglingskrankheiten.** 99

XIV. **Die Pflege des gesunden Säuglings.**
    1. Die Körperpflege 101
    2. Die Erziehung des Säuglings (Sitten und Unsitten) . . . 107
    3. Die Beobachtung des Säuglings 108

XV. **Die Pflege der Neu- und Frühgeborenen** 109

XVI. **Die Pflege des kranken Säuglings.**
    1. Die Beobachtung des kranken Säuglings 111
    2. Hilfeleistung bei Untersuchung und Behandlung 114
    3. Körperpflege des kranken Säuglings 118
    4. Säuglingspflege in Anstalten 120
    5. Verhalten bei Zwischenfällen 123

XVII. **Die Zukunft des Säuglings** 124

XVIII. **Kleinkinderkunde.**
    1. Das Wesen des Kleinkindes 127
    2. Der Körper des Kleinkindes 128
    3. Die geistige Entwicklung. 129
    4. Die Ernährung des Kleinkindes 131
    5. Die Körperpflege des Kleinkindes 136
    6. Erziehung 138
    7. Krankheiten 140
    8. Infektionskrankheiten 148
    9. Bedeutung und Bekämpfung der Infektionskrankheiten . 160
    10. Schlusswort 161

XIX. **Die Entwicklung der körperlichen und geistigen Fähigkeiten von der Geburt bis zum vollendeten zweiten Lebensjahre** . 162

XX. **Die Säuglings- und Kleinkinderpflegerin** 170

Zweiter Teil.

Gesundheitsfürsorge für Säuglinge und Kleinkinder.

Von Oberregierungsrat Dr. Marie Baum.

I. **Säugling und Kleinkind in ihrer sozialen Bedingtheit** 174

II. **Die praktischen Folgerungen** 187
    1. Die Erziehung zur Mutter 188
    2. Wochenhilfe und Wochenfürsorge 192
    3. Gesetz 195
    4. Sonstige Fürsorge für Mutter und Kind 202
    5. Besondere Fürsorge für die uneheliche Mutter und ihr Kind 213

III. **Träger und Organe der Kinderfürsorge.**
    1. Jugendwohlfahrtsbehörden und freie Wohlfahrtspflege . 219
    2. Die Hilfskräfte 224

Sachverzeichnis 229

Erster Teil

Säuglings- und Kleinkinderkunde

von

Professor Dr. St. Engel.

Einleitung.

Die Kenntnis vom Säugling und von der Säuglingsfürsorge ist die Grundlage, auf der allein sich eine erfolgreiche Tätigkeit im Dienste des Säuglingsschutzes aufbauen kann. Einen rechten Sinn erhält der Säuglingsschutz aber erst, wenn man die Tatsache nicht aus dem Auge verliert, dass die Sorge um den Säugling nur einen Teil derjenigen Bestrebungen darstellt, welche der Erhaltung und Förderung der Volkskraft gewidmet werden. Alles, was dem Säugling nützt und ihn fördert, ist natürlich von besonderer Wichtigkeit — ist doch das Säuglingsalter bei weitem das gefährdetste und schutzbedürftigste. Nur so ist es auch zu verstehen, dass wir über dem „Säuglingsschutz" lange Jahre versäumt haben, wichtige Maßregeln des Kinderschutzes auszubauen. Alles muss aber zum selben Endziele führen, — zur Erhaltung und Vermehrung der Volkskraft.

Der Säuglingsschutz muss mit dem Schutze des ungeborenen Kindes und dem Schutze des dem Säuglingsalter entwachsenen Kindes organisch verknüpft werden. Mutterschutz und Kleinkinderschutz gehören in unmittelbare Verbindung mit dem Säuglingsschutz.

Wenn wir wissen, dass die Zahl der vorzeitig geborenen Früchte jährlich in die Hunderttausende geht, wenn wir wissen, dass die Schädlichkeiten, welche zu Früh- oder Fehlgeburten führen, bekämpft werden können, so ist es ohne weiteres einleuchtend, dass durch geeignete Maßnahmen die Früh- und Fehlgeburten eingeschränkt und viele Tausende von Kindern dem Leben zugeführt werden können.

Der Schutz der Mütter hat zur Wirkung, dass mehr Kinder ins Leben treten, dass an Gesundheit und Kraft der Mütter gespart wird.

Auf der anderen Seite wäre es natürlich verfehlt, wenn man sich um die Kinder nicht kümmern wollte, welche glücklich durch das Säuglingsalter hindurchgebracht worden sind. Jenseits dieser Zeit lauern neue und gefährliche Feinde, welche das vernichten können, was im ersten Jahre mit vieler Mühe und Sorgfalt aufgebaut wurde. Ist das Kind über die Säuglingszeit hinaus, wo es so empfindlich gegen alle möglichen Schäden der Ernährung ist, so tritt es in eine Periode, wo es anderen Gefahren ausgesetzt ist, wo es z. B. der Ansteckung mit

Masern, Scharlach, Diphtherie in ihren schweren Formen leicht anheim-fällt und wo diese Krankheiten zahlreiche Todesopfer fordern. Die Tuberkulose führt vielfach zu Tod oder Siechtum. Hierzu gesellt sich noch der häufig unterschätzte Schaden der „englischen Krankheit". Diese Krankheit verursacht nicht nur zahlreiche Todesfälle durch die Vereinigung mit Bronchialkatarrhen und mit Lungenentzündungen, sondern sie führt zu Verkrüppelungen aller Art und kann sich auch noch nach Jahren und Jahrzehnten verhängnisvoll geltend machen. Ein grosser Teil aller schweren Geburten ist durch Beckenenge bedingt und diese wieder stammt von der englischen Krankheit.

So sehen wir, dass die Gefahren, welche dem Säugling, vielfach aber auch dem Ungeborenen und später dem Kleinkinde drohen, überaus mannigfach sind. Fehlerhaft wäre es also, wenn man nur den Säugling ängstlich betreuen wollte. Das ist der Grund, weshalb auch dem Kleinkinde ein Abschnitt dieses Buches gewidmet wird.

I. Der Säugling, seine körperliche und geistige Entwicklung.

1. Das Kind vor der Geburt.

Die Entwicklung des Kindes im mütterlichen Körper dauert ungefähr 9 Monate. In dieser Zeit wächst das Kind aus dem winzigen, mit dem blossen Auge kaum erkennbaren Ei zur reifen, 3—4000 g schweren Frucht heran. Dabei befindet sich das Kind in der Gebärmutter, einem Hohl-organe, dessen Wand aus Muskelfasern besteht. Am Ende der Schwanger-schaft reicht die Gebärmutter bis hoch in den Bauchraum hinauf. Um-geben von den dünnen Eihäuten und umspült vom Fruchtwasser nimmt das Kind eine Lage ein, bei der es nur wenig Raum beansprucht. Die Arme sind über der Brust gekreuzt, die Beine stark an den Leib gezogen und die Unterschenkel übereinandergelegt. Die Verbindung des Kindes mit der Mutter wird durch den etwa tellergrossen Mutterkuchen her-gestellt, welcher der Innenwand der Gebärmutter anhaftet. Von ihm führt die Nabelschnur zum Kinde. In der Nabelschnur laufen die Blut-gefässe, welche mit dem Blute die nötigen Nährstoffe zum Kinde führen und die Abfallstoffe wegschaffen. So wird das Wachsen und Gedeihen der Frucht ermöglicht.

Bei der Geburt platzen die Eihäute, das Fruchtwasser fliesst ab. Durch den Druck der Muskulatur wird das Kind langsam, und zwar meist mit dem Kopf voran, entbunden. Die Nabelschnur wird durch-trennt. Kurze Zeit nach der Geburt des Kindes wird auch der Mutter-kuchen ausgestossen.

In dem Augenblicke, wo das Kind geboren ist, vollzieht sich in seinem Körper eine mächtige Umwandlung. Vor der Geburt lieferte die Mutter alle Stoffe, welche für seine Erhaltung und sein Wachstum notwendig waren. Das Herz allein musste arbeiten, um das zugeführte Material im Körper zu verteilen. In dem Augenblicke aber, wo die Nabelschnur durchtrennt wird, ändern sich die Verhältnisse mit einem Schlage. Der Neugeborene macht den ersten Atemzug und beginnt damit sein eigenes Leben. Früher im Schutze des mütterlichen Körpers, fern von den Rauheiten des Lebens, ist er nunmehr den Einflüssen der Aussenwelt preisgegeben.

Dem ersten Atemzuge folgt der erste Schrei.

2. Der Neugeborene und der Säugling.

In den ersten 10—14 Tagen nach der Geburt steht das Leben des Kindes unter besonderen Bedingungen: Der Übergang zum selbständigen Dasein und die Einflüsse der Geburt machen sich geltend. Dann erst beginnt die eigentliche Säuglingszeit. Säugling wird der Mensch solange genannt, als er von Natur aus an der Brust seiner Mutter ernährt, als er gesäugt wird. Dieser Zusammenhang von Mutter und Kind ist für Leben und Gesundheit des Kindes von entscheidender Bedeutung. Der Körper, die einzelnen Organe müssen erst erstarken, ehe das Kind der engen Verbindung mit seiner Mutter entraten kann. Nur an der Brust seiner Mutter kann das Kind einwandfrei gedeihen.

Mit dem zunehmenden Alter vollzieht sich ein durchgreifender Wandel. Das Kind wird grösser, stärker; seine Organe werden leistungsfähiger. Schon in den ersten Wochen und Monaten vervielfacht sich die Widerstandskraft und die Leistungsfähigkeit. Das gilt namentlich für die ersten 3 Monate. Mit ihrem Ende hat auch die Periode des kindlichen Lebens, wo es am hinfälligsten ist, ihren Abschluss. Sind gar 8—9 Monate vergangen, so genügt dem Kinde die Muttermilch nicht mehr. Dem Kinde muss Beikost gereicht werden, falls es nicht in seiner Entwicklung gehemmt werden oder gar Schaden an seiner Gesundheit nehmen soll. Damit ist das Ende der eigentlichen Säuglingszeit erreicht. Zwar ist das Kind noch hilflos genug, doch so weit ist es schon, dass es die Brust entbehren kann.

3. Der Körper des Säuglings.

Der Säugling darf nicht als eine verkleinerte Wiedergabe des ausgewachsenen Menschen aufgefasst werden. Die Grössenverhältnisse sind gänzlich verschieden. Der Kopf des Säuglings ist im Vergleich zum Körper sehr gross. Rumpf und Gliedmaßen sind vergleichsweise kurz. Die Bilder geben das deutlicher als Worte wieder. Beim Erwachsenen ist die Körperlänge gleich 8, beim Säugling gleich 4 Kopflängen (s. Abb. 1).

Die Haltung, welche der Säugling in der Ruhe, im Schlafe einnimmt, erinnert noch lange daran, wie sehr sich das Kind innerhalb der Gebärmutter zusammendrücken musste: die Arme sind gebeugt, die Beine sind angezogen (s. Abb. 32).

Im ganzen betrachtet überwiegt beim Säugling der Eindruck des Rundlichen. Die Muskulatur ist noch kaum ausgebildet. Ein reichliches

4   St. Engel, Säuglings- und Kleinkinderkunde.

Fettpolster[1]) liegt zudem unter der Haut und so kommt es, dass die
Körperoberfläche nur wenig gegliedert ist. Nur einige Falten und
Grübchen bilden eine reizvolle Unterbrechung, vorzugsweise am Hals,
seitlich am Rumpfe und an den Oberschenkeln. Am Handgelenk treten
sie nur auf, wenn der Fettreichtum eine übermäßige Höhe erreicht hat.

Die **Körpergewebe** sind prall, fühlen sich derb an. Das Fleisch ist,
wie man zu sagen pflegt, fest.

Die **Haut** ist elastisch und frisch gefärbt, jedoch entbehrt der Säugling der Wangenröte. Bei älteren, durchaus gesunden Brustkindern entwickelt sich sogar oft ein mehr elfenbeinfarbenes Aussehen der Haut,
das dem Unerfahrenen leicht den Eindruck des Krankhaften machen kann.

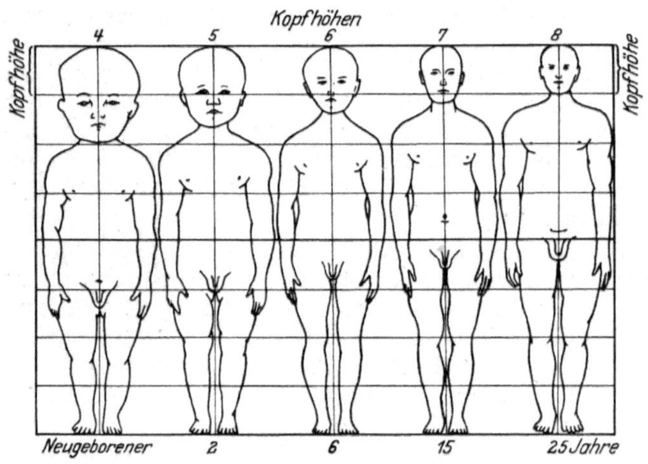

Abb. 1. Die Grössenverhältnisse des Neugeborenen, verglichen mit denen von älteren
Menschen. Während beim gut gebauten Erwachsenen die Kopflänge nur den 8. Teil der
gesamten Körperlänge beträgt, nimmt sie beim Neugeborenen ein Viertel in Anspruch.
Der Kopf ist also im Vergleich zum Körper unverhältnismäßig gross. Die Körpermitte
liegt beim Neugeborenen im Nabel, beim Erwachsenen in der Linie der Hüftgelenke.
(Nach Stratz.)

Das **Kopfhaar** ist spärlich, dünn und gewöhnlich von heller Färbung.
Selbst bei brünetten Kindern dunkelt es oft erst nach. Nicht allzu selten
reicht das Haar bei Neugeborenen weit in die Stirn hinein. Der Reich-
tum an Haaren, welchen das Kind mit zur Welt bringt, kann recht
verschieden sein. Bald ist es nur ein kurzer Flaum, bald ein dichterer
Pelz längerer Haare (s. Abb. 2). Auf dem Körper findet man — namentlich bei schwächlichen, frühgeborenen Kindern — das feine dünne
„Wollhaar“. Am stärksten ist es an dem oberen Teile des Rückens, nach
der Schulter zu, und an der Rückseite der Oberarme. Das Wollhaar
schwindet mit zunehmender Entwicklung.

Der **Kopf** des Säuglings ist ungewöhnlich gross. Dabei tritt der
Gesichtsteil an Ausdehnung zurück, so dass die Grösse des kindlichen

---

[1]) Etwa der 10. Teil des Körpergewichtes besteht aus Fett.

Kopfes hauptsächlich durch die starke Entwicklung des Hirnschädels bewirkt wird. Es ist wichtig zu wissen, dass der Umfang des Kopfes während der ganzen Säuglingszeit grösser ist als der der Brust. Erst im zweiten Lebensjahr bahnt sich die Umkehrung dieses Verhältnisses an, welches dann für das ganze Leben bleibt.

Betastet man das Schädeldach, so fühlt man unter der Haut nicht eine glatte Knochenkapsel, sondern man stösst auf gewisse Furchen und Lücken. Die einzelnen Knochen des Schädeldaches sind noch nicht fest miteinander verbunden. Wo sie aneinanderstossen, bleiben fühlbare Zwischenräume, welche eine gesetzmäßige Felderung der Schädelkapsel bewirken.

An der Bildung des Schädeldaches sind 5 Knochen beteiligt; vorn die beiden Stirnbeine, seitlich die beiden Scheitelbeine und rückwärts das Hinterhauptbein. Da, wo die beiden Stirn- und Scheitelbeine zusammenstossen und wo die beiden letzteren sich mit dem Hinterhauptbein treffen, entstehen besonders ausgeprägte Lücken. Vorn klafft eine etwa rautenförmige, nur häutig verschlossene Öffnung, in die man bequem eine Fingerkuppe hineinlegen kann. Sie führt den Namen: die „grosse Fontanelle". Am Vereinigungspunkt der hinteren drei Knochen, an der „kleinen Fontanelle" bleibt die Lücke nur klein. Die Berührungslinien zweier Knochen werden „Nähte" genannt. Quer über den vorderen Teil des Schädels läuft

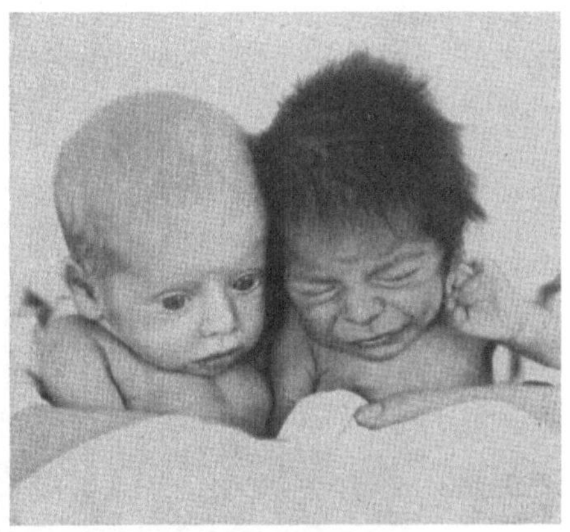

Abb. 2. Zwei Neugeborene, der eine mit kurzem, flaumigem, der andere mit langem, dichtem Kopfhaar. Schon bei der Geburt ist die Körperanlage sehr verschieden.

die „Kranznaht", die mittlere im Verein mit der hinteren Quernaht wird als „Pfeilnaht" bezeichnet (s. Abb. 3).

Die **grosse Fontanelle** hat praktische Bedeutung. Die Kenntnis ihrer Ausdehnung, ihrer Tiefe, ihrer Spannung usw. ist unerlässlich für die Beurteilung des Zustandes, in dem sich ein Säugling befindet. Im Gebiet der Fontanelle entbehrt das Gehirn des Knochenschutzes, Verletzungen können also leicht verhängnisvoll werden.

Die Verknöcherung des Schädeldaches erfolgt normalerweise im Laufe der ersten $1\frac{1}{4}$—$1\frac{1}{2}$ Jahren. Vorzeitige Verknöcherung ist für die Ausbildung des Gehirnes verhängnisvoll.

Im **Gesicht** fällt die geringe Entwicklung der Nase auf. Säuglinge mit ausgeprägter Nase sind selten. Fast immer ist sie stumpf und springt wenig vor. Auch die Kiefer sind nur schwach gebildet; Zähne sind noch gar nicht vorhanden. Erst wenn sie hervorbrechen, wird der Kiefer kräftiger. Dann ändert sich auch der Gesichtsausdruck. Das unbestimmte

Säuglingsgesicht gewinnt festere Züge. Familienähnlichkeiten, welche früher nur andeutungsweise kenntlich waren, treten besser in Erscheinung.

Der **Hals** ist kurz und breit (s. Abb. 5), nur unwesentlich schmäler als der Kopf. Es sieht so aus, wie wenn der Kopf unmittelbar auf den Schultern sässe. Die Haut des Halses bildet stets Falten.

Der **Rumpf** ist gedrungen und walzenförmig, ebenso breit wie tief, während er bei Erwachsenen stark in die Breite geht. Der **Leib** steht annähernd in derselben Höhe wie die Vorderwand der Brust (in der Rückenlage betrachtet) und ist bei gesunden Säuglingen leicht vorgewölbt. Die Bauchdecken sind straff. Dicke, geblähte Bäuche sowie schlaffe und eingesunkene sind krankhaft.

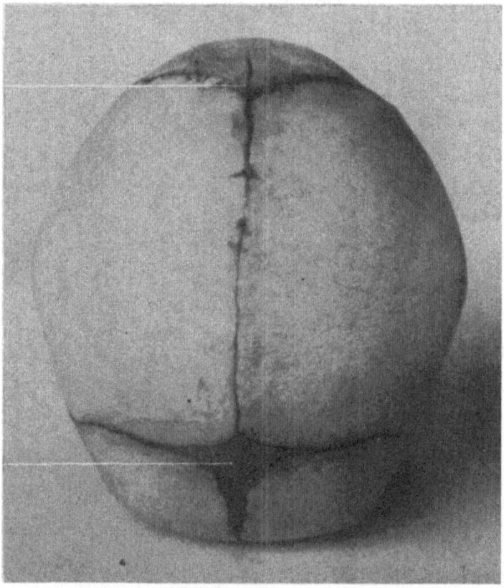

Die undeutliche Absetzung der Brust gegen den Bauch im Verein mit den noch unausgebildeten Hüften bedingen den Eindruck des Rundlichen und Walzenförmigen des Säuglingsrumpfes.

An den **Gliedmaßen** ist die Muskulatur wenig, das Fettpolster aber reichlich entwickelt. Die Folge ist, dass auch die Arme und Beine des Säuglings rundlicher aussehen wie beim Erwachsenen, dessen Muskeln kräftig ausgearbeitet sind und ihre Umrisse durch die Haut erkennen lassen, falls nicht ein stärkeres Fettpolster die Linien wieder verwischt.

hinten

Kleine Fontanelle

Grosse Fontanelle

vorn

Abb. 3. Das Schädeldach eines Neugeborenen, auf der Stirne stehend, von oben gesehen (Photogramm). Die Nähte und Fontanellen treten dunkel hervor.

Die **inneren Organe** des Säuglings sind in allen wesentlichen Punkten schon beim Neugeborenen ausgebildet, reifen aber erst allmählich heran; ein Organ, der vorn in der Brust gelegene Thymus, bildet sich zurück. Über seine Bedeutung wird noch gestritten. Soviel scheint aber sicher zu sein, dass er von Einfluss auf das Knochenwachstum ist. Schon im Lauf des ersten Jahres wird das Organ immer kleiner, um schliesslich bis auf winzige Reste zu verschwinden.

Mächtig und eindrucksvoll ist das Wachstum der **Knochen**. Anfangs bestehen sie grossenteils aus Knorpel, so an den Endteilen der Arm- und Beinknochen, so, um ein besonders krasses Beispiel zu nennen, in der Mittelhand und im Mittelfuss. Mit Hilfe der Röntgenstrahlen sind wir imstande, gerade in den Knochenbau einen ausgezeichneten Einblick zu nehmen.

An den **Organen der Brust und Bauchhöhle** treten grundsätzliche Unterschiede gegen die Zustände beim Erwachsenen längst nicht so sinnfällig hervor wie beim Knochensystem. Die Lungen befinden sich in einem anderen Grössenverhältnis zum Brustkorbe wie später, eine Tatsache, die es begreiflich macht, dass auch die Atmung ihre Eigenart hat. Das Herz ist von entsprechender Grösse (wie die Faust des Kindes) und sehr widerstandsfähig. Auch im Krankheitsfalle versagt es nicht leicht.

Innerhalb der Bauchhöhle wird ein verhältnismäßig grosser Raum von der Leber eingenommen. Sie ist beim Neugeborenen und jüngeren Säugling so umfangreich, dass sie vorn auf der rechten Seite über den Rippenbogen, den unteren Rand des Brustkorbes, hinausragt. Der Magen ist anfangs sehr klein. Sein Fassungsvermögen steigt aber von Monat zu Monat. Man merke, dass der Magen beim Neugeborenen nur etwa 90 ccm und dass er auch am Ende der Säuglingszeit nicht mehr wie 290 ccm aufzunehmen vermag. Wir werden diese Zahlen beachten müssen, wenn wir erwägen, welche Milchmenge der Säugling bei einer Mahlzeit zu sich nehmen kann und darf (s. S. 29). Der Darm ist ca. 3 m lang, d. h. im Verhältnis zur Körperlänge sehr gross. Er ist beim Säugling etwa 7 mal so lang wie sein ganzer Körper, während er beim Erwachsenen nur etwa die fünffache Körperlänge erreicht. Erwähnt sei schliesslich noch, dass die Geschlechtsorgane beim Säugling nur in der Anlage vorhanden sind.

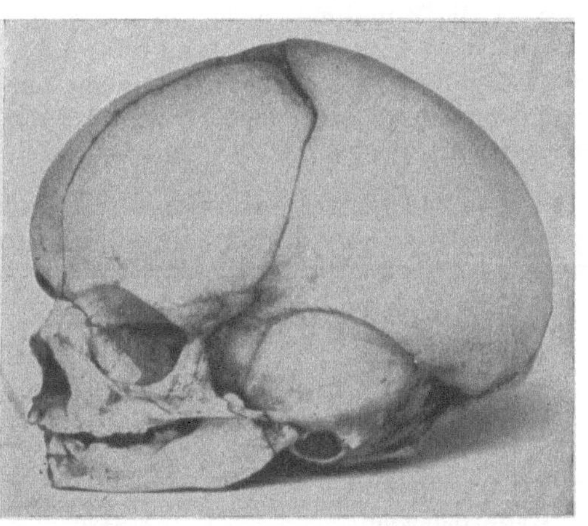

Abb. 4. Seitenansicht des Schädels eines Neugeborenen (Photogramm). Man sieht ausgezeichnet, wie klein der Gesichtsschädel im Vergleich zum Hirnschädel ist. Namentlich die geringe Grösse der Kiefer ist offenkundig.

4. Die körperliche Entwicklung.

Das **Wachstum**, die Entwicklung des Säuglings geht in strenger Gesetzmäßigkeit vor sich. Die ungestörte Ausbildung des Körpers, der Organe und ihrer Tätigkeit sind wesentliche Kennzeichen der Gesundheit.

Die **Körperlänge** des Neugeborenen beträgt durchschnittlich 50 cm. Knaben pflegen etwas grösser zu sein als Mädchen. Abweichungen im einzelnen sind häufig.

Alter	Länge in cm		Alter	Länge in cm	
	Knaben	Mädchen		Knaben	Mädchen
Geburt	51	49	7. Monat	64	63
1. Monat	52	51	8. „	65	64
2. „	55	54	9. „	67	65
3. „	57	56	10. „	67	67
4. „	60	58	11. „	69	68
5. „	61	60	12. „	70	69
6. „	62	61			

Die Körperlänge nimmt anfangs schneller zu als später. Im ganzen beträgt die Zunahme im ersten Jahre etwa 20 cm, also nicht ganz die Hälfte der Anfangslänge (s. a. Tafel I). Bemerkenswerterweise wird das Längenwachstum durch Krankheit nur wenig beeinflusst. Selbst bei Säuglingen mit den Zeichen monatelangen Siechtums bleibt die Körperlänge kaum zurück.

Gewichtswachstum im ersten Lebensjahre.

(Durchschnittswerte.)

Alter	Gewicht in Gramm		Flaschen-kinder
	Brustkinder		
	Knaben	Mädchen	Knaben und Mädchen
Geburtsgewicht . . .	3480	3240	3390
Ende der 4. Woche . .	4170	3810	3730
„ „ 8. „ . .	5080	4560	4340
„ „ 12. „ . .	5870	5270	4950
„ „ 16. „ . .	6580	5900	5610
„ „ 20. „ . .	7140	6520	6270
„ „ 24. „ . .	7650	6920	6900
„ „ 28. „ . .	8140	7380	7300
„ „ 32. „ . .	8540	7800	7750
„ „ 36. „ . .	8900	8090	8130
„ „ 40. „ . .	9220	8400	8270
„ „ 44. „ . .	9650	8720	8650
„ „ 48. „ . .	9970	8970	8910
„ „ 52. „ . .	10210	9660	9980

Das **Durchschnittsgewicht des Neugeborenen** beträgt in Mitteleuropa 3200 g für die Knaben und 3000 g für die Mädchen. Starke Schwankungen um die Durchschnittszahl sind an der Tagesordnung. Neugeborene von 4000 g sind durchaus keine Seltenheit. Eine Beeinflussung des Geburtsgewichtes durch Diätkuren der Mutter ist — im Gegensatz zu früheren Anschauungen — kaum zu erzielen. Selbst die enorme Unterernährung in den Notjahren hat das Durchschnittsgewicht des Neugeborenen nicht zu senken vermocht. Das Kind im Mutterleibe lebt wie ein Parasit auf Kosten der Mutter.

Die Zunahme des Körpergewichts erfolgt bei gesunden Kindern sehr gesetzmäßig. In den ersten Tagen nach der Geburt tritt zunächst eine Abnahme ein, welche durchschnittlich 150—300 g beträgt. Sie wird in erster Linie durch Wasserausscheidung bei mangelnder Zufuhr und durch den Verlust des Kindspechs bedingt. Der tiefste Stand ist gewöhnlich am 5. bis 6. Tage erreicht. Von da ab steigt das Körpergewicht, so dass am 10. bis 12. Tage der Verlust wieder eingeholt zu sein pflegt. Nunmehr beginnt eine gleichmäßige Zunahme, welche anfangs sehr flott ist und später nachlässt.

Wir stellen den aus einer grossen Zahl von Fällen berechneten Durchschnittszahlen der Tabellen die Werte gegenüber, welche von zwei selbst beobachteten, gutentwickelten Kindern stammen. Das eine war ein besonders kräftiger Knabe, das andere ein kräftiges Mädchen von zarterem Körperbau. Zwei derartige Beispiele sind lebendiger wie die starren Durchschnittszahlen.

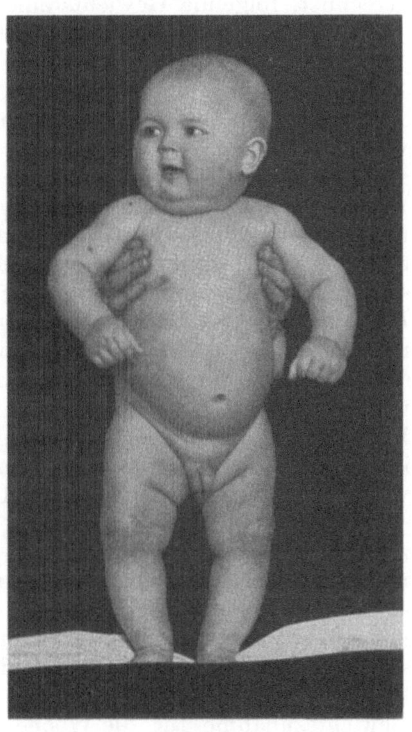

Abb. 5.

Fünf Monate altes, strammes Brustkind.

Entwicklung zweier Kinder. (Eigene Beobachtung.)

Alter	Gewicht		Länge	
	Knabe	Mädchen	Knabe	Mädchen
Geburtsgewicht . .	—	2970	—	49
Ende der 4. Woche	4210	3200	55	—
,, ,, 8. ,,	4300	3650	62	55
,, ,, 12. ,,	4950	4340	62	57
,, ,, 16. ,,	5430	4750	62	59
,, ,, 20. ,,	6480	5170	66	—
,, ,, 24. ,,	6740	5650	67	62
,, ,, 28. ,,	7020	6100	69	—
,, ,, 32. ,,	8030	6550	69	66
,, ,, 36. ,,	8730	6850	72	—
,, ,, 40. ,,	8880	—	74	—
,, ,, 44. ,,	9230	—	76	—
,, ,, 48. ,,	9350	7670	76	70
,, ,, 52. ,,	—	7860	—	73

Nach 5—6 Monaten findet man das Anfangsgewicht verdoppelt, nach einem weiteren halben Jahre, d. h. also am Ende des ersten Lebensjahres, beträgt das Gewicht das dreifache des Geburtsgewichts. Geht man von einem Geburtsgewicht von 3000 g aus, so würde man, grob gerechnet, folgende Gewichtsreihe erhalten:

Gewicht bei der Geburt   3000 g

„   im Alter von ½ Jahr   6000 g

„   „   „   „   1   „   9000 g

Stellt man das Gewichtswachstum in Kurvenform dar, so wie es in Abb. 6 geschehen ist, so erhält man Kuren, welche anfänglich steil aufstreben, später aber flacher werden. Die Kurven (Abb. 6 u. 19), welche durch wöchentliche Eintragungen gewonnen sind, nehmen einen recht gleichmäßigen Verlauf. In der Tat erfolgt die Gewichtszunahme eines gesunden Kindes so regelmäßig, dass bei wöchentlicher Eintragung eine ruhig ansteigende Kurvenlinie entsteht. Abweichungen von dieser Regel müssen stets Bedenken erregen. Bei täglicher Wägung wird man keine so „schöne" Kurve erwarten können, weil die kleinen Verschiedenheiten der Nahrungsaufnahme, weil die Ausscheidung von Harn und Stuhl hierbei zum Ausdruck kommen. Ein Beleg hierfür ist die Kurve 22, wo das Gewicht zweier gesunder Kinder täglich eingezeichnet ist. Man erkennt sofort die kleinen Zacken der Tagesschwankungen, welche in der Abb. 6 und Abb. 19 fehlen.

Die Stetigkeit in der Gewichtszunahme allein kennzeichnet den Anwuchs des gesunden Kindes nicht. Darüber hinaus muss gefordert werden, dass das Maß der Gewichtszunahme ausreichend, allerdings auch nicht übergross sei. Wenn z. B. ein Kind im ersten Vierteljahr nur 100 g in der Woche zunimmt, so wird man sich trotz der Gleichmäßigkeit des Ansatzes nicht zufrieden geben können. Darum ist es notwendig zu wissen, wie gross die durchschnittliche Gewichtszunahme für die Woche und den Monat etwa sein muss. In nachstehender Tabelle sind die bezüglichen Zahlen zu finden.

Gewichtszunahme pro Tag, Woche und Monat von der 2. Lebenswoche an.

In der	Gewicht in Gramm		
	pro Tag	pro Woche	pro Monat
2.—4. Woche	29	203	870
4.—8. „	28	196	840
8.—12. „	26	182	789
12.—16. „	24	168	720
16.—20. „	20	140	600
20.—24. „	17	119	510
24.—28. „	15	105	450
28.—32. „	15	105	450
32.—36. „	14	98	420
36.—40. „	7	49	210
40.—52. „	15	105	450

Es ist zu beachten, dass in dieser Tabelle die angegebenen Zeiträume nicht gleich sind, sondern dass die erste Zeile 2 Wochen, jede der folgenden 4 Wochen und die letzte 12 Wochen umfasst.

Man sieht, wie der Körperansatz von Monat zu Monat geringer wird. Dabei ist zu beachten, dass am Ende des 3. Vierteljahres (36.—40. Woche) ein **auffallend starkes Nachlassen** der Gewichtszunahme erfolgt, eine Erscheinung, welche in zahlreichen Fällen beobachtet wird. Im letzten Vierteljahr ist die Zunahme wieder besser.

Vom **Wachstum und von der Entwicklung der inneren Organe** greifen wir nur das Wichtigste heraus. Die ursprünglich knorpeligen oder häutigen Teile des Knochengerüstes bilden sich immer mehr in

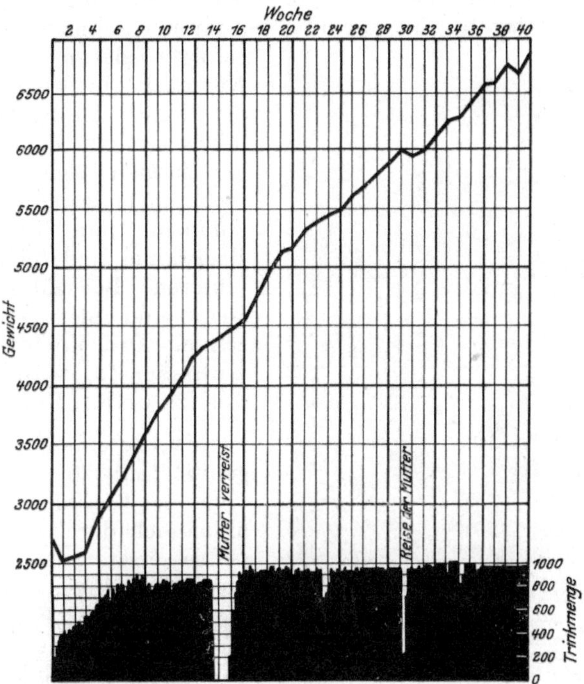

Abb. 6. **Gewichts- und Stillkurve** bei **guter** Stillfähigkeit, wöchentliche Wägungen. Während zweier Reisen spritzt die Mutter ab. Die Stillfähigkeit bleibt voll erhalten.

Knochen um. Am **Schädel** kann man es durch Betasten verfolgen. In den ersten Monaten ist noch nicht viel wahrzunehmen. Vom 4. Monat an wird die **Fontanelle** kleiner, werden die Nähte enger und damit weniger gut fühlbar. Im 3. Lebensvierteljahr muss die Verkleinerung der Fontanelle schon deutlich sein und am Ende des ersten Lebensjahres darf die Öffnung nur noch die Grösse einer Erbse aufweisen. Der vollständige Verschluss vollzieht sich im Alter von $1\frac{1}{4}$—$1\frac{1}{2}$ Jahren. Verzögerungen im Verschluss — davon wird später noch die Rede sein — sind Folge und Zeichen von Störungen der Knochenbildung.

Die **Zähne** brechen in der Regel erst im zweiten Halbjahre durch. Die Reihenfolge wird in dem folgenden Schema dargestellt.

Abweichungen von der Regel sind nicht häufig, insbesondere nicht bei den Schneidezähnen.

$$\frac{\text{h f i d b} \ | \ \text{b d i f h}}{\text{g e i c a} \ | \ \text{a c i e g}}$$

Die gleichzeitig erscheinenden Zähne sind mit den gleichen Buchstaben bezeichnet und die Reihenfolge ist durch die alphabetische Anordnung der Buchstaben gegeben.

Manchmal gibt es schon im 3. oder gar im 2. Monat Zähne. Auch der gemeinsame Durchbruch mehrerer Zähne ist nicht ungewöhnlich.

Innerhalb der eigentlichen Säuglingszeit erscheinen die mittleren-unteren Schneidezähne etwa im 6.—8. Monat, hierauf die entsprechenden oberen. Demnächst brechen die äusseren-unteren Schneidezähne durch, gefolgt wiederum von den oberen. Nun aber geht es nicht mehr von der Mitte nach der Seite gleichmäßig fort, wie denn überhaupt die gesetzmäßige Folge später nicht mehr so streng ist. Es kommen nun die vorderen Backzähne und schliesslich die hinteren Backzähne an die Reihe und zuletzt erst die Eckzähne. Die Vollendung des Gebisses fällt in das Ende des zweiten Lebensjahres.

Das so entstehende „Milchgebiss" hat 20 Zähne. Etwa vom 5.—6. Jahr an wird es allmählich durch das bleibende Gebiss ersetzt, das bekanntlich aus 32 Zähnen besteht. Die Reihenfolge im Erscheinen der bleibenden Zähne ist ähnlich wie beim „Milchgebiss". Die

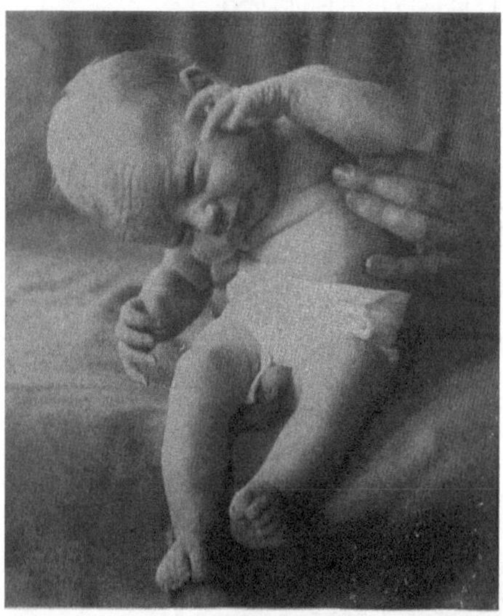

Abb. 7. Neugeborener. Er hat noch keine Herrschaft über seinen Körper und sinkt in sich zusammen.

letzten, hintersten Backenzähne, die sog. „Weisheitszähne", erscheinen erst etwa um das 20. Lebensjahr.

Es sei hier schon darauf hingewiesen, dass die Entwicklung des Gebisses, dass der Zahndurchbruch von Krankheitserscheinungen nicht begleitet ist.

5. Haltung und Bewegung.

Die **Haltung** des Säuglings ähnelt monatelang der des Neugeborenen (s. S. 3). Im Schlaf pflegen auch ältere Säuglinge die Arme gebeugt zu halten. Die Beine werden früher gestreckt. Das Herabsinken der Arme aus der Beugehaltung kann ein beachtliches Krankheitszeichen sein.

Der **Bewegungsdrang** ist bei gesunden Säuglingen sehr stark. Wenn man sie nackend sich selbst überlässt, strampeln und zappeln sie vergnügt. Anfangs sind die Bewegungen recht täppisch, ungeschickt und ohne erkennbaren Sinn. Die Glieder fahren unruhig, oft ruckweise und zittrig umher. Allmählich aber werden die Bewegungen immer geordneter; immer mehr lässt sich erkennen, dass die Kinder die Herrschaft über ihre Glieder gewinnen.

Junge Säuglinge, etwa bis zum 3. Monat, zucken in eigenartiger Weise zusammen, wenn sie erschrecken (z. B. wenn man mit der flachen

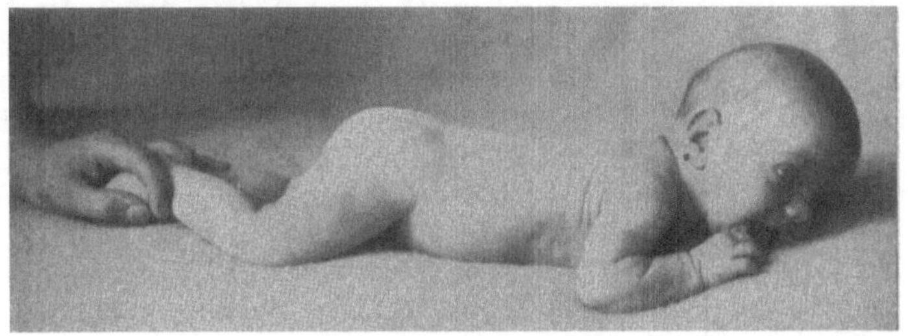

Abb. 8. 6 Wochen altes, wohlgenährtes Brustkind. Es kann e b e n in Bauchlage den Kopf etwas anheben.

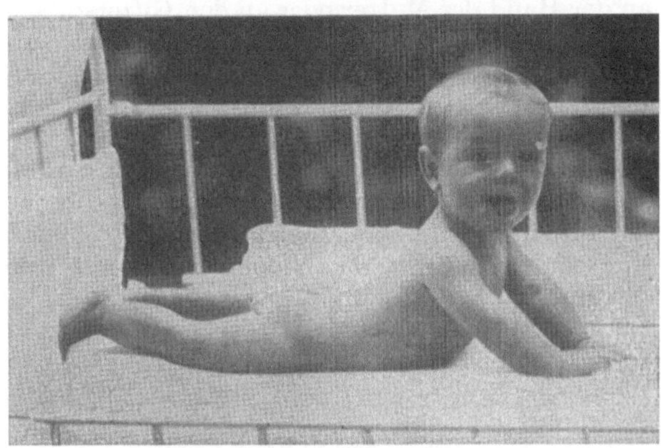

Abb. 9. 7 Monate alter Säugling. Streckung des Rückens aus der Bauchlage. Belebter Gesichtsausdruck.

Hand neben dem Kind auf das Lager schlägt). Sie machen dann mit den Armen eine Bewegung, wie wenn sie einen Gegenstand umklammern wollten. Empfindliche Kinder machen diese Bewegung auch von selbst, oft sogar aus dem Schlaf heraus.

Rumpf und Kopf sind in den ersten Wochen noch ganz haltlos. Wenn man einen Säugling aufrichtet, so sinkt er in sich zusammen; der Kopf fällt nach der Seite, wohin er durch die Schwerkraft gerade gelenkt wird (s. Abb. 7). In der 5.—6. Woche fangen kräftige Kinder an, den Kopf zu heben, wenn sie in Bauchlage sind (s. Abb. 8). Noch längst aber sind sie nicht soweit, den Kopf frei zu halten. Viel später, etwa im 4. Monat, ist das erst der Fall (Abb. 9).

Frühzeitig gelingt das Festhalten von Gegenständen. Kinder von wenigen Tagen, selbst Neugeborene, umklammern schon einen Gegenstand, den man in ihre Hand gibt. Wenn man den eigenen Finger hinhält, fühlt man, wieviel Kraft sie dabei entwickeln. Am Ende des ersten, anfang des zweiten Halbjahres können die Arme schon zielbewusste Bewegungen machen, etwa nach vorgehaltenen Gegenständen greifen. Im Anfang geschieht das zögernd, ungeschickt und selten. Schnell aber wächst die Geschicklichkeit und das Streben.

4—6monatliche Kinder sind imstande, auf dem Arme der Mutter aufrecht zu sitzen. Dann folgt das Sitzen mit schlechter Haltung des Rückens. Schliesslich wird auch Kraft und Geschicklichkeit der Rückenmuskeln so gross, dass der Rücken im Sitzen stramm gerade gehalten werden kann. Das völlig freie Sitzen auf einer glatten Fläche, wozu die Beherrschung des Gleichgewichtes, des ganzen Rumpfes und Kopfes gehört, kommt allerdings noch später.

Die Kunstfertigkeit der Beine entwickelt sich folgendermaßen: Vom 4. Monat an werden die Füsse auf den Boden gestemmt, wenn man das Kind hochhebt; erst am Ende des 3. Vierteljahres aber haben die Beine die nötige Kraft und Geschicklichkeit erlangt, um den Rumpf zu tragen. Um diese Zeit können die Kinder schon dadurch hochkommen, dass sie sich an der Hand der Mutter oder an den Gitterstäben des Bettes emporziehen.

Die Beweglichkeit im ganzen ist gegen Ende des 3. Vierteljahres schon sehr gross. Der Kopf wird frei gehalten. Lagewechsel kann leicht vollzogen werden; die Kinder rollen sich auf die Seite oder auch auf den Bauch; sie legen sich quer ins Bett; sie rutschen sogar vom Fleck, wenn man ihnen eine günstige Unterlage gibt; sie sitzen frei ohne Unterstützung; die Arme greifen geschickt. Bald wird dann auch (im 4. Vierteljahre) gelernt, die ersten Schritte mit Unterstützung zu machen. Schliesslich, am Ende des ersten oder Anfang des zweiten Jahres, beginnt das freie Laufen. Der Übergang hierzu vollzieht sich schnell, wenn das Kind erst einmal die Erfahrung gemacht hat, dass der Halt nicht unbedingt notwendig ist. Breitbeinig und unsicher läuft das Kind im Anfang, fällt oft hin. Gewöhnlich hat das keine Bedeutung. Mit mehr oder weniger Nachhilfe kommt es wieder hoch. Das Vertrauen zur eigenen Kunst kann allerdings leicht erschüttert werden, wenn solch ein Neuling sich weh tut. Oft ist er dann für längere Zeit nicht zu neuen Laufversuchen zu bewegen (s. a. Taf. 5).

6. Die Leistungsfähigkeit des Säuglings.

Nachdem wir uns mit dem Körperbau des Säuglings beschäftigt haben, müssen wir uns nun auch mit den Leistungen dieses Körpers befassen. Schon im vorigen Kapitel wiesen wir darauf hin, dass der Säugling schon rein äusserlich nicht als verkleinerte Wiedergabe des Erwachsenen zu betrachten sei; hinsichtlich der Leistungsfähigkeit gilt das erst recht.

Wir können den Säugling und seine Eigenart überhaupt gar nicht verstehen, wenn wir uns nicht über seine grosse Hinfälligkeit, über seine geringe Leistungsfähigkeit, nach mancher Richtung wenigstens, im klaren sind. Andrerseits aber müssen wir wissen, dass der elastische, frische, unverbrauchte Körper des Säuglings zu manchen Leistungen befähigt ist, aktiv und passiv, die später nicht mehr möglich sind. Am meisten prägt sich die geminderte Leistungsfähigkeit in der Ernährung aus, d. h. bei der Verdauung und Verwertung der Nahrungsstoffe. Eigentlich, d. h. mit etwa 100% Sicherheit wird der Säugling nur mit der Muttermilch fertig. Mutet man ihm eine andere Nahrung zu, so versagt das schwache Werkzeug seiner Verdauung nur allzu leicht. Störungen der Magen- und Darmtätigkeit, sowie der anhängenden Stoffwechseldrüsen treten ein. Darüber hinaus aber, und das ist vielleicht noch viel wichtiger für das Verständnis, kommt es leicht zu einer allgemeinen Körperschädigung, wo er die zugeführte Nahrung nicht mehr zu verwerten vermag. Das bezieht sich manchmal nur auf einzelne Nahrungsbestandteile, kann sich aber auch auf die Gesamtheit erstrecken. So sehen wir, um nur ein Beispiel zu nennen, dass Kinder mit Brechdurchfall die Fähigkeit des Wasseransatzes verlieren. Trotz aller Wasserzufuhr trocknen sie immer mehr aus und geraten damit in immer stärkere Lebensgefahr. Ein anderes sehr sinnfälliges Beispiel ist das der englischen Krankheit. Hier liegt eine Unfähigkeit der Knochen vor, den Kalk der Nahrung auszunutzen. Mag man auch noch so viel Kalk mit der Nahrung bieten, der Knochen nimmt ihn doch nicht an, bleibt weich oder gibt sogar noch Kalk ab und wird

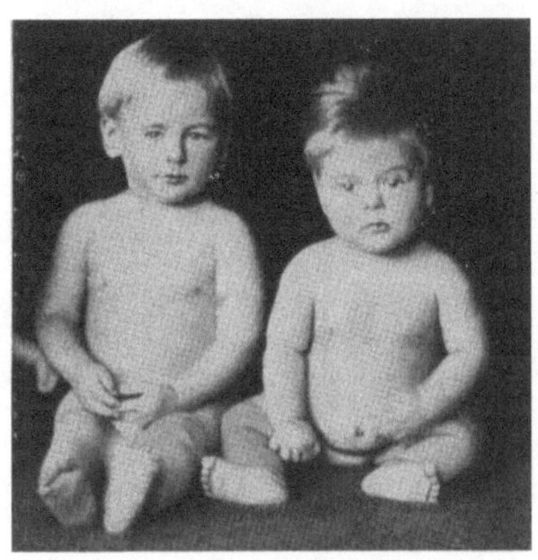

Abb. 10. 1 Jahr altes (links) und 8 Monate altes Kind im Sitz. Man beachte das breitbeinige Sitzen des jüngeren.

immer weicher. Erst wenn es durch geeignete Hilfsmaßnahmen gelingt, die Ansatzfähigkeit des Knochens zu bessern, wird er wieder fester. Schliesslich sei auch noch auf jene merkwürdigen Zustände bei künstlich genährten Kindern verwiesen, wo trotz reichlicher Nahrungszufuhr keine Zunahme, kein Gedeihen erfolgt, sondern wo die Kinder im Gegenteil immer blasser und schlaffer werden und schliesslich sogar zugrunde gehen können. Von innerem Hunger geplagt, trinken die Kinder gierig, trinken mehr als sonst und werden trotzdem immer magerer. Die Ansatzfähigkeit des Körpers ist völlig verloren gegangen.

Weitere Einzelheiten lassen sich leicht anführen. Die Lungen befinden sich in einem unverhältnismäßig engen Brustkorbe und sind dadurch in ihrer Tätigkeit behindert. Die Folge ist, dass Lungenentzündungen häufig und oft verhängnisvoll sind. Weiterhin sei noch auf das Nervensystem verwiesen. Je jünger der Säugling ist, um so leichter kommt es zu Erregungszuständen, kommt es zu Krämpfen.

Erkrankungen, welche beim Erwachsenen mit einem Schüttelfrost beginnen, lösen beim Säugling einleitende Krämpfe aus. Auch die Nieren befinden sich in einem Zustande herabgeminderter Leistungsfähigkeit. Fieberhafte Erkrankungen jeglicher Art schädigen das Nierenfilter, so dass es zu mäßigen Eiweissausscheidungen im Harn kommt. Wenn wir schliesslich noch darauf verweisen, wie es an anderer Stelle schon angedeutet wurde, dass der wachsende Körper ganz besonders auf die Anwesenheit von Ergänzungsnährstoffen, von Vitaminen angewiesen ist, so ergibt sich ein weiterer Hinweis darauf, wie empfindlich und darum wie anspruchsvoll der schnell wachsende Säugling ist. Klar wird aber auch durch diese Überlegung, wie leicht jede Vernachlässigung sich rächen kann, wie leicht es zu Ernährungs- und Pflegeschäden kommen kann. Die Sauberhaltung des Körpers, das tägliche Bad, die Zufuhr von Licht, Luft und Sonne sind für den Säugling Lebensbedingungen. Bei Verstössen kommt es zu einer Herabminderung seiner an sich schon schwachen Widerstandskraft, und damit wächst die Bereitschaft zu Erkrankungen jeder Art.

Leistungsfähiger ist der Säuglingskörper durch seine hohe Elastizität und durch die Unverbrauchtheit seiner Organe. Das letztere bezieht sich vor allem auf Herz und Gefässe, die beim Säugling kaum versagen. Das Stützgerüst des Körpers, Knochen, Gelenke und was sonst dazu gehört, sind nicht entfernt so starr wie später. Die Gelenke lassen sich in weiterem Ausmaße bewegen, die Knochenbrüchigkeit ist stark gemindert.

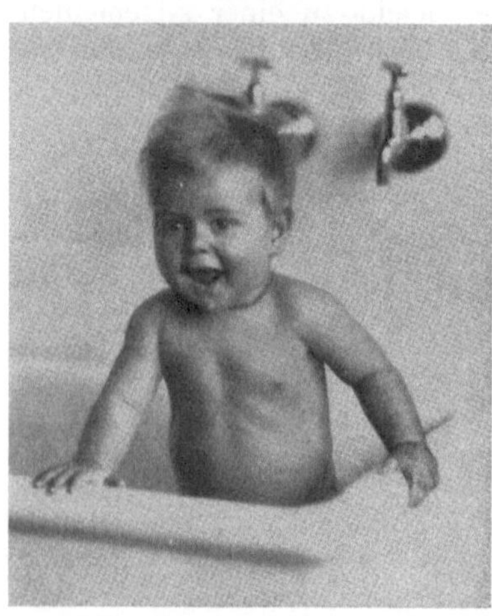

Abb. 11. 8 Monate altes, gesundes Brustkind. Körperliche und geistige Entwicklung sind mustergültig.

7. Entwicklung des Geistes- und Seelenlebens.

Die Seele des Neugeborenen schlummert. Keinen Anteil nimmt der junge Erdenbürger an der Umwelt, er gibt keine Willensäusserung von sich. Einzig und allein das Gefühl der Unlust entlädt sich durch Weinen — zunächst ohne Tränen — und durch Schreien. Bei weitem der grösste Teil des Tages wird im Schlaf verbracht. Die Lebenstätigkeit beschränkt sich auf diejenigen Verrichtungen, welche zur Erhaltung des Lebens unbedingt notwendig sind; er trinkt, verdaut und atmet. Diese Regungen wickeln sich ganz von selbst und unbewusst ab; eine Mitwirkung des Gehirns, des Verstandes ist nicht notwendig. Wie tief das Geistes- und Seelenleben des Neugeborenen darniederliegt, das spiegeln die Augen wieder. Sie sind anfangs ganz ausdruckslos; der

Blick irrt ziellos umher, ohne verständnisvoll irgendwo zu haften. Häufig wird dabei geschielt. In diesem Alter hat das keine Bedeutung, es verschwindet von selbst.

Gegen Mitte oder Ende des zweiten Monats wird der Ausdruck des Säuglings etwas beseelter. Man hat den Eindruck, dass der Blick nicht mehr gar so ziellos und ungeordnet ist, dass die Augen doch schon dann und wann auf etwas Auffälliges, in helles Licht etwa, gerichtet werden. Das Kind wird ausdrucksfähiger. Konnte es früher nur Zeichen der Unlust von sich geben, so treten nun auch die der behaglichen Empfindung hinzu. Das Kind lernt das Lächeln. Damit gewinnt das Kind sofort etwas erhöht Menschliches. Die Erkenntnis, dass sich bei dem jungen Wesen die Möglichkeit einer Verständigung und des Austausches der Gedanken und Gefühle anbahnt, bringt es menschlich näher. Die Urlaute des mütterlichen Spiels, rhythmisch wiederholte Kose- und Locklaute, zärtliche Berührungen erwecken nun ein Echo, . erzeugen eine Stimmung des Wohlbehagens, welches dem Säugling ein Lächeln entlockt. Anfänglich wird das Gesicht nur etwas verzogen, so dass man nicht recht weiss, ob die Grimasse auch wirklich ein Lächeln bedeuten soll.

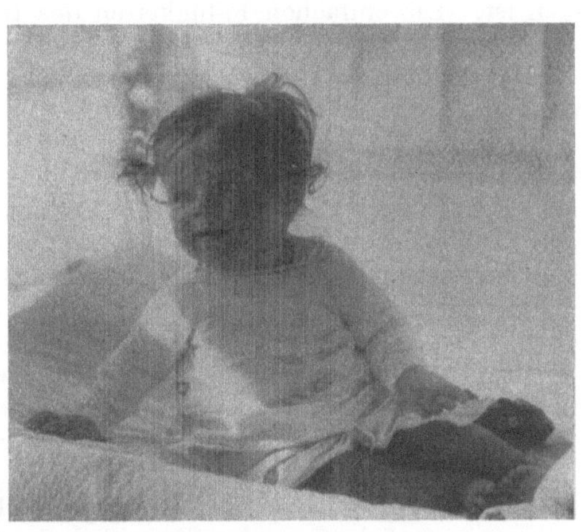

Abb. 12. 9 Monate altes Mädchen, im Bett sitzend und neugierig und aufmerksam zur Seite sehend. Das Bild kennzeichnet in ausgezeichneter Weise den hohen Intelligenzgrad des Alters.

Bald aber wird der Ausdruck der Freude immer deutlicher, und mit dem 6.—7. Monat kann es schon ein laut hörbares, herzliches Lachen sein.

Ist die Entwicklung erst einmal beim Lächeln angelangt, so geht es dann beschleunigt vorwärts. Im 2.—3. Monat wird das Anblicken gelernt. Anfangs haftet der Blick mehr zufällig da und dort, bald aber wird er auch bewusst, mit Absicht, auf einen Gegenstand gelenkt: die Kinder werden aufmerksam. Vorgänge, welche sich in der Umgebung abspielen, vermögen ihre Teilnahme zu wecken. Blinkende Gegenstände werden neugierig mit dem Auge verfolgt.

Die Fähigkeit des Aufmerkens setzt ein bedeutendes Maß von geistiger Entwicklung voraus. Das Verfolgen eines Gegenstandes mit dem Auge wird erst durch eine ganze Reihe von Vorgängen im Gehirn ermöglicht: das Kind muss den Gegenstand sehen, der Anblick muss eine nicht gleichgültige Vorstellung auslösen, und diese muss den Wunsch entstehen lassen, das Bild noch länger zu betrachten. Von da an ist nur noch ein kleiner Schritt — und es wird auch nach dem vorgehaltenen Gegenstande gegriffen. Das Greifen geschieht erst unsicher, mehr wie zufällig, etwa gegen Ende des 5. Monats. Sicher greift der Säugling erst, wenn er ein halbes Jahr alt ist.

Das bewusste Anschauen von Gegenständen, das aufmerksame Achten auf die Umgebung, das Bestreben, vorgehaltene Gegenstände zu ergreifen, sind wichtige Ausdrucksformen der Säuglingsintelligenz. Richtig entwickelte Kinder sind etwa mit dem 4.—6. Monat auf diesem Standpunkt angelangt. Geistige Mängel verraten sich schon frühzeitig dadurch, dass die Kinder lange in jenem Zustande der unbeseelten Stumpfheit verharren, welche sonst nur dem Neugeborenen oder ganz jungen Säuglingen eigen ist. Die einfachen Fähigkeiten des Blickens und Fassens werden von Minderwertigen gar nicht, oder erst sehr spät erworben.

Im zweiten Halbjahr wird die Ausdrucksmöglichkeit noch grösser. Konnte man Stimmung und Behagen anfangs nur am Gesichtsausdruck, am Benehmen, am Weinen und Lachen erkennen, so kommen jetzt noch eigenartige, recht ausdrucksvolle Laute, ein gewisses Stammeln und Lallen hinzu. Meist ist es die Begleiterscheinung behaglicher Laune, kann aber auch einen zornigen Beiklang annehmen und der Verkünder übler Stimmung werden. Das Kind wird nun auch spielerisch, beschäftigt sich, sei es auch nur mit seinen eigenen Fingern, oder mit Teilen seines Lagers.

Grundsätzlich neue Erscheinungen des erwachenden Verstandes treten bis zum Ende des ersten Lebensjahres nicht mehr hinzu. Die Aufmerksamkeit, mit der alles beobachtet wird, wächst jedoch schnell. Ganz von selbst wird alles ergriffen, was nur irgend begehrenswert erscheint. Das gefährliche Alter beginnt. Kraftvoll patschende Armbewegungen gefährden alles Bewegliche und Zerbrechliche. Die zunehmende Kunstfertigkeit im Gebrauch der Hände wird mit Vorliebe zum Zerzupfen und Zerreissen verwendet. Ein knisterndes Stück Papier ist das schönste Spielzeug.

Die Personen der Umgebung werden dem Kinde bekannt und vertraut. Freilich haften diese Eindrücke nicht lange: eine Trennung von wenigen Tagen genügt, um die Bekanntschaft zu unterbrechen. Der Gesichtsausdruck ist belebt, Freude und Schmerzen prägen sich lebhaft aus. Die persönliche Eigenart tritt hervor. Ernst bleibt das eine Kind, lebhaft und freundlich ist das andere. Wie gross die Entwicklung ist, welche sich im ersten Lebensjahr vollzieht, kann man aus den Abb. 11 und 12 ersehen.

Die Entwicklung der Sprache fällt ins zweite Lebensjahr (s. S. 129). Nur einfache Silben, wie Pa-Pa, Ma-Ma, werden vorher gebildet.

Der geistige Aufschwung ist in hohem Maße davon abhängig, wie man sich um ein Kind bemüht. Vernachlässigt man es, kümmert man sich allzu wenig, so geht es langsam mit ihm voran, so dass unter Umständen sogar der Eindruck geistiger Minderwertigkeit entstehen kann. Auch Krankheit kann die Entwicklung weit zurückwerfen. So zeitig also zeigen sich die Folgen guter oder schlechter Erziehung.

II. Die Grundlagen der Ernährung.

1. Begriff und Zweck der Ernährung.

Mit der Nahrung werden dem Körper diejenigen Stoffe zugeführt, welche er braucht, um zu wachsen, sich zu ergänzen, und andere, welche ihm Wärme und Kraft spenden. Hierzu kommen noch die sogenannten Ergänzungsnährstoffe (Vitamine), welche zwar nur in winziger Menge in der Nahrung enthalten sind, aber doch nicht entbehrt werden können.

Im Magen und im oberen Teile des Dünndarms werden die hinuntergeschluckten Speisen so verarbeitet, dass sie aufgesaugt werden können. Im Darm selber, sowie in den anhängenden Verdauungsorganen, namentlich in der Leber, treten dann noch mannigfache Umsetzungen ein, wodurch die Nahrung für den Gebrauch vorbereitet wird. Die Überreste werden durch die Atmungsluft, die Haut, vor allem aber durch die Nieren und den Darm wieder ausgeschieden.

Ganz grob kann man den Körper, wenn man sich das Wesen und die Bedeutung der Ernährung klar machen will, mit einer Dampfmaschine vergleichen: das Gefüge, die Räder und Stangen des Werkes entsprechen dem Körper. Soll die Maschine arbeiten, so muss sie geheizt, mit Holz und Kohlen versehen werden, damit die Spannkraft des Wasserdampfes die Räder in Bewegung setzen kann. Im menschlichen Körper ist es ganz ähnlich. Seine Bausteine sind Eiweiss und Mineralstoffe (Salze). Ein Teil der Körpergewebe verbraucht sich andauernd und muss ergänzt werden. Für den Anwuchs und die Ergänzung des Körpers sind also Eiweiss und Mineralien unentbehrlich. Wärme und Kraft werden durch weitere Nahrungsstoffe erzeugt. Wärme ist schon deswegen notwendig, weil der Körper ja bekanntlich eine Temperatur von etwa 37^0 hat, also wärmer ist als seine Umgebung. Erzeugte er nicht immer wieder neue Wärme, so müsste er abkühlen, wie ein Gefäss mit heissem Wasser abkühlt, das man vom Herd auf den Tisch stellt. Erlischt das Leben, hört Nahrungszufuhr und Verdauung auf, so kühlt der Körper ab. Schon wenige Stunden nach dem Tode ist der Körper kalt. Auch Arbeit kann nur geleistet werden, wenn Nahrung zugeführt wird. Hunger macht kraftlos. Wir sehen also, dass die Nahrung diejenigen Bestandteile enthalten muss, aus denen sich der Körper aufbaut, und diejenigen, welche er braucht, um Wärme zu erzeugen und tätig zu sein. Die Baustoffe des Körpers bestehen, wie schon erwähnt wurde, aus Eiweiss und Salzen; zur Arbeit braucht er Fett und die sogenannten „Kohlehydrate". Die wichtigsten Vertreter der Kohlehydrate sind Mehl und Zucker. Was die Bedeutung der Fette und Kohlehydrate anbelangt, so kann man den lebenden Körper wieder mit der unbelebten Maschine in Vergleich setzen. Holz und Kohle entsprechen den Kohlehydraten und dem Fette. Holz und Kohlehydrate sind leicht verbrennbar, geben aber nur wenig Wärme, während Kohle und Fett sich schwer entzünden, dafür aber mehr Wärme entfalten. Natürlich darf man sich die Verbrennung im Körper nicht grob äusserlich so vorstellen wie die in der Heizanlage einer Dampfmaschine. Zur Verbrennung gehört nicht unbedingt die Entwicklung von Feuer und Rauch. Sie kann sich auch langsam und ohne stürmische Erscheinungen vollziehen. Die Wirkung ist aber immer die gleiche: es wird Kraft und Wärme erzeugt.

Die Verbrennung ist ein chemischer Vorgang, welcher darin besteht, dass die verbrennenden Körper sich mit einem gasförmigen Elemente, dem Sauerstoff, verbinden. Sauerstoff ist in der Luft zu etwa 21% enthalten. Der Rest der Luft besteht fast ausschliesslich aus Stickstoff. Der Sauerstoff wird mit Hilfe der Atmung den Lungen zugeführt, innerhalb der Lungen wird er vom Blut aufgenommen und so durch den ganzen Körper verbreitet. Die Verarbeitung der Nahrung erfolgt so, dass sie mit Hilfe der Verdauungsorgane aufgeschlossen und in den Säftebestand des Körpers übergeführt wird. Soweit sie dann der Verbrennung anheimfällt, geschieht dies mit Hilfe des Sauerstoffs. Die oben erwähnten Ergänzungsstoffe (Vitamine) sind gerade für das Kind besonders bedeutungsvoll, weil Wachstum und Gedeihen unmittelbar von ihnen beeinflusst werden. Mehr als beim Erwachsenen wird man also bei der Ernährung junger Kinder, die Vitamine zu beachten haben. Durch langes Erhitzen (Konservieren der Nahrung) können sie vernichtet werden und dann ist die Nahrung ungeeignet, auch wenn sie den vollen Gehalt an den vier Hauptnährstoffen hat. Es entstehen unter Umständen schwere Krankheitszustände. Vitamine sind im wesentlichen in der Pflanzennahrung enthalten. Obst, Gemüse sind reich daran. In die Milch gehen die Vitamine aus dem Futter über und haften namentlich am Fett. Am stärksten ist der Vitamingehalt der Kuhmilch bei Grünfütterung, beim Weidegang. Die früher so streng verlangte Trockenfütterung der Kühe ist vom Standpunkt der Vitamine aus also minderwertig.

2. Besonderheiten der Säuglingsernährung.

Die Unterschiede in den Daseinsbedingungen des Säuglings und des Erwachsenen (s. a. S. 15) erfordern auch Besonderheiten in der Ernährung. Der Erwachsene ist fertig, sein Körper steht unwandelbar fest. An ihm brauchen nur die abgenützten Teile ersetzt zu werden. Im Säugling aber haben wir ein unfertiges, ein wachsendes Wesen vor uns, das sich von Tag zu Tag, von Woche zu Woche vergrössert, vervollkommnet. Der Erwachsene verzehrt neben den Brennstoffen nur so viel Nahrung wie nötig ist, um seinen Bestand zu erhalten; der Säugling hingegen muss so viel haben, dass er daraus neue Körpermasse bilden kann. Der Nahrungsbedarf des Säuglings ist darum verhältnismäßig gross. Nimmt man z. B. an, dass ein Säugling von 6 kg Gewicht (also ungefähr ein halbjähriges Kind) $^3/_4$ l Milch fordert, so müsste ein Erwachsener von 60 kg, falls sein Nahrungsbedürfnis ebenso gross wäre, $7\frac{1}{2}$ l Milch haben. Das aber ist, wie sofort ersichtlich, viel zu viel.

Ein weiterer grundlegender Unterschied in der Ernährung von Säuglingen und Erwachsenen ist der, dass der erstere nur gedeihen kann, wenn er eine besondere, ausdrücklich für ihn geschaffene Nahrung, nämlich die Milch seiner Mutter erhält. Nur sie gewährleistet ihm einen ungestörten Ablauf der Ernährung und eine vollwertige Entwicklung. Jede andere Nahrung ist zum mindesten weniger verträglich und kann seine Verdauung leicht stören. Der Grund für dieses eigentümliche Verhalten liegt, wie wir bereits gesehen haben, nicht nur in der Schwäche der Verdauungsorgane, sondern auch in der Empfindlichkeit der gesamten Körpergewebe, in denen der Ansatz erfolgt.

3. Die Milch.

Die Milch stellt, wenigstens in den ersten Monaten, das einzige Nahrungsmittel des Säuglings dar. Sie muss demgemäß alle Stoffe enthalten, welche vom Körper gefordert werden: Eiweiss und Salze für den Aufbau und die Ergänzung des Körpers, Fett und Kohlehydrate zur Lieferung von Wärme und Kraft, dazu Vitamine. Alle diese Stoffe sind in der Tat auch in der Milch vorhanden, und zwar in einer so vollendeten Form und Mischung, dass bis jetzt ein Ersatz für die natürliche Nahrung durch keinerlei Nachahmung geschaffen werden kann.

Die Milch wird bei allen Säugetieren von mehreren dazu bestimmten Drüsen geliefert, und zwar nur dann, wenn Neugeborene vorhanden sind. Sie ist von weisser Farbe, so gut wie geruchlos und von süsslichem Geschmack.

Die **Nährstoffe** der Milch sind fast durchweg von einer Beschaffenheit, wie sie sonst nirgends, weder im Tier- noch Pflanzenreich vorkommen.

Der Haupteiweisskörper ist das Kaseïn. Es zeichnet sich dadurch aus, dass es durch Säure und Lab gerinnt. Von den Verdauungsorganen wird es leicht verarbeitet und ist daher für den unentwickelten Ernährungsapparat des Säuglings besonders geeignet.

Die Milchsalze enthalten die zum Aufbau der Knochen und anderer Gewebe dienenden Bestandteile. Die Knochen verdanken ihre Festigkeit dem Gehalt an phosphorsaurem Kalk. Sie können schnell wachsen, weil die Milch an Kalk und Phosphor reich ist. Auffällig und beachtenswert ist es, dass so gut wie gar kein Eisen in der Milch vorhanden ist. Das erscheint um so erstaunlicher, als Eisen unbedingt zur Blutbildung gebraucht wird. Wir werden später sehen, welche Rolle dieser Umstand in der Ernährungslehre spielt (s. S. 71).

Das Fett ist in der Milchflüssigkeit in Gestalt von feinsten Tröpfchen aufgeschwemmt. Lässt man die Milch stehen, so steigen die Tröpfchen nach oben, weil sie sehr leicht sind, und bilden auf der Oberfläche der Milch die fette „Rahmschicht". Das Milchfett ist durch seinen Gehalt an flüchtigen Fettsäuren ausgezeichnet, welche dem Fett der Kuhmilch, der Butter, ihren eigenartigen Geruch und Geschmack geben.

Der Zucker der Milch, der Milchzucker, ist eine Zuckerart, welche nur in der Milch vorkommt.

Die **Zusammensetzung jeder Milchart**, d. h. ihr Gehalt an den einzelnen Milchbestandteilen, ist im allgemeinen fest, doch sind die

Milcharten der verschiedenen Tiere untereinander nicht gleich. Es gibt fettarme und fettreiche Milcharten, ebenso wie es eiweissarme und eiweissreiche gibt. Auch der Gehalt an Zucker und Salzen variiert in erheblicher Breite. Beim einzelnen Lebewesen ist der Fettgehalt diejenige Grösse, welche am meisten Schwankungen ausgesetzt ist. Je leichter die Milch fliesst, um so niedriger ist für gewöhnlich der Fettgehalt und umgekehrt. So gehört es zur Regel, dass die Anfangsmilch bei der Entleerung einer Milchdrüse fettarm ist, gleichviel ob sie durch Melken oder Saugen entleert wird. Der Milchstrom fliesst nämlich am Anfang viel leichter und reichlicher als am Schluss, wo wenig, aber fettreiche Milch abgesondert wird.

4. Frauenmilch und Kuhmilch.

Die Zusammensetzung der Frauen- und Kuhmilch geht aus der nachfolgenden Tabelle hervor. In hundert Teilen Milch sind enthalten:

	Kuhmilch	Frauenmilch
Eiweiss	3,5 Teile	1,0 Teile
Salze	0,7 „	0,2 „
Fett	3,0 „	4,0 „
Zucker	4,5 „	7,0 „

Der Unterschied ist also sehr bedeutend. Die Frauenmilch ist arm an den Stoffen, welche dem Aufbau des Körpers dienen und reich an Brennstoffen, während es bei der Kuhmilch gerade umgekehrt der Fall ist. Damit sind freilich die Unterschiede der beiden Milcharten noch lange nicht erschöpft. Abgesehen vom Milchzucker, welcher in allen Milcharten derselbe ist, sind die anderen Milchbestandteile nicht wesensgleich. Das Eiweiss der Frauenmilch ist nicht das der Kuhmilch. — Auch in der Beschaffenheit der Salze und des Milchfettes ergeben sich Besonderheiten. Schon ganz grob unterscheiden sich die Milcharten dadurch, dass die Kuhmilch leicht und derb, die Frauenmilch schwer und fein gerinnt. Von praktischer Bedeutung ist, dass man die beiden Milcharten mit Hilfe einfacher Proben leicht erkennen kann.

III. Die Ernährung an der Brust.

1. Die weibliche Brust und die Milchbildung.

Die **Brustdrüse** macht eine vielgestaltige Entwicklung durch, bis sie zur Milchabsonderung geeignet und bereit ist. Bei Kindern beiderlei Geschlechts ist äusserlich nur die rötliche oder bräunliche Brustwarze zu sehen. Erst zur Zeit der Geschlechtsreife tritt bei Mädchen eine Änderung ein. Das Organ beginnt zu wachsen und nimmt allmählich Gestalt und Grösse der jungfräulichen Brust an. Der innere Bau ist in dieser Zeit so, dass unter einem mehr oder minder reichlichen Fettpolster ein derber Gewebsknoten liegt, welcher spärliche und winzig feine Drüsenschläuche enthält (s. Abb. 13). In diesem Zustande bleibt die Brustdrüse unverändert, falls keine Schwangerschaft eintritt. Ist dies aber der Fall, so vollzieht sich nunmehr ein schnell fortschreitender und tief eingreifender Umbau. Äusserlich gibt er sich dadurch kund, dass die Brust grösser und schwerer wird, sich warm anfühlt und grössere Blutgefässe bläulich durch die Haut durchschimmern lässt. Manchmal geht das Wachstum so stürmisch vor sich, dass die Haut nicht schnell genug folgen kann; es entstehen rötliche Dehnungsstreifen. Im Inneren der Brust verschwindet der derbe Gewebsknoten und verwandelt sich in weiches Drüsengewebe. Die vordem so winzigen Drüsenschläuche haben sich unendlich vermehrt und vergrössert und haben das ursprünglich derbe Gewebe fast ganz verdrängt (s. Abb. 14).

Die Entwicklung der Brustdrüse vollendet sich schon in den ersten Monaten der Schwangerschaft, Milch erscheint zunächst aber noch nicht.

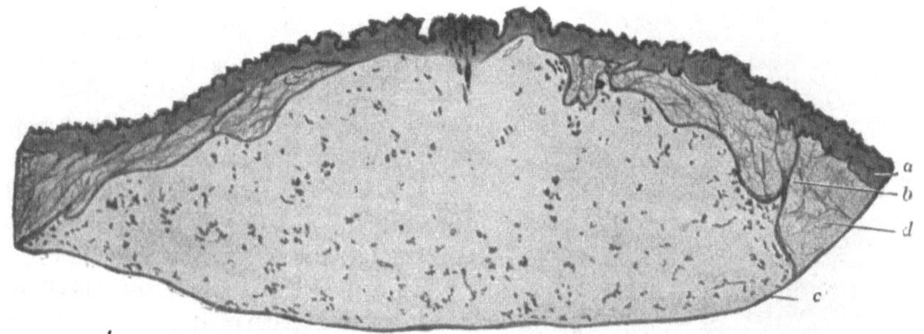

Abb. 13. (Nach einem Präparate d. Verf.) Durchschnitt durch eine Brust, welche noch keine Milch gibt. Mit c ist der eigentliche Drüsenkörper bezeichnet, während a und d die Hülle von Haut und Fett bedeuten, welche die Drüse umgibt. Bei b zieht ein Verbindungsstrang von der Drüse zur Haut. Die wenigen schwarzen Striche und Punkte, welche man im Drüsenkörper sieht, sind die durchschnittenen Schläuche der ruhenden Drüse. Oben in der Mitte sieht man die Brustwarze.

Nur einige Tropfen einer zähen, gelblichen Flüssigkeit können ausgepresst werden (Kolostrum, Vormilch). Die **Absonderung richtiger Milch** beginnt erst, wenn das Kind geboren ist. Zögernd werden in den ersten Tagen noch geringe Mengen von Vormilch entleert, die immer reichlicher, dünnflüssiger und weisser wird, bis schliesslich die Milch da ist.

Die Brust ist entweder mehr kugelig oder mehr länglich. Für die Leistung ist das nicht unbedingt bestimmend. Die Form der Warze ist auch von Einfluss. Sie geht entweder als unmittelbare Fortsetzung des Warzenhofes kegelförmig aus ihm hervor, oder sie erhebt sich wie ein zylindrischer Zapfen. Die Vorragung ist bald mehr, bald weniger ausgesprochen. Flache Warzen sind zwar durchaus kein Hindernis für das Stillen, können aber gelegentlich, besonders für schwach saugende Kinder, eine Erschwerung bedeuten. In seltenen Fällen befindet sich inmitten des Warzenhofes an Stelle der Erhebung der Warze eine schlitzförmige Vertiefung. Man hat es dann mit einer sogenannten Hohlwarze zu tun (Abb. 17). Sie kann ein ernstliches Hindernis für das saugende Kind bilden; notwendig ist das aber nicht. Manche Hohlwarzen lassen sich dem Stillgeschäft durchaus dienstbar machen.

2. Die Beeinflussbarkeit der Milch.

Einflüsse auf die Art und Menge der Milch gibt es nicht,
soweit es sich um erhebliche Wirkungen handelt.

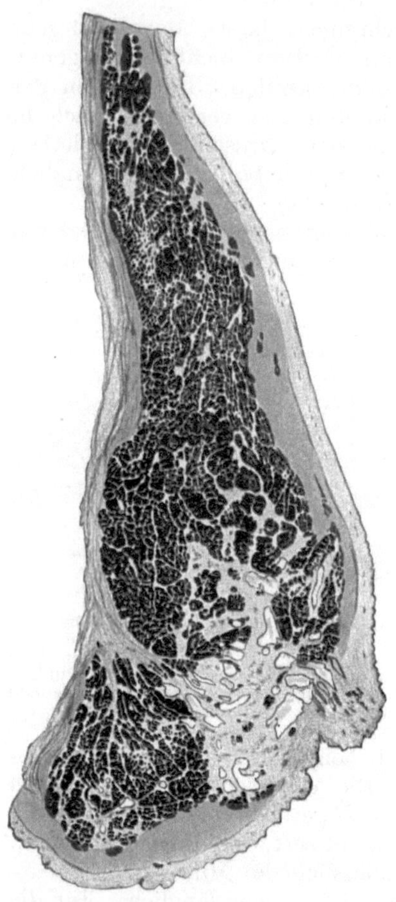

Abb. 14. (Nach einem Präparate des Verf.)
Schnitt durch die Drüse einer stillenden
Frau. Auch hier ist wieder wie in Abb. 13
das Drüsengewebe schwarz gehalten. Man
sieht, dass seine Menge sich jetzt unendlich
vermehrt hat, so dass die ganze Brust nur
aus Drüsengewebe besteht. Rechts unten
ist die Brustwarze. Hinter ihr erblickt man
die durchschnittenen Ausführungsgänge.
Das Fett ist gelb gefärbt.   In den Aus-
   führungsgängen liegt (gelbes) Milchfett.

Die Zusammensetzung der Milch,
ihr Gehalt an Nährstoffen ist
im ganzen gleichmäßig. Schwankungen im Fettgehalt kommen
jedoch, wie schon früher erwähnt
wurde, regelmäßig vor. Sie sind
im wesentlichen von der Schnelligkeit abhängig, mit der die Milch
fliesst (s. S. 27). Eiweiss und Salze
nehmen im Laufe der Monate ganz
langsam an Menge ab. Diese Verminderung ist so gering, dass sie
für die Ernährungspraxis nicht in
Betracht kommt. Das ist alles, was
von Milchveränderungen nachweis-
lich und anzuerkennen ist.

Was aber herrschen nicht alles
für z. T. abenteuerliche Anschauungen in der Bevölkerung!

Zuerst sei die Frage erörtert, ob
sich die Milchmenge künstlich
steigern lasse. Ein sicheres Mittel
ist der medizinischen Wissenschaft
nicht bekannt. Gewisse Speisen,
welche in den Wochenstuben sehr
beliebt sind, wie Milch- und Mehlsuppen, Kaffee, Malzbier, Kakao
u. dgl. haben keinen nachweislichen
Einfluss. Wenn die Meinung der
Mütter gleichwohl hartnäckig daran
festhält, so ist wohl, wie so oft, der
Wunsch der Vater des Gedankens.
Milchtreibende Mittel werden von
Fabriken mit einem grossen Aufwand von Anpreisungen auf den
Markt gebracht. Wie aber steht es
mit der Wahrheit? Es soll nicht
abgeleugnet werden, dass manche
Präparate in der Hand des Arztes
auch einmal von guter Wirkung

sein können. Wenn z. B. die Esslust einer stillenden Frau darniederliegt, wenn sie durch die Nachwirkungen der Geburt oder schädliche
Einflüsse irgendwelcher Art nervös und appetitlos geworden ist, so lässt
sich gelegentlich die Esslust und das gesamte Befinden durch ein Nähr-

mittel heben. Davon hat schliesslich auch die Milchabsonderung einen Nutzen. Sie wird mittelbar gefördert. Ein unmittelbarer Einfluss auf die Milch ist bisher noch nie bewiesen worden. Der Ankauf von Präparaten denen milchtreibende Wirkung nachgesagt wird, ist nutzlos. Nur der natürliche Saugreiz fördert die Brust (s. S. 27).

Neuerdings wird von ernsthafter Seite Bestrahlung mit der Höhensonne empfohlen. Ein Versuch schadet sicher nichts. Unter Umständen tritt wenigstens eine suggestive Wirkung ein.

Medikamente können in Spuren in die Milch übergehen. Ein Nachteil für das Kind ist damit nie verbunden.

Wie ist es mit seelischen Einflüssen? Nach allgemeiner Ansicht soll sich eine stillende Frau vor allen Aufregungen hüten, wenn die

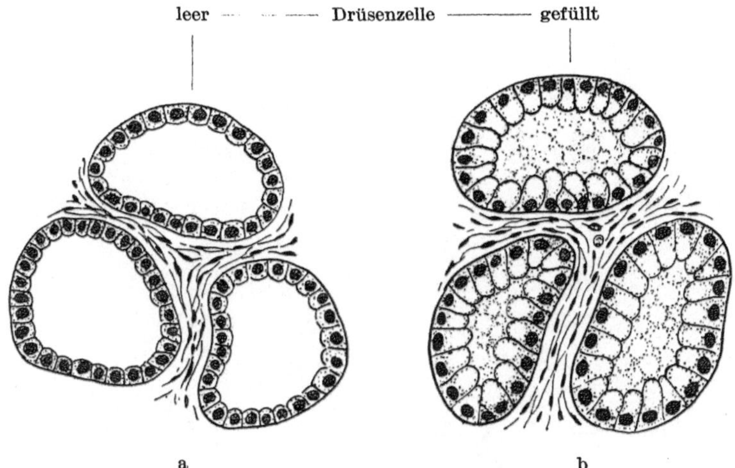

Abb. 15. Mikroskopische Ansicht der Milchdrüse. Im ruhenden Zustande sind die Drüsenzellen niedrig (a), im arbeitenden sind sie hoch und mit Milch gefüllt.

Milch für das Kind nicht unzuträglich werden soll. Kummer und Sorgen, so meint man, seien imstande, die Milch derart zu verändern, dass sie für das Kind unbekömmlich werde; Durchfälle, Leibschmerzen, Fieber, Unruhe u. a. m. könnten erzeugt werden. Das sind Ammenmärchen.

Es wäre aber verkehrt, wenn man den Einfluss seelischer Zustände auf die Milch gänzlich leugnete, nur erstreckt sich die Wirkung nach einer anderen Richtung. Nicht die Beschaffenheit, nicht die Güte der Milch kann beeinträchtigt werden, wohl aber die Art der Absonderung. Die Brust ist schon ein sehr „nervöses“ Organ. So wie der Hungrige beim Anblick einer leckeren Speise das Verlangen danach empfindet, wie ihm buchstäblich das Wasser (Speichel) im Munde zusammenläuft, so lässt der Wunsch zu stillen die Milch in die Brustdrüse eintreten und befördert dadurch die Absonderung. Umgekehrt kann die Unlust zum Stillen, können unangenehme, z. B. schreckhafte Eindrücke, die Milchabsonderung für längere oder kürzere Zeit stocken lassen. Viele Mütter empfinden solche Zusammenhänge aufs allerdeutlichste. Wenn sie ihr Kind schreien hören, wenn in ihnen bewusst oder unbewusst der mütterliche Wunsch geweckt wird, das Kind zu trösten, zu nähren, so fühlen sie ordentlich, wie die Milch in die Brust einströmt, wie sie prall und hart wird, wie sogar Flüssigkeit ganz von selbst auszutropfen beginnt. Ist die Mutter umgekehrt zum Stillen nicht geneigt, so wird schon hierdurch die Absonderung der Milch erschwert. Die Quelle der Milcharmut ist häufig nicht in dem Unvermögen, sondern in dem mangelhaften Wollen der

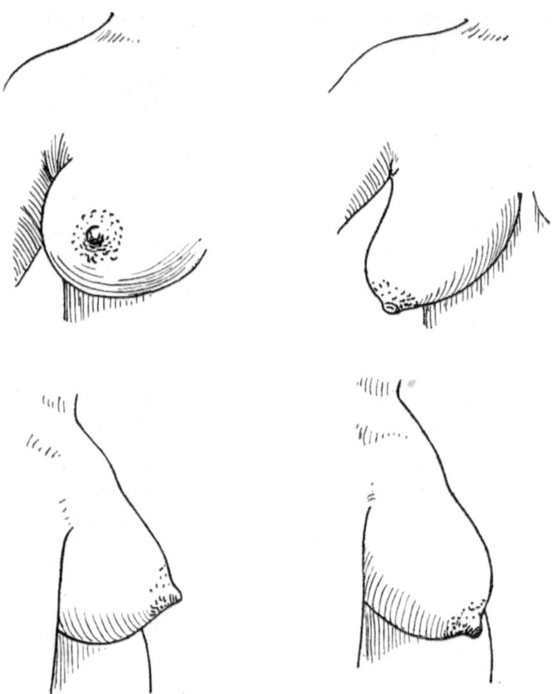

Abb. 16. Vorder- und Seitenansicht der Brüste zweier stillender Frauen. Die beiden Brüste stellen die häufigsten Formen dar: die Kugelbrust und die spitz zugehende Brust. Beide Formen kommen bei ergiebigen und minder guten Brüsten vor.

Mutter begründet. Wo ein Wille ist, da ist auch ein Weg. Die Frau, welche ihr Kind stillen will, wird meist auch die nötige Milch haben.

Sehr selten ist es, dass starke seelische Erregungen, dass Schrecken und Angst z. B., die Milch zum Versiegen bringen. So ereignete es sich gelegentlich, dass eine Mutter ihr Kind während eines heranziehenden Gewitters stillte. Während sie diesem Geschäfte ganz unbesorgt oblag, schlug der Blitz unmittelbar neben dem Hause in einen Baum und zerschmetterte ihn unter grossem Getöse. Die Frau erschrak dabei heftig und die Milch blieb weg. In den nächsten Stunden konnte kaum ein Tropfen aus der Brust herausgesaugt werden. Die Mutter liess sich jedoch nicht entmutigen, sondern legte im Verlauf des Tages immer wieder von neuem an. Das Kind trank allmählich immer mehr und mehr, und nach 24 Stunden war die Absonderung wieder im vollen Flusse. Derartige Fälle sind aber selten.

Schliesslich bleibt noch ein wichtiger Punkt zu besprechen, die **Bedeutung der Menstruation.** In der Stillzeit setzt sie zunächst aus, um früher oder später wiederzukehren. Bei stillschwachen Frauen tritt sie eher wieder ein als bei milchreichen. Es ist nicht so, wie es gewöhnlich angegeben wird, dass die Milch nachlässt, falls die Menstruation eintritt; sondern die Menstruation kehrt um so früher wieder, je stillschwächer die Mütter sind. Irgend ein Schaden für das Kind ist nicht damit verbunden. Es kann und soll ruhig weiter gestillt werden.

3. Die Tätigkeit der Brustdrüse.

In den ersten Tagen nach der Geburt ist die Absonderung der Brustdrüse spärlich und besteht, wie schon früher erwähnt wurde, aus der zähen, gelblichen Vormilch, dem Kolostrum.

Am 3.—4. Tage ändert sich das Bild. „Die Milch schiesst ein." Die Brust füllt sich, wird gross, prall und hart, die Schwellung geht oft bis in die Achsel hinein. Die Mütter empfinden ein Gefühl der Spannung, oft in solchem Maße, dass man die Brust zur Erleichterung mit Hilfe eines geeigneten Tuches hochbinden und mit warmem Öl sanft einreiben muss. Manchmal werden auch leichte Temperatursteigerungen beobachtet; in der Mehrzahl der Fälle ist dieses sog. Milchfieber aber nicht auf das Einschiessen der Milch, sondern auf andere Unregelmäßigkeiten zurückzuführen, welche sich im Körper der Wöchnerin abspielen.

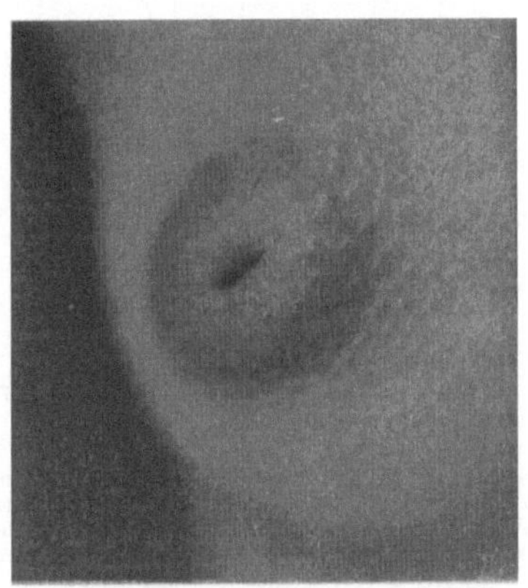

Abb. 17. Ausgesprochene Hohlwarze. An Stelle der Warze ist ein Spalt vorhanden.

Von Tag zu Tag kommt die Brust besser in Gang und liefert immer mehr Milch. Voraussetzung ist allerdings, dass der nötige Anreiz für die Milchbildung nicht fehlt. Dieser Anreiz ist einzig und allein das Saugen des Kindes. Wenn an der Brust nicht getrunken wird, so bleibt die Milch ganz aus; die Drüse bildet sich schnell zurück, die Fähigkeit zur Milchabsonderung erlischt. Auch wenn das Kind nicht mit der nötigen Kraft trinkt, wenn der Saugreiz zu schwach ist, wird die Entwicklung der Milchbildung mindestens gehemmt, oftmals gänzlich hintangehalten. Die Milch muss von dem Kinde herbeigezogen, herbeigesogen werden. Nur die immer wieder entleerte Brust füllt sich von neuem und wird leistungsfähiger. Milchstauung führt zum Erlöschen der Milchbildung.

Höchst fatal ist im Hinblick hierauf, dass die Brust nur mit Hilfe des kräftig saugenden Kindes leicht und ergiebig entleert werden kann. Wenn man eine Milchpumpe verwendet oder mit der Hand abspritzt, kann man zwar recht viel erhalten und die Brust teilweise entlasten, vollständig glückt es aber nur ausnahmsweise.

Der Widerstand, welchen die Brust dem saugenden Kinde entgegensetzt, ist verschieden stark. Niemals ist er jedoch so gross, dass er nicht von einem kräftigen Kinde überwunden werden könnte. Es gibt Brüste, aus denen sich die Milch nur mit einiger Mühe heraussaugen lässt, während andere die Milch ganz leicht hergeben, so dass sie dem Kinde gewissermaßen in den Mund fliesst. Man pflegt von leicht- und schwergehenden Brüsten zu sprechen. Es sind dies Abstufungen, welche eine praktische Bedeutung gewinnen können.

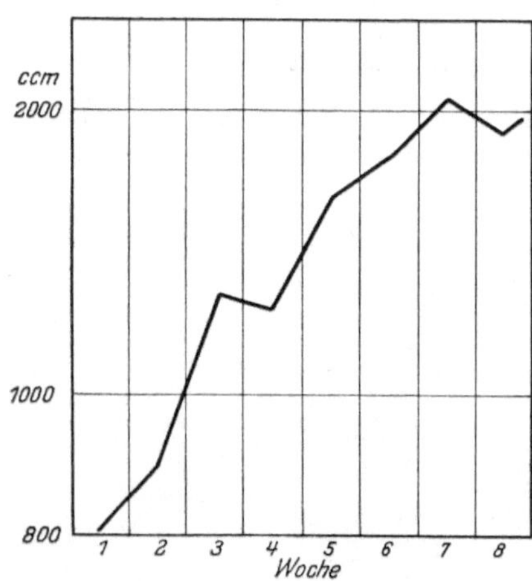

Abb. 18. Kurvenmäßige Darstellung der Milchleistung einer Amme. Von der ersten bis zur dritten Woche Anstieg auf fast 1½ Liter Milch. Die Amme legte dabei ausser ihrem eigenen Kinde noch ein zweites an. Dann blieb die Milchmenge stehen. Nunmehr wurde noch ein drittes Kind angelegt, und daraufhin erhöhte sich die Milchmenge auf 2 Liter und blieb auf dieser Höhe. Das Beispiel erweist deutlich, wie sehr die Leistung der Brust steigerungsfähig ist, wenn sie nur in Anspruch genommen wird.

Die **Milchmenge**, welche von einer Frau abgesondert werden kann, beträgt im Durchschnitt 1—1½ Liter. Oftmals geht die Leistung noch beträchtlich höher. Es würde vielen Müttern nicht schwer fallen, zwei Kinder zu versorgen (Zwillinge). Die Milchmenge steigert sich dann auf 1½ bis 2 Liter. Nicht selten findet man auch Frauen, von denen noch mehr Milch zu erhalten ist, wenn man nur mehrere kräftige Kinder nacheinander saugen lässt. Die Milchergiebigkeit kann dann auf 2, 3 Liter und noch höher steigen.

Zwischen den Frauen mit übermäßigem Milchreichtum und denjenigen, welche milcharm sind, gibt es alle Zwischenstufen. Einen absoluten Milchmangel gibt es aber nicht, das muss betont werden. Jede Frau, welcher Rasse, welcher sozialen Schicht sie auch immer angehören möge, hat Milch in ihrer Brust, wenn sie einem Kinde das Leben gegeben hat. Es kann jedoch nicht verschwiegen werden, dass die Zahl der Frauen nicht gering ist, bei denen die Milch nur knapp und mit Mühe für ein Kind zu haben ist (s. S. 36).

4. Das Verhalten des Kindes an der Brust.

Wenn man einen Neugeborenen an die Brust legt, so ergreift er die Brustwarze triebmäßig mit seinem Munde und macht alsbald Saugbewegungen. Im Anfang sind sie ungeschickt und wenig kräftig. Schnell aber werden Fortschritte gemacht, und bald sorgen ergiebige und kraftvolle Saugbewegungen dafür, dass die Brust gut ausgetrunken wird.

Bei **einer einzelnen Brustmahlzeit** verhält sich der Säugling folgendermaßen: er trinkt anfänglich sehr schnell und schluckt nach jeder Saugbewegung die so gewonnene Milch hinunter. Nach einigen Minuten verlangsamt sich das Tempo. Zwei, drei Saugbewegungen müssen dann erfolgen, bis eine Schluckbewegung ausgelöst wird. Die anfangs schnellfliessende Milch muss immer mühsamer herbeigesogen werden. Eine Saugbewegung genügt nicht, um den Mund zu füllen. Erst wenn der Mund voll Milch ist, schluckt der Säugling, und so kommt es, dass jetzt mehrere Saugbewegungen einem Schluckakte vorangehen. Mit dem Finger auf dem Kehlkopf[1]), der beim Schlucken eine gut fühlbare Aufwärtsbewegung macht, kann man das verfolgen. Die Trinkmengen sind entsprechend. Wenn wir die Trinkmengen wägen, so sehen wir, dass bei weitem der grösste Teil der Mahlzeit in den ersten 2—5 Minuten vom Kinde aufgesogen wird, dass für den Rest aber eine wesentlich längere Zeit in Anspruch genommen wird. Setzen wir z. B. den Fall, eine Mahlzeit betrage 150 ccm, so werden wir in der Annahme nicht fehlgehen, dass etwa 100 ccm in den ersten 2—5 Minuten getrunken, für den Rest aber 10—15 Minuten gebraucht werden.

Die **Geschwindigkeit,** mit der sich die Nahrungsaufnahme im Anfang vollzieht, ist bei leichtgehenden Brüsten erstaunlich. Von einer solchen Brust kann man das Kind gar nicht schnell genug wieder wegnehmen, wenn man eine allzureiche Mahlzeit verhüten will. Es hätte wenig Zweck, wenn man z. B. von 15 Minuten Stillzeit auf 10 Minuten heruntergehen wollte. Die Dauer der Mahlzeit muss viel stärker verkürzt werden, auf 5 Minuten oder gar auf noch weniger.

Das Ende der Mahlzeit wird natürlicherweise vom Kinde selbst bestimmt. Wenn es genug getrunken hat, so lässt es die Brust los und schläft gesättigt und von der Anstrengung des Trinkens ermüdet sofort ein. So ist es namentlich bei Säuglingen im ersten Lebensvierteljahr. Will man die Dauer der Mahlzeit umgrenzen, so ist es fast stets richtig, sie nicht über 15 Minuten auszudehnen. Jenseits dieser Zeit würde doch so gut wie nichts mehr aus der Brust entnommen werden. Lang fortgesetztes und dann meist kraftloses Saugen schadet der Brust und kostet Zeit.

Die **Grösse der Mahlzeit** hängt vom Bedarf des Kindes und von der Leistungsfähigkeit der Brust ab. Bei mittlerer Ergiebigkeit der Brust kommt es nur noch auf das Kind an: Saugt es kräftig, dann sondert die Brust reichlich ab, saugt es schwächer, so gibt die Brust auch weniger her.

Die Trinkmengen können am selben Tage innerhalb ziemlicher Breiten schwanken; meistens wird der Ausfall, welcher durch schlechtes

---

[1]) Man kann sich leicht an sich selbst überzeugen, dass der Kehlkopf jedesmal beim Schlucken emporsteigt. Oft machen besonders trinkfaule Kinder gar keine richtigen Saugbewegungen, d. h. sie machen die Bewegung des Saugens nur mit den Lippen und ohne Kraft. Dabei kommt gar keine Milch in den Mund. Dieses sogen. „Nuppeln" oder „Nuckeln" ist leicht von dem richtigen Saugen zu unterscheiden. Die stillende Frau merkt es sofort.

Trinken bei einer Mahlzeit entsteht, später durch gutes Trinken wieder ausgeglichen. Erstaunlich ist, dass die Trinkmengen oft über das Fassungsvermögen des Magens hinausgehen. Es ist durchaus keine Seltenheit, dass ein kräftiger Säugling an einer leichtgehenden Brust 2—300 ccm hintereinander trinkt, zu einer Zeit, wo der Magen kaum 200 aufzunehmen imstande ist. Man muss wohl annehmen, dass schon während des Trinkens ein Teil der Milch vom Magen in den Darm übergeht.

Die Zwischenzeit zwischen 2 Mahlzeiten wird durch Schlaf ausgefüllt, um so sicherer, je jünger die Kinder sind. Auf diese Weise stellt sich die Mehrzahl gesunder Kinder von vornherein auf lange Stillpausen ein. Wenn man den Säugling also nicht durch unvernünftige Erziehung zu einer andern Gewohnheit zwingt, nimmt er ganz von selbst nicht mehr als 5, höchstens 6 Mahlzeiten; ja es gibt Kinder, welche nur viermal am Tage zu trinken begehren.

Betrachtet man die Tagesmengen (s. Abb. 19), so springen zwei wichtige Tatsachen sofort ins Auge, welche als Wegweiser in den Fragen der Säuglingsernährung zu dienen berufen sind. Zunächst fällt auf, dass die Trinkmengen nur in den ersten Lebenswochen ansteigen, dass der Gipfelpunkt etwa in der 6.—8. Lebenswoche erreicht wird. Von da an bleibt die Trinkmenge über Monate hinaus ungefähr gleich. Ein Kind von 5—7 Monaten trinkt durchschnittlich nicht mehr als ein solches von 2 oder 3 Monaten. Die Zusammensetzung der Milch ändert sich, um hieran noch einmal zu erinnern, auch nicht wesentlich. Diese grundlegende Tatsache kann nicht eindringlich genug betont werden, weil immer noch die irreführende Neigung besteht zu glauben, dass der Säugling mit zunehmendem Alter immer mehr Nahrung haben müsse. Damit hängt der häufige und verhängnisvolle Fehler zusammen, Flaschenkindern von Monat zu Monat immer mehr zu geben — mit dem Erfolge, dass schliesslich übermäßige Nahrungsmengen verabfolgt werden. Über die Folgen der Überfütterung sprechen wir später (s. S. 85).

Aus der Betrachtung der Stillkurven geht hervor, dass der Milchbedarf des Säuglings gar nicht sehr hoch ist. Die Mehrzahl der Brustkinder trinkt 7—800 g am Tage, selten wird ein Liter erreicht. **Man kann es ruhig als Regel aussprechen, dass ein Kind an der Brust durchschnittlich ³⁄₄ Liter täglich trinkt.** Hier liegt die natürliche Grenze.

Bis zum Ende der ersten Woche kommt das Kind auf ca. ¹⁄₄ Liter, bis zum Ende der zweiten, Anfang der dritten auf ca. ¹⁄₂ Liter für den Tag. Dann geht es langsam weiter, bis nach der 6.—8. Woche eine Steigerung nicht mehr eintritt.

Für die ersten 10 Tage hat sich aus den Beobachtungen einer Frauenklinik an 75 Frauen etwa folgender Tagesdurchschnitt ergeben:

1	2	3	4	5	6	7	8	9	10	Stilltag
0	59	198	297	371	432	463	455	485	468	Milchmenge

Der schnelle Anstieg ist voraussichtlich darauf zurückzuführen, dass es sich vielfach um Mehrgebärende handelte, deren Brust leichter in Gang kommt als bei Erstgebärenden.

Die Tatsache, dass das Brustkind fast niemals mehr als etwa ¾ Liter am Tage trinkt, ist von der grössten Bedeutung insofern, als wir damit die Grenze für die Nahrungsmenge kennen lernen, welche einem Kinde bei künstlicher Aufzucht zugeführt werden darf (s. S. 51).

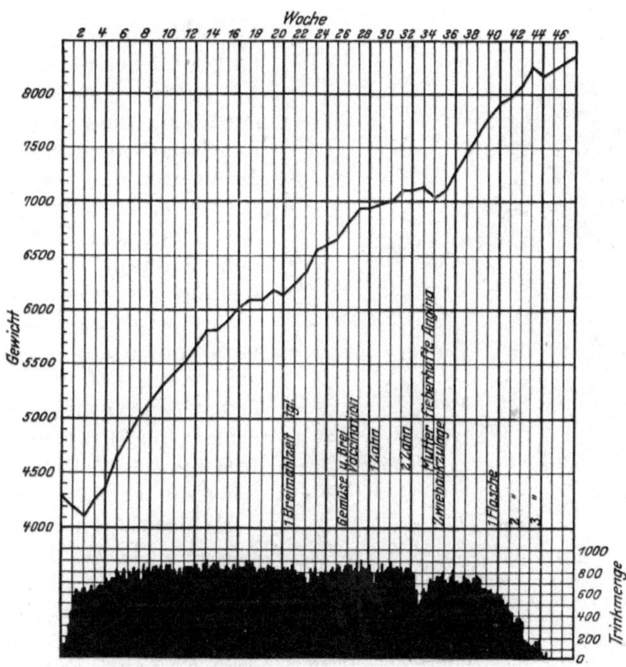

Abb. 19. Gewichts- und Stillkurve bei ausreichender Milchmenge. Die Mutter hat mehrere Kinder gestillt. In der 35. Woche hat die Mutter eine fieberhafte Halsentzündung. Die Milch geht dabei vorübergehend zurück.

5. Die Ausübung der Brusternährung.

Der Säugling nimmt die Brust von selbst und trinkt, ohne dass man ihn oder die Mutter dabei anzuleiten braucht. Hier und da, besonders bei den Müttern von Erstgeborenen, ergeben sich Schwierigkeiten, so dass es gut ist, wenn man ratend zur Seite stehen kann.

Die Haut der Warzen, welche sehr zart und leicht verletzlich ist, muss gepflegt werden, um widerstandsfähig zu sein. Winzige Einrisse schmerzen lebhaft. Es ist zweckmäßig, die Warzen während der Schwangerschaft ein- bis zweimal am Tage mit kühlem Wasser abzuwaschen und sie hinterher einzufetten oder noch besser mit einer alkoholischen Lösung von Glyzerin und Gerbsäure zu betupfen.

Stillschwierigkeiten entstehen zuerst im Anschluss an die Geburt. Die von den Anstrengungen der Geburt erschöpfte junge

Mutter soll ruhig liegen und grössere Bewegungen vermeiden. Für das Stillgeschäft ist das sehr unbequem. In der angenehmeren Seitenlage, gestützt durch untergeschobene Kissen, wird dem Kinde die Brust gereicht.

Später sitzt die Mutter am besten auf einem niedrigen Stuhle und stützt den Arm, welcher das Kind hält, auf das eine Knie. Die freie Hand führt die Brust. Das Kind soll seine Nase nicht in die weiche Brust drücken und dadurch beim Atmen und so wiederum beim Saugen gestört werden.

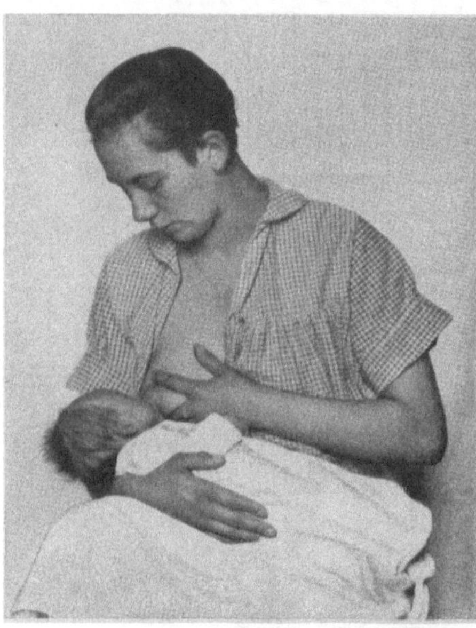

Abb. 20. Stillende Mutter in bequemer und richtiger Haltung.

Wie oft, wann und wie lange soll der Säugling trinken? Es wurde bereits darauf hingewiesen, dass gesunde Säuglinge sich von selbst auf wenige Mahlzeiten und lange Nahrungspausen einzustellen pflegen. Ist das nicht der Fall — und in den Kreisen, wo man stilltechnische Ratschläge geben muss, wird das häufig genug vorkommen —, so richtet man am besten von vornherein eine feste Ordnung ein. Der Säugling erhält die Brust regelmäßig zu bestimmten Zeiten und daran gewöhnt er sich schnell. Bei 6 Mahlzeiten empfehlen sich als passende Trinkzeiten 7, 9½, 1, 3½, 6 und 10 Uhr. Wird die Brust nur fünfmal gereicht, dann um 7, 10, 2, 6 und 10 Uhr. Mit eiserner Strenge muss daran festgehalten werden, dass eine Nachtpause von mindestens 7—8 Stunden gemacht wird. Führt man sie nicht von Anfang an ein, so wird man es nachträglich schwer dahin bringen.

Soll dem Kinde bei der einzelnen Mahlzeit nur **eine Brust oder beide** gereicht werden? Regel ist, dass nur auf einer Seite angelegt wird. Auf diese Art und Weise wird die Brust am sichersten leergetrunken und ausserdem wird für jede Brust eine grössere Ruhepause erzielt. Nur in besonderen Fällen kann ein Versuch mit der Benützung beider Seiten gemacht werden.

Soll die Trinkmenge bestimmt werden, so muss das Kind vor und nach dem Anlegen gewogen werden. Der Gewichtsunterschied entspricht dem Gewicht der getrunkenen Milch. Schon hier sei jedoch darauf aufmerksam gemacht, dass die Feststellung der Trinkmenge nur ausnahmsweise notwendig und manchmal geradezu schädlich ist, weil bei nervösen Müttern eine ganz unnötige Beunruhigung erzeugt werden kann.

6. Die Beendigung des Stillens.

Soll man den Säugling plötzlich — von einem Tage zum andern — absetzen, oder soll man allmählich und langsam vorgehen? Es wäre frevelhaft, wenn man den ersteren Weg einschlagen wollte, ohne durch die Not dazu gezwungen zu sein. Beide Teile, Mutter und Kind, könnten dabei zu Schaden kommen. Das langsame Abstillen ist die Methode der Wahl. Hierdurch erreicht man, dass das Kind sich allmählich der neuen Nahrung anpasst, dass ihm der Nutzen der mütterlichen Milch noch eine Zeitlang erhalten bleibt und daß die Brust der Mutter sich langsam zurückbilden kann. All die lästigen Erscheinungen, welche durch das plötzliche Absetzen und die damit notwendig verbundene Milchstauung bedingt werden, bleiben aus. Nicht unerheblich fällt auch ins Gewicht, dass die Brust bei langsamem Abstillen ihre Form gut bewahrt. Wird brüsk abgesetzt, so muss die Brust schlaff und welk werden, während sie beim langsamen Verfahren Zeit hat, sich wieder zu festigen.

Fehler: Viele Frauen lassen sich verleiten, ihr Kind wieder anzulegen, wenn die Beschwerden der Milchstauung, wenn Spannung und Schmerz in der Brust auftreten: das ist falsch. Die Brust bleibt dann im Gange und nach einigen Tagen beginnt die gleiche Unannehmlichkeit von neuem. Die Spannung der Brust muss einige Tage ertragen werden. Durch Hochbinden, Einreiben und warme Umschläge lässt sich Linderung schaffen. Fehlerhaft ist und auf irriger Annahme ruht der Versuch die Milch durch starke Abführmittel vertreiben zu wollen. Ein wirklicher Erfolg wird nicht erzielt, doch kann durch unvernünftiges Abführen Schaden entstehen. Allen Unbequemlichkeiten wird am besten durch langsames Abstillen vorgebeugt.

Auf die Grundsätze, welche für die Ernährung des Säuglings bei und nach Beendigung des Stillgeschäftes maßgebend sind, kommen wir zurück.

7. Die Lebensweise stillender Frauen.

Die **Lebensweise** einer stillenden Frau soll und braucht keine wesentlichen Veränderungen gegen ihre sonstigen Gewohnheiten zu erfahren.

Die Brust erhält ihre Stütze am besten durch ein einfaches Mieder oder einen Büstenhalter.

Ernährung: Meistenteils bürgt schon der rege Appetit der Stillenden dafür, dass die Nahrungsaufnahme die nötige Höhe erreicht. Leicht wird sogar des Guten zuviel getan. Unerwünschter Fettansatz ist die Folge. Mit Recht wird er von den jungen Frauen gefürchtet. Der Esslust darf eben nicht im Übermaß nachgegeben werden.

Die stillende Frau darf alles essen, was ihr schmeckt und was ihr bekommt. Die vielen Vorurteile, mit denen die Mütter von unverantwortlichen Ratgebern behelligt werden, sind durchweg unberechtigt und erschweren ihnen nur die freudige Pflichterfüllung. Es ist nicht wahr, dass Milch- und Mehlsuppen, dass Kakao und Warmbier, dass Kaffee u. dgl. mehr der Milchbildung dienlich sind. Die

Nahrung sei kräftig und ausreichend. **Unterernährung ist ungünstig, Überernährung macht nur fett.**

Eine begründete Ursache, stärker gewürzte Speisen, insbesondere saure, zu untersagen, ist nicht vorhanden. Die Brustdrüse nimmt aus dem Blute nur solche Stoffe auf, welche sie für die Milchbildung brauchen kann. Fremde Bestandteile gehen in die Milch nicht über. **Was also auch immer in der Nahrung von Gewürzen enthalten sein möge, das Kind bekommt nichts davon.** Demgemäß ist jede Beschränkung des Speisezettels unnötig. **Das ist zu beherzigen, denn es ist unklug, den Müttern das Stillen unnötig zu erschweren.**

In den Stillpausen ist die Zeit für jede Beschäftigung frei. Selbst der Sport braucht nicht zu leiden, falls er nicht im Übermaß betrieben wird. Kurz, jede Beschäftigung und Betätigung ist mit dem Stillgeschäft in Einklang zu bringen. Die Zeit dazu wird auch immer vorhanden sein, wenn man lange Stillpausen macht, und wenn man die einzelne Mahlzeit nicht unnötig lange ausdehnt (Stillschwierigkeiten s. S. 39).

8. Erkrankungen stillender Frauen.

Beschwerden allgemeiner Natur: Manche Frauen klagen über Schwäche, andere über Kopf- und Kreuzschmerzen, wieder andere über Unruhe, Nervosität, ängstliche Gedanken u. a. m. Diese Klagen sind gewiss nicht immer, wie es manche gern hinstellen möchten, erfunden oder stark übertrieben. Sie sind oftmals ganz berechtigt. Die Betroffenen sind in ihrem Befinden und in der Stillfreudigkeit stark beeinträchtigt. In der Regel lässt sich aber Abhilfe schaffen. Man wird stets weiter kommen, wenn man auf die Klagen freundlich eingeht und zu helfen versucht, als wenn man sie als belanglos und übertrieben hinstellt. Oft verschwinden alle Unzuträglichkeiten von selbst, wenn die Folgen des Wochenbettes und des Stillbeginnes erst einmal überstanden sind. Die Heilmittel sind unter Umständen recht einfach. Ein paar Tage Bettruhe können Wunder wirken. Was sonst im einzelnen zu tun ist, muss der Geschicklichkeit des Arztes anheimgestellt werden.

Ein nicht gerade krankhafter, aber doch recht unangenehmer Zustand ist der **Milchfluss.** Die Milch tropft in den Stillpausen von selbst ab, so dass Haut und Wäsche befeuchtet werden. Ein wirkliches Heilmittel gibt es nicht. Man muss sich damit begnügen, vorbeugende Maßnahmen zu ergreifen. Am besten ist es, wenn vor der Brust ein aufsaugendes Polster getragen wird, wozu man jedes beliebige weiche, waschbare Tuch benutzen kann. Noch besser ist es, Verbandmull oder einen anderen ähnlichen Stoff mit gutem Aufsaugungsvermögen zu nehmen.

Unter Umständen recht schmerzhaft sind die sogenannten **Milchknoten,** welche sich im Gefolge von Milchstauungen einstellen. Sie erscheinen einzeln oder mehrfach und zwar meistens in den oberen Randpartien der Brust. Sie sind flache Verhärtungen von 1—3 cm Durchmesser. Oft sind sie so empfindlich, dass der Druck der Kleidung, ja selbst der Zug, welcher von der Brust selbst ausgeübt wird, lästig empfunden werden. Zu vermeiden sind die Milchknoten nur durch regelmäßige und ausgiebige Entleerung der Brust. Sind sie erst einmal vorhanden, so kann man ihr Verschwinden dadurch beschleunigen, dass man sie leicht massiert. Die Schmerzen lassen sich durch Hochbinden der Brust mildern.

Von den eigentlichen Erkrankungen der Brust sind kleine **Einrisse in der Brustwarze: Rhagaden, Schrunden** am häufigsten. Meist sind sie winzig, kaum sichtbar. Es können sich aber auch grössere Wundflächen bilden, die unter Umständen fast die ganze Warze einnehmen. In den Stillpausen machen sie sich wenig bemerkbar. Sowie aber an der Brust getrunken wird, entstehen heftige Schmerzen. Sie können so beträchtlich sein, dass es kaum möglich ist, das Kind anzulegen. Milchstauung ist dann die weitere Folge. Gelegentlich kommt es auch vor, dass der Säugling aus den kleinen Einrissen Blut heraussaugt und mit der Milch hinunterschluckt. Sind die Blutmengen beträchtlich, so werden sie erbrochen. Die Beängstigung hierüber ist gross, solange man nicht auf die verhältnismäßig harmlose Quelle der Blutung aufmerksam wird. Am bedenklichsten sind die Rhagaden dadurch, dass sie, wie jede Verletzung, als Eintrittspforte für Bakterien dienen und damit die Ursache für Brustentzündungen abgeben können. Am sichersten kommt man zur Heilung, wenn man die Milch aus der kranken Brust nur durch Abspritzen entfernt. Die Schmerzen des Anlegens werden dann vermieden und gleichzeitig werden Störungen der Wundheilung ausgeschaltet.

Die wichtigste Erkrankung während des Stillens ist die **Entzündung der Brust.** Sie entsteht dann, wenn Eitererreger in das Innere der Brustdrüse einwandern. Anfangs wird nur das Gefühl des Schmerzes und der Spannung empfunden. Später macht sich ein Knoten fühlbar und schliesslich rötet sich die Haut darüber. Alsdann liegt eine mehr oder minder grosse, eitergefüllte Höhlung unter der Haut. Fieber und andere allgemeine Krankheitserscheinungen begleiten den Prozess.

Die Behandlung ist eine durchaus ärztliche Angelegenheit. Bei frühzeitigem Eingreifen gelingt es, die Eiterung zu verhüten. Der Schmerz wird durch Hochbinden der Brust erheblich gemindert. Ein zweckentsprechender Verband wird mit Binden und mit Hilfe eines dreieckigen Tuches angelegt. Geeignet ist auch ein einfaches Mieder mit Tragbändern über die Schultern.

9. Stillfähigkeit, körperliche und soziale Stillhindernisse.

Als voll stillfähig sind nur diejenigen Mütter zu bezeichnen, welche ihr Kind während der normalen Säugungszeit in vollem Umfange mit Milch versorgen können. Hierzu gehört unter den heutigen Lebensbedingungen, dass die Mutter imstande ist, das Kind 5 Monate ausschliesslich zu ernähren und 2—3 weitere Monate noch teilweise an der Brust.

Volle Stillfähigkeit besitzen durchaus nicht alle Frauen. Erst die Untersuchungen der letzten 10 Jahre haben uns darüber volle Klarheit gebracht, weil es ja naturgemäß mit gewissen Schwierigkeiten verbunden ist, die Stillfähigkeit zu messen. Wovon die Stillfähigkeit abhängig ist, das steht im einzelnen nicht fest. Im wesentlichen scheint es sich um eine ererbte Eigentümlichkeit zu handeln. Gewisse Rassen in unseren Breiten, insbesondere die slavischen, zeichnen sich durch besonders gute Stillfähigkeit aus. Die früher viel vertretene und propagatorisch ausgenützte Meinung, dass der Alkoholismus, auch mäßigen Grades, von Einfluss auf die Stillfähigkeit sei, hat sich nicht als richtig erwiesen, womit allerdings dem Alkoholgenuss in keiner Weise das Wort geredet sein soll.

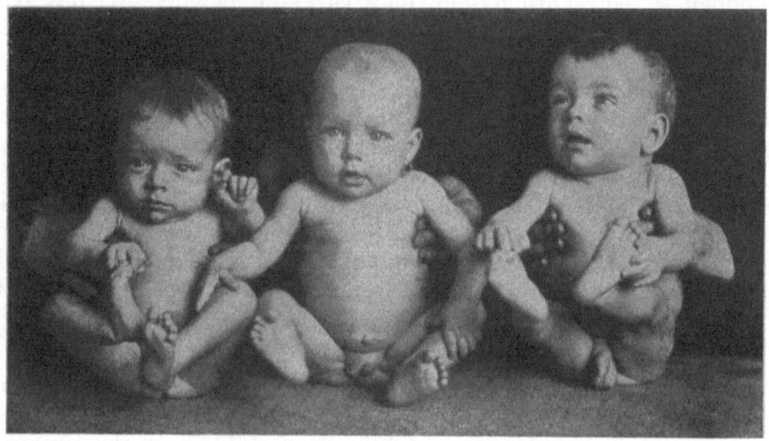

Abb. 21. Drillinge, sämtlich von der Mutter gestillt und trotz dürftiger häuslicher Verhältnisse gut gediehen. Pflichterfüllung der Mutter und sinngemäße Unterstützung durch Anleitung haben vereint zu dem schönen Ergebnis geführt.

Wir dürfen annehmen, dass mindestens die Hälfte aller Frauen in Deutschland voll stillfähig ist. Die andere Hälfte hat mehr oder minder unter dem Mangel an Milch zu leiden. Dabei gibt es die allerverschiedensten Grade. Die Fälle, wo tatsächlich nur so wenig Milch vorhanden ist, dass sie für die Ernährung des Kindes kaum in Frage kommt, sind äusserst selten. Gewöhnlich ist es so, dass eine mittlere Menge von Milch, um 500 g herum, immerhin aufgebracht wird. Freilich macht es in der Regel eine verhältnismäßige Mühe. Auch die Zeitdauer der Milcherzeugung pflegt abgekürzt zu sein.

Die Ursachen der verminderten Stillfähigkeit liegen in dem Aufbau der Brust begründet. Ein wesentlicher Teil des Organes ist Fett, so dass der äussere Anschein sehr trügen kann. Auch innerhalb des eigentlichen milcherzeugenden Organes sind gewaltige Unterschiede in der Menge des Drüsengewebes nachzuweisen. Dem entspricht es, dass in dem einen Falle viel, in dem anderen Falle wenig Milch entwickelt wird. Wir erhalten so bei den stillschwachen

Frauen alle Übergänge von fast völligem Mangel bis zur eben knapp ausreichenden Menge. Bei anderen Frauen kommen wir aber auch zu Milchmengen, welche für zwei, drei und mehr Kinder ausreichen. Frauen, welche bei entsprechender Anleitung und Übung 3 Liter Milch und mehr am Tage über viele Monate hinaus abgeben, sind nicht gar so selten.

Selbstverständliche Voraussetzung für die Stillfähigkeit ist das Vorhandensein geeigneter Warzen. Sind diese missgebildet, was ab und zu vorkommt, so nutzt es natürlich nichts, wenn die Brust auch reichlich Milch enthält. Nur die echten Hohlwarzen sind es freilich, welche zu einem völligen Misserfolg führen, sonst ist noch Hilfe möglich.

Wir müssen nun die weitere Frage ins Auge fassen, ob und welche Umstände bei vorhandener Stillfähigkeit das Stillgeschäft hindern können.

Es wäre denkbar, dass der Gesundheitszustand einer Mutter durch das Stillen ungünstig beeinflusst werden könnte, dass schwächliche Frauen der Aufgabe nicht gewachsen seien. Das Wohl des Kindes würde dann auf Kosten der Mutter erkauft werden. Die Befürchtungen sind aber weit übertrieben. Kaum je wird eine Frau zu zart oder zu schwach sein, dem Kinde die Brust zu reichen, war sie doch stark genug, es auszutragen und zur Welt zu bringen. Im Gegenteil, schwächliche und schmächtige Frauen sieht man vielfach während der Stillzeit aufblühen, frisch und kräftig werden. Ernstliche und anhaltende Kräfteverluste werden kaum beobachtet. Selbst die nervösen Unbequemlichkeiten, welche gelegentlich nach der Geburt beobachtet werden, Schmerzen im Rücken, im Kreuz u. dgl. m. pflegen unter dem Einfluss des Stillens und der hierdurch bedingten erhöhten Nahrungsaufnahme schnell zu schwinden, schneller jedenfalls, als es sonst der Fall wäre.

Ernster gestaltet sich die Entscheidung über Stillen oder Nichtstillen, wenn nachweisliche Krankheiten bestehen, deren Verschlimmerung man befürchtet. In diesem Falle muss sorgfältig überlegt werden. Die ärztliche Erfahrung lehrt jedoch, dass man kaum einen krankhaften Zustand nennen kann, welcher das Stillen ohne weiteres verbietet; von Fall zu Fall muss der Arzt die Entscheidung treffen. Am ehesten wird Tuberkulose (Schwindsucht) ungünstig beeinflusst. Gleichzeitig ist auch das Kind der Gefahr der Tuberkuloseinfektion in erhöhtem Maße ausgesetzt. Diese Möglichkeit der Schädigung des Kindes muss auch bei anderen Krankheiten erwogen werden. Nur selten aber wird man so zum Stillverbot kommen.

Verbieten wird man das Stillen dann müssen, wenn der Zustand einer Mutter allzu bedenklich ist, wenn sie selbst durch Krankheit geschwächt ist, wenn die Esslust darniederliegt, wenn sie alle ihre Kraft braucht, um der Krankheit Herr zu werden. Diese Fälle sind aber nicht häufig und nur der Arzt ist berechtigt, nach sorgfältigem Ermessen eine Entscheidung zu fällen.

Einer besonderen Besprechung bedarf die Stillfrage bei der Syphilis.

Ist die Mutter syphilitisch, das Kind aber — wenigstens scheinbar — frei von Krankheitserscheinungen, so könnte die Befürchtung bestehen, dass die Krankheit erst beim Stillen auf das Kind übertragen werde. Die Erfahrung hat jedoch gelehrt, dass solche Kinder freizubleiben pflegen, dass man also der Mutter das Stillen nicht zu verbieten braucht. Im übrigen sind diese Fälle sehr selten. Häufiger ist der umgekehrte Fall. Wenn das Kind syphilitisch ist, die Mutter aber keine Zeichen dieser Krankheit aufweist, ist das Stillen erst recht erlaubt, weil eine Übertragung auf die Mutter nicht erfolgt. Man kann also sagen, dass **die Mutter** bei Syphilis ihr Kind immer stillen darf.

Ganz anders muss man entscheiden, wenn nicht die Mutter, sondern eine Amme das Kind nährt. Hier besteht zweifellos die Möglichkeit einer Ansteckung, von der Amme zum Kind und umgekehrt. Dieser Fall ist daher auch im Gesetz zur Bekämpfung der Geschlechtskrankheiten vorgesehen.

Über die sozialen Ursachen des Nichtstillens können wir uns heutzutage kurz fassen. Früher war das Nichtstillen hauptsächlich eine Unsitte der wohlhabenden Schichten, wo es einfach nicht Brauch war, die Kinder selbst zu stillen, sondern wo man sie Ammen oder der künstlichen Ernährung überliess. Das hat sich durchgreifend geändert. Der Stillwille hat sich allenthalben gehoben und heute gibt es wohl kaum eine Frau, auch in den wohlhabenden Kreisen, die sich ihren Mutterpflichten entzieht, welche doch gleichzeitig ihr schönstes Mutterrecht darstellen. Etwas anders steht es bei den minderbemittelten Schichten des Volkes. Der Stillwille ist auch hier vorhanden. Schon der Bequemlichkeit wegen und auch der Billigkeit wegen kommen die aufgeklärten Frauen des Volkes heute kaum auf den Gedanken, ihre Kinder künstlich zu ernähren. Auf der anderen Seite werden sie aber vielfach in der Ausübung ihrer besten Absichten gehindert. Wenn sie genötigt sind, ausserhalb des Hauses Arbeit zu suchen, wenn ihre Arbeitsstätte sich an solcher Stelle befindet, wohin sie die Kinder nicht mitnehmen können, so sind sie schlechthin gezwungen, ihren Kindern die Brust zu versagen. Dieses Schicksal trifft am ehesten die unehelichen Mütter, welche es doch nur in seltenen Fällen ermöglichen können, ihre Kinder bei sich zu behalten. Die Fürsorge für die Kinder erwerbstätiger Mütter ist infolgedessen ein wichtiger Gegenstand geworden. Nicht immer wird es gelingen, die Kinder wenigstens in den Arbeitspausen — morgens, mittags, abends — zu versehen. Nicht immer wird es auch möglich sein, die Kinder bei Verwandten oder Freunden so zweckmäßig unterzubringen, wie es wünschenswert ist. Infolgedessen bleibt häufig nichts anderes übrig — die Wohnungsnot spricht da auch mit —, als die Kinder in Anstalten aufzunehmen. Hierbei soll man bewusst verlangen, dass solche Anstalten mit allen modernen Erfordernissen der Massenpflege ausgerüstet sein müssen. Bei den Werken, welche Frauen in grösserer Zahl zur Arbeit heranziehen, wie es z. B. in der Textilindustrie der Fall ist, muss dringend die Einrichtung von Stillkrippen gefordert werden. Es ist das eigentlich eine so selbstverständliche Notwendigkeit, dass man geradezu nach einer gesetzlichen Vorschrift rufen muss. Kein Arbeitgeber darf berechtigt sein, Mütter in seinem Betriebe zu beschäftigen, ohne ihnen gleichzeitig die Möglichkeit zu geben, ihre Kinder so zu versorgen, wie das Recht des Kindes und das Recht der Mutter verlangen dürfen und müssen.

10. Stillschwierigkeiten.

Schwierigkeiten leiten sich daraus her, dass die Brust entweder nicht imstande ist, viel Milch zu liefern, oder dass sie die Milch schwer

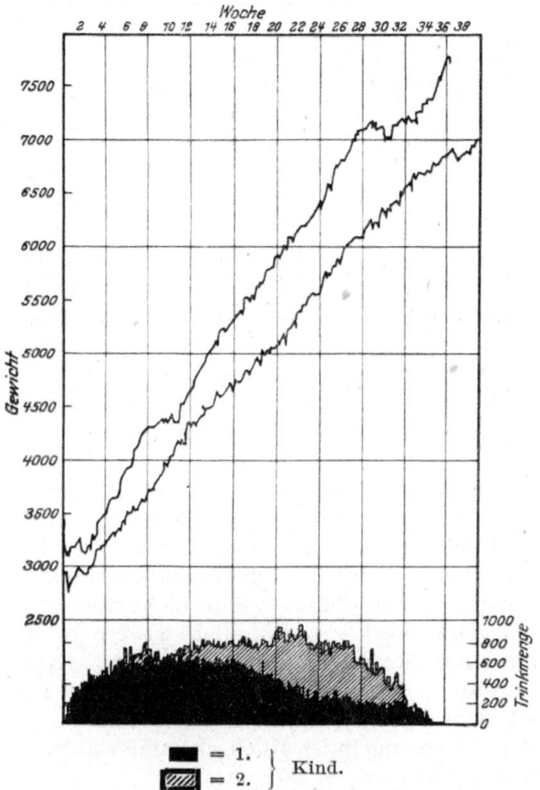

Abb. 22. Gewichts- und Stillkurve zweier Geschwister. Bemerkenswerterweise ging es beim zweiten Kinde in der zweiten Stillhälfte besser. Aber auch beim ersten Kinde, wo 600 g nicht wesentlich überschritten wurden, erhielt das Kind 35 Wochen Muttermilch. Das Körpergewicht ist täglich eingezeichnet daher die unruhige Kurve.

hergibt. Es gibt so leicht erregbare Brüste, dass die Milch schon im Strahl abfliesst, wenn nur die Vorbereitungen zum Stillen getroffen werden, oft in einem solchen Maße, dass es lästig ist. Andere wieder geben im Gegenteil die Milch so schwer her, dass die Anstrengungen des Kindes ungewöhnlich gross sein müssen, wenn es die nötige Nahrungsmenge erhalten will.

Schwergehend ist fast jede Brust von Natur, mehr oder minder wenigstens, bei Beginn des Stillgeschäftes, namentlich bei Erstgebärenden (s. Abb. 6). Ungeschicklichkeit der Mutter, des Neugeborenen und die zögernde Entleerung der Milch vereinigen sich dann oft, um recht bedenkliche Milchnot zu schaffen. Es gibt aber auch Frauen, welche zwar über eine gute Brustdrüse verfügen und genügend Milch liefern können, welche aber die Milch während der ganzen Stillzeit nur schwer hergeben. Bei solchen Frauen dauert es viel länger als sonst, bis die Brust richtig in Gang kommt. Daran muss man immer denken, wenn sich in den ersten Wochen Schwierigkeiten ergeben, damit man die Versuche nicht vorzeitig aufgibt.

Die grösste Bedeutung für die Praxis beanspruchen die unterwertigen Brüste. Von ihnen soll daher ausführlicher gesprochen werden. Wir müssen der Tatsache fest ins Auge sehen, dass ein nicht unbeträchtlicher Prozentsatz aller Frauen nur knapp die Milch abzusondern vermag, welche ein Kind beansprucht oder gar noch weniger. Diese Tatsache ist früher, als der Stillwille sehr gering war, aus Gründen der Propaganda geleugnet oder stark in den Hintergrund gestellt worden. Heute aber, wo der Stillwille fast überall ausgezeichnet ist, wäre es unrecht, zu schweigen.

Äusserlich kann man es der Brust in den meisten Fällen nicht ansehen, ob sie gut oder schlecht ist. Im allgemeinen ist es jedoch so, dass die besonders grossen Brüste, die sogenannten Fleischbrüste, wesentlich verdächtiger sind als kleine Kugelbrüste. Aus diesen letzteren wird eher Milch gewonnen als aus grossen Brüsten.

Bei der Mehrzahl der stillschwachen Frauen erhält man 400 bis 600 ccm. Andere kommen eben an die Grenze des Bedarfs heran, geben 600—800 ccm.

Die Frauen mit unterwertiger Brustdrüse haben gewisse gemeinsame Eigenschaften. Wie wir schon oben erwähnten, entwickelt sich die Milchmenge meist nur langsam und kann auch nur mit Mühe aus der Brust gesogen werden. Weiterhin ist charakteristisch, dass die Milchmenge schnell zurückgehen kann, wenn nicht regelmäßig und stark an der Brust gesaugt wird. Gewöhnlich ist es so, dass die Milchsekretion nicht lange aufrecht erhalten werden kann. Immerhin muss erwähnt werden, dass es auch bei schlechten Brüsten gelingen kann, die Brust dem Kinde 5—7 Monate zu erhalten. Weiterhin ist zu bemerken, dass bei mangelnder Milchsekretion die Menstruation zeitig wieder einzutreten pflegt (s. S. 27).

Es entsteht nun die Frage, woran man erkennt, dass die Brust nicht genug Milch hergibt, dass sie minderwertig ist. Verfolgt man das Befinden des Kindes mit Aufmerksamkeit, so kann es nicht lange dauern, bis man auf die mangelhafte Ernährung aufmerksam wird. Die Beobachtung des Gewichtes gibt die wertvollsten Hinweise. In der Regel ist es ja so, dass der Neugeborene erst einige Tage abnimmt, dann wieder zunimmt, um etwa mit dem 10.—12. Tage sein Anfangsgewicht wieder zu erreichen. Trinken die Kinder nicht ausreichend, so verzögert sich das Erreichen des Geburtsgewichtes bis zur 3., 4. Woche oder noch länger. Die Kinder werden welk, bekommen eine unreine Gesichtshaut, der Stuhl ist angehalten und bräunlich gefärbt. Der Stuhl ist träge,

weil eben nicht viel zu verdauen ist und braun ist er gefärbt, weil er
wenig Milchreste enthält. Hungerstühle sehen immer dunkel aus. In
manchen Fällen treten Durchfälle auf, wenn die Kinder unterernährt
sind. Wird der Zustand der Unterernährung sehr hochgradig, so magern
die Kinder ab. Der Bauch ist dann eingesunken und nicht so schön
gewölbt wie beim gesättigten, gesunden Säugling.

Bis dahin soll man es natürlich nicht kommen lassen. Die Erfahrung hat allerdings gelehrt, dass die geschilderten Symptome oft
recht wenig beachtet werden, und dass man Brustkinder in einem
Zustand der Unterernährung zu sehen bekommt, den man
eigentlich nicht für möglich halten sollte.

Allen Zweifeln geht man aus dem Wege, wenn man die Trinkmenge
durch Wägung feststellt. Es genügt aber nicht, die Trinkmenge bei
einer einzelnen Mahlzeit zu ermitteln, sondern man muss es mindestens
durch einen ganzen Tag tun. Dann sieht man sofort, ob das Kind
eine angemessene Nahrungsmenge aufnimmt. Es ist eine wesentliche
Aufgabe für Schwestern und Fürsorgerinnen, den alten Anschauungen
über die Art, wie der Säugling sich beim Hungern äussert, entgegenzutreten. Man darf sich niemals darauf einlassen zu glauben, ein
Säugling hungert, wenn berichtet wird, dass er nach der Mahlzeit
schreie. Man soll vielmehr in allen solchen Fällen sich
zahlenmäßigen Aufschluss durch eine Stillprobe verschaffen.

Ist es einmal festgestellt, dass das Kind in der Tat zu wenig bekommt, so muss versucht werden, die Milchergiebigkeit zu erhöhen.
Man wird nicht gleich zu dem bequemen Aushilfsmittel greifen, dem
Kinde die Flasche zu geben, sondern man wird zunächst einen Versuch
machen, die Ergiebigkeit der Brust zu steigern. Das wiederum ist nur
möglich, wenn man die Brust möglichst stark in Anspruch nimmt. Auf
andere Weise lässt sie sich nicht anregen, weder durch Medikamente,
noch durch Nährpräparate (s. S. 24). Gelegentlich wird Massage und
Bestrahlung der Brust empfohlen. Da beides harmlos ist, kann es ruhig
ausgeübt werden.

Bei der Anregung der Brust durch Inanspruchnahme kommt es
immer wieder darauf hinaus, möglichst viel Milch aus der Brust heraus-
zuziehen, sei es durch ein saugendes Kind, sei es mit der Milchpumpe,
sei es durch Abspritzen mit der Hand. Zunächst muss man sich davon
überzeugen, ob das Kind auch wirklich gut und kräftig saugt. Oft ist das
nicht der Fall, weil das Kind schon durch Hunger geschwächt und
infolgedessen saugunlustig ist. In diesen Fällen muss man ein anderes
Kind kräftig saugen lassen, oder man muss die Milchpumpe verwenden
oder abspritzen. Natürlich muss weiterhin daran gedacht werden, die
Saugfähigkeit des unterernährten Kindes zu heben. In diesem Sinne
ist es richtig, ihm eine gewisse Menge von Nahrung mit der Flasche
oder, besser noch, mit dem Löffel zuzugeben, damit es wieder Kraft
und Lust zum Saugen bekommt.

Sehr wichtig ist es, eine geeignete Stillordnung herbeizuführen.
Mit dem gewöhnlichen Schema geht es zumeist nicht. In den ersten
Wochen lassen sich gute Erfolge erzielen, wenn man die Kinder öfter

anlegt, 6—7 mal am Tage. Sind jedoch die ersten 6—8 Wochen vorüber, so dass man damit rechnen kann, die Entwicklung der Brust habe sich endgültig vollzogen, so kommt man auf diesem Wege nicht weiter. Es hat keinen Zweck, eine unterwertige Brust allzu häufig in Anspruch zu nehmen. Auch belastet man Zeit und Geduld der Mutter zu stark. Wir machen uns vielmehr die Erfahrung zunutze, dass morgens, nach der Nachtruhe, die Brust gewöhnlich viel Milch enthält. In Verfolg dieser Erfahrung verlängern wir die Pausen, lassen nur 4 mal oder gar nur 3 mal am Tage anlegen und können dann dem Kinde eine besser gefüllte Brust bieten. In mittleren Fällen von Milchergiebigkeit hat es sich bewährt vorzugehen wie folgt: Morgens erhält das Kind die eine Brust, zur zweiten Mahlzeit die andere, zur dritten Mahlzeit aber die Flasche. Auf diese Weise ist die Nachtruhe bei beiden Brüsten ausgenutzt worden, und das Kind erhält die Flasche zu einer Zeit, wo es trinkfaul zu sein pflegt. So entsteht eine längere Stillpause. Bei der vierten Mahlzeit wird das Kind wieder angelegt, und bei der letzten Mahlzeit erhält das Kind beide Brüste. Erlaubt ist in diesem Falle die Benutzung beider Brüste deswegen, weil ja die lange Nachtruhe nachfolgt, so dass beide Seiten Zeit zur Ruhe haben.

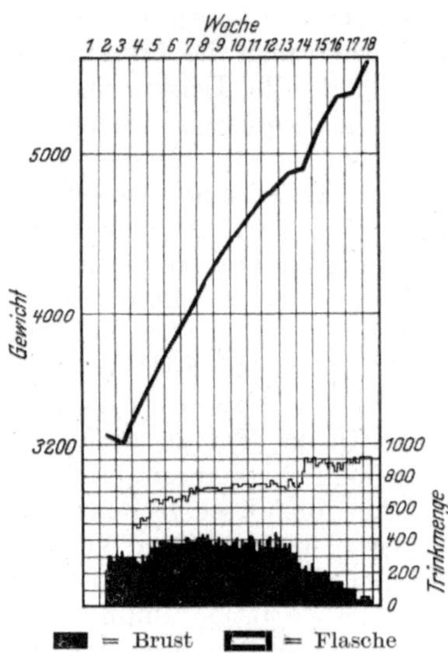

Abb. 23. Stillkurve einer milch-armen Frau. Die Milchmenge erreicht ihre Höhe bei ca. 400 g. Trotzdem konnte 12 Wochen die Milch auf dieser Höhe gehalten werden und bis zur 18. Woche Zwiemilchernährung durchgeführt werden. Das Kind gedieh prächtig.

Es lassen sich nicht alle Möglichkeiten der Stillordnung anführen, welche zum Ziele führen. Von Fall zu Fall, je nach der Güte der Brust und nach der Lage der Umstände muss verfahren werden.

Erst wenn alle Bemühungen gezeigt haben, dass Milch in hinreichender Menge nicht zu erhalten ist, darf zur geordneten Zwiemilchernährung geschritten werden. Man muss sich diesen Schritt um so mehr überlegen, weil, wie ja schon erwähnt, die Gefahr besteht, dass das Kind sich ganz der Brust entwöhnt.

Nicht nur die Trinklust des Kindes, sondern auch die Stillfreudigkeit der Mutter muss gefördert und gestützt werden. Das ist nicht schwer, wenn der Erfolg schnell eintritt, wenn die Mutter sieht, dass ihr Kind zum Gedeihen kommt. Wenn es aber langsam vorangeht, wenn das Kind gar nicht zunehmen will, wird auch eine gutwillige Mutter mutlos. Nicht lange dauert es, und sie ist auf dem Standpunkt angelangt, alle Bemühungen und Opfer hätten doch keinen Zweck. Diese seelische Krise zu überwinden, ist ein lohnendes Ziel. Täglich muss man die Zuversicht von neuem durch freundliche Zusprache stärken, durch Hinweis auf die Erfolge, welche dem geduldigen Ausharren blühen.

Sache des Arztes wird es sein, gegebenen Falles auch geeignete Stärkungs-mittel zu verordnen und darauf zu achten, dass die Esslust nicht durch die Sorge beeinträchtigt werde. Wenn die Nahrungsaufnahme Schaden leidet, so lässt die Milchbildung erst recht nach.

Die Erfolge, welche tatsächlich erzielt werden können, rechtfertigen Mühe und Aufwand. In den meisten Fällen kann man die Ergiebigkeit der Brust doch so weit steigern, dass ein wertvoller Teil der Nahrung von der Brust geliefert wird (Abb. 23).

Selbst an sehr schlechten Brüsten lassen sich überraschende Resultate erzielen, wie die folgende Beobachtung lehrt. Eine besonders sorgsame und energische Mutter hatte eine so schlechte Brust, dass sie auf eine Höchstleistung von nur 250 g pro Tag kam. Diese an sich absolut un-genügende Nahrungsmenge konnte dem Kinde mehr als drei Monate erhalten bleiben und ihm damit die Grundlage der Gesundheit und des Gedeihens geben. Freilich wurde die Geduld der Mutter auf eine harte Probe gestellt. Bei jeder Mahlzeit musste das Kind an beiden Seiten, wenn auch nur 10 Minuten, angelegt und dann nachgefüttert werden. Jede Mahlzeit erforderte also eine vier-malige Wägung und drei Fütterungszeiten, zwei für die Brust und eine für die Flasche, so dass etwa $^3/_4$ Stunde für jede Mahlzeit benötigt wurde. Aber diese Anstrengungen waren auch nicht vergebens, da das Kind prachtvoll zunahm und eine äusserst gün-stige Körperbeschaffenheit gewann.

Stillschwierigkeiten können auch vom Kinde ausgehen, z. B. — das ist am wichtigsten — wenn es zu schwach ist, um die Brust gehörig in Tätigkeit zu setzen. Untüchtig zum Saugen sind Kinder meist dann, wenn sie im ganzen zu schwach sind, seltener, wenn sie einen Fehler im oder am Munde haben. Die

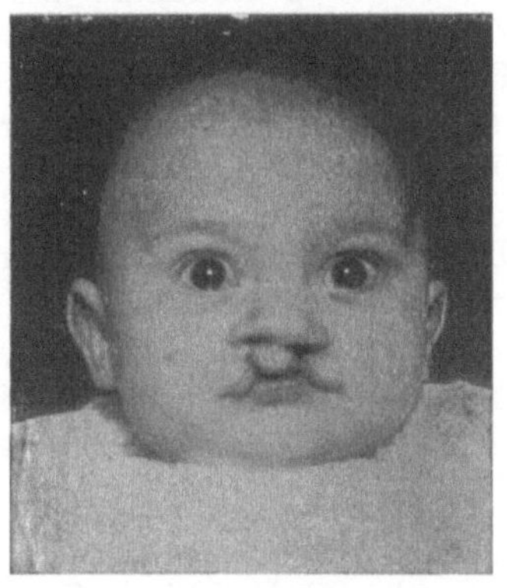

Abb. 24. Doppelseitige Hasen-scharte. Sie lässt sich operativ beseitigen. In dem vorliegenden Falle ist sie geschlossen worden, als das Kind $^1/_2$ Jahr alt war.

erste Art wird in der Mehrzahl durch die zu früh Geborenen dar-gestellt, die letztere durch jene Kinder, welche an Hasenscharte oder Wolfsrachen leiden, bei denen sich also Spaltbildungen an der Lippe oder im Gaumen befinden. Manchmal ist die Störung nur geringfügig, in anderen Fällen aber doch so hochgradig, dass das Saugen erschwert, ja beinahe unmöglich wird (s. Abb. 24).

Alle bisher erwähnten Hemmnisse bezogen sich vornehmlich auf den Beginn des Stillgeschäftes. **Auch mitten in der Stillzeit können aber Schwierigkeiten entstehen.** Krankheiten des Säuglings z. B. pflegen die Trinklust stark einzuschränken. Dauert dieser Zustand längere Zeit an, so kann es zu unliebsamen Milchstauungen mit ihren lästigen Folge-erscheinungen kommen. Am häufigsten werden Saughindernisse durch einen ganz gewöhnlichen Schnupfen erzeugt. Er verlegt die Nase und zwingt das Kind, die Luft durch den Mund einzuziehen. Dadurch wird es genötigt, die Brust immer wieder loszulassen, um Atem zu holen. So kann ein gewöhnlicher Schnupfen ein ernstliches Trinkhindernis werden. Die Maßregeln, welche dabei zu ergreifen sind, können an dieser Stelle nicht besprochen werden, weil sie ein Eingreifen des Arztes erfordern. Einfaches Einfetten [1]) des Naseneinganges bringt Erleichterung.

Es könnte noch eine ganze Reihe von Umständen angeführt werden, welche entweder zu Beginn oder auch im Verlaufe des Stillgeschäftes dem Kinde das Saugen erschweren und dadurch zu Störungen in der Milchabsonderung führen. Es hat aber keinen Zweck, all diese Dinge aufzuzählen, da die Wirkung im Grunde immer die gleiche ist. Nur der so überaus lästigen **trinkfaulen Kinder** soll noch gedacht werden. Es sind dies Säuglinge, welche zwar kräftig und gesund sind, welche aber doch die Geduld der Mutter hochgradig in Anspruch nehmen. Sie besitzen einen so tiefen und andauernden Schlaf, dass sie auch während der Nahrungsaufnahme kaum aufwachen und die Brust nach wenigen Zügen immer wieder loslassen. Würde man sie nicht durch häufiges Rütteln zum Trinken anhalten, so bekämen sie zu wenig. Manchmal ist es freilich auch umgekehrt so, dass Unterernährung das Kind in eine übermäßige Schlafsucht versetzt. Tröstlich ist, dass der Zustand die ersten Wochen nicht zu überdauern pflegt, dass er an sich nichts Beängstigendes hat und nur eine vorübergehende Unbequemlichkeit bildet.

11. Die Ernährung an der Ammenbrust und mit Frauenmilch aus der Flasche.

Weiter oben haben wir schon darauf hingewiesen, dass bei den heutigen Lebensverhältnissen von Ammen nur sehr selten Gebrauch gemacht wird. Wir hoffen, dass sich der Stillwille in allen Schichten der Bevölkerung so erhält, dass wir zu dieser hässlichen Einrichtung nie wieder zurückkehren. Eine Amme annehmen heisst ja doch ein Kind zugunsten eines anderen seiner Mutter berauben. Durch keine Einrichtung und durch keine Entschädigung kann dieses Unrecht wieder gut gemacht werden. Da auch für das zu ernährende Kind gesundheitliche Schäden leicht eintreten können, so musste man das Ammenwesen mit grosser Vorsicht umgeben. Es ist heute unnötig, auf alle diese Dinge einzugehen, sie haben zur Zeit keinerlei Bedeutung. In den Anstalten wird man freilich Ammen nicht entbehren können. Hier liegen die Verhältnisse aber ganz anders. Hier ist die gesundheitliche Überwachung von vornherein gewährleistet, und andererseits werden die Kinder der Ammen mit aufgenommen. Dadurch wird das menschliche Unrecht nicht nur verhütet, sondern es wird sogar unehelichen Müttern mit den Kindern ein erwünschter Unterschlupf gewährt. Der Überschuss an Milch kommt anderen kranken, der Muttermilch bedürftigen Kindern zugute. So lässt sich ein gerechter Ausgleich erzielen. Im Einzelfalle müssen wir uns heute auf den Standpunkt stellen, dass ein Kind, welches

---

[1]) Ein Holzstäbchen (Streichholz) wird mit wenig Watte umwickelt, in Öl oder Vaseline getaucht. Hiermit werden die Nasenlöcher innen sanft bepinselt.

unbedingt der Frauenmilch bedarf, einer Anstalt überwiesen werden muss. Die Annahme einer Amme wird kaum angeraten werden dürfen. Zu diesem Vorgehen sind wir um so mehr berechtigt, als die gesamte Entwicklung der Anstalten für Säuglinge so weit vorgeschritten ist, dass Schädigungen durch die Massenpflege bei guter Einrichtung und Leitung nicht vorkommen dürfen.

Die Anstellung von Anstaltsammen verbürgt auch die Möglichkeit der Verwendung von Muttermilch in der Flasche. Diesen Weg muss man beschreiten, wenn das Kind mit einer ansteckenden Krankheit behaftet ist, oder wenn es zum Saugen zu schwach ist. Weiter wird es nötig, wenn die Bemessung der Nahrung dem Säugling nicht überlassen werden darf, wenn ein gewisses Maß nicht unter- oder überschritten werden soll. Die Milch muss zunächst aus der Brust abgezogen werden. Das ist aber gar nicht so einfach, weil die Brust ausgiebig nur durch das saugende Kind, nicht aber durch Apparate oder durch Abspritzen mit der Hand entleert werden kann. In der Regel erhält man also nicht allzu viel Milch von einer Frau. Übt man allerdings milchreiche Frauen darauf ein, Milch abzuspritzen, so können sie es hierin zu einer erstaunlichen Fertigkeit bringen. Sie liefern bis zu einem Liter und mehr pro Tag, ja, sie können unter Umständen sogar die Brust in Gang halten,

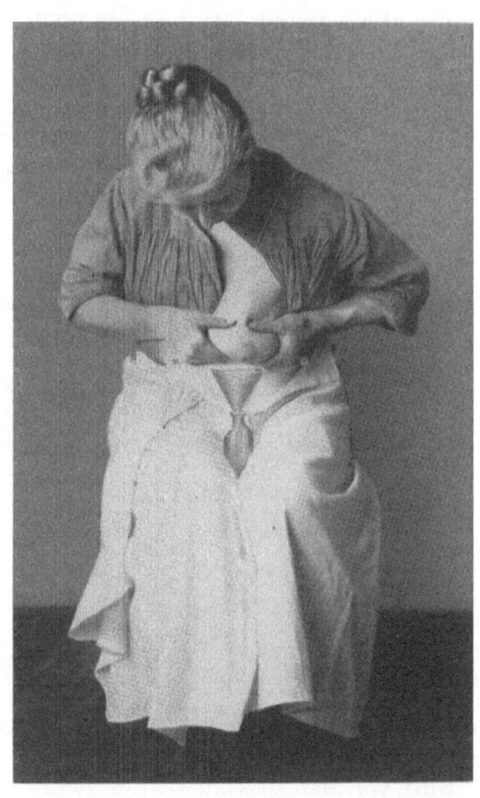

Abb. 25. Haltung beim Abspritzen der Milch.

ohne ein Kind anzulegen. Ist die nötige Geschicklichkeit nicht vorhanden, so tut man besser, zur Milchpumpe zu greifen.

Die abgespritzte Frauenmilch darf nicht gekocht, nicht sterilisiert werden. Die Milch muss frisch verfüttert werden. Will man sie kurze Zeit aufheben, so kann das nur im Eisschrank geschehen. Aber auch in diesem Falle stellt sich leicht ein seifiger Geschmack in der Milch ein. Er rührt von einer Zersetzung des Fettes her. Die Milch wird zwar dadurch nicht schädlich, aber die Verwendung von veränderter Milch ist auch nicht gerade wünschenswert.

Die **Technik der Milchgewinnung** ist, wie schon angedeutet wurde, nicht einfach. In den meisten Fällen kommt man erst durch einige Übung zum Ziele. Am empfehlenswertesten ist das Abspritzen mit der Hand, das von der Stillenden selbst vorgenommen wird. Der vorderste Teil der Brust wird mit der Hand der gleichen Seite zwischen Daumen und Zeigefinger gedrückt und unter gleichmäßigem, schwachem Zug nach vorn und abwärts ausgepresst. Diese Bewegung wird einige Male wiederholt, solange wie die Milch noch im Strahle heimspritzt; dann wird das gleiche Manöver mit der anderen Seite gemacht und so immer abwechselnd. In anderen Fällen ist es vorteilhafter, wenn die ganze Brust mit beiden Händen umfasst und nach der Warze zu aus-

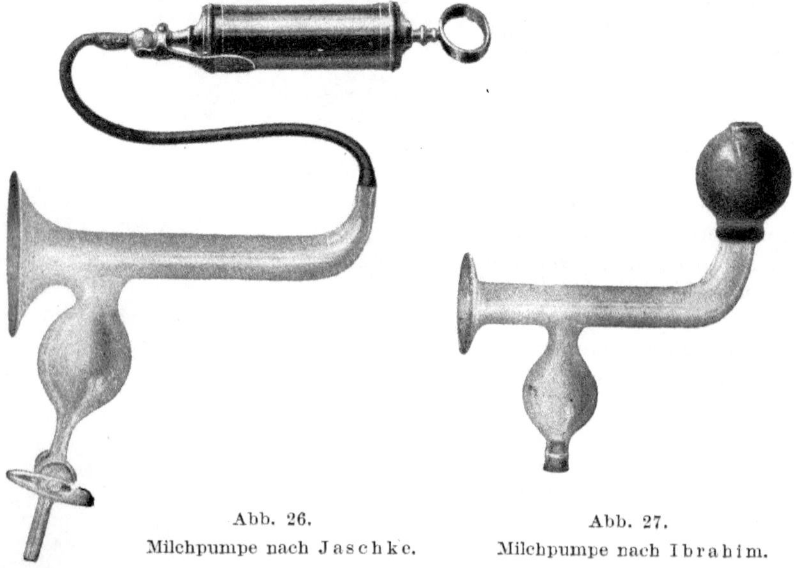

Abb. 26.
Milchpumpe nach Jaschke.

Abb. 27.
Milchpumpe nach Ibrahim.

gepresst wird (Abb. 25). Das zum Auffangen bestimmte Gefäss, z. B. ein Wasserglas, muss von einer zweiten Person gehalten werden, oder es wird von der sitzenden Frau zwischen die Kniee geklemmt.

Die Verwendung einer Milchpumpe hat den Vorzug, dass man auch mit geringerer Geschicklichkeit zum Ziele kommt. Das Instrument besteht aus einem Glasteil, welcher über die Brustwarze gestülpt wird, einem Behälter für die Milch und einem Saugapparat. Es gibt eine ganze Reihe von Modellen, welche sich durch die Form des Ansatzes, des Milchbehälters und der Saugvorrichtung unterscheiden. Von den einfachen Milchpumpen, bei denen das Saugen durch einen Gummiballon bewirkt wird, ist das Modell von Ibrahim am empfehlenswertesten. Es ist zweckmäßig und billig. Am besten ist das Instrument von Jaschke, bei dem mit Hilfe einer Ventilpumpe gesaugt wird. Es ist in jeder Beziehung am besten durchkonstruiert, gibt gute Ausbeute — ist aber teuer.

Die Anwendung der Milchpumpe gestaltet sich so, dass sie auf die Brust aufgesetzt und dann durch wiederholtes Ansaugen die Milch aus der Brust gezogen wird.

IV. Unterschiede der natürlichen und unnatürlichen (künstlichen) Ernährung.

Natürlich ist die Ernährung an der Brust, unnatürlich ist jeder Ersatz. Die unnatürliche Ernährung wird vielfach auch als die „künstliche" bezeichnet, wie man ja auch von künstlichen Gliedmaßen, von Kunsthonig u. dgl. spricht. Ebensowenig wie ein Zweifel darüber bestehen kann, dass natürliche Glieder besser sind wie künstliche, dass Naturhonig wertvoller ist wie Kunsthonig, so ist es auch mit der Säuglingsnahrung. Mag sie noch so kunstvoll zusammengesetzt sein, der Muttermilch bleibt sie immer unterlegen.

Die Milch der Tierarten ist ganz verschieden zusammengesetzt. Die Milch, welche bestimmt ist, ein Kalb zu ernähren, kann also unmöglich ohne weiteres für den menschlichen Säugling geeignet sein. Um nur eines herauszugreifen: je nach der Wachstumsgeschwindigkeit stuft sich der Gehalt der Milch an Eiweiss und Salzen ab.

Es enthält z. B.:

die Milch des Kaninchens 10,4 $^0/_0$ Eiweiss und 2,5 $^0/_0$ Salze
„ „ der Kuh 3,5 $^0/_0$ „ „ 0,7 $^0/_0$ „
„ „ des Menschen 1,0 $^0/_0$ „ „ 0,2 $^0/_0$ „

Dem entspricht es, dass das Kaninchen sein Geburtsgewicht schon im Laufe von 6 Tagen verdoppelt, während das Kalb dazu 6 Wochen braucht und der Mensch gar 5—6 Monate.

Um ein Bild von der Wachstumsgeschwindigkeit eines Kaninchensäuglings zu geben, führe ich folgende (eigene) Zahlenreihe an:

1.	2.	3.	4.	5.	6.	7.	8.	9.	10.	11.	12.	Tag
64	72	84	99	106	**121**	138	149	161	172	185	**196**	g

Körpergewicht eines Kaninchens in den ersten 12 Lebenstagen.

Man sieht, dass das Geburtsgewicht sich in den ersten 6 Tagen verdoppelt, in den ersten zwölf verdreifacht. Diese Leistung vollbringt der Säugling erst in 5—6 bzw. 12 Monaten.

Nach diesem einen Beispiele wird es ohne weiteres verständlich, dass die Kuhmilch schon durch ihre Zusammensetzung für den menschlichen Säugling nicht passt. Hierüber könnte man durch geeignete Zubereitung hinwegkommen. Ausser den groben Unterschieden in der

Milchzusammensetzung bestehen aber noch Besonderheiten der Milchbestandteile und ihrer Mischung, welche man nicht auszugleichen vermag. So sehr man sich auch Mühe gibt, die Unterschiede aus dem Wege zu räumen, man kommt doch niemals zu einem Nahrungsgemisch, welches der natürlichen Ernährung annähernd gleichwertig ist. Worin die unerreichbare Überlegenheit der Muttermilch begründet ist, wissen wir noch nicht und werden es vielleicht auch niemals wissen. Die Tatsache aber steht fest, dass es einen vollgültigen Ersatz für die Muttermilch nicht gibt.

Es könnte der Einwand erhoben werden, dass es gelingt, eine grosse Anzahl von Säuglingen mit der Flasche aufzuziehen. Gewiss, aber längst nicht alle, vor allem **nicht mit der Sicherheit,** welche die Brust gewährleistet. Wenige Zahlen werden das leicht erweisen. Die Statistik zeigt (s. Teil 2), dass die Säuglingssterblichkeit sich im wesentlichen auf die Flaschenkinder erstreckt, nicht auf die Brustkinder. Diese letzteren bleiben von Tod und Krankheit fast völlig verschont. Ist man in der Lage, die unnatürliche Ernährung mit grossen Mitteln und sehr sachgemäß auszuführen, so werden die Gefahren geringer. Das Flaschenkind des reichen Mannes ist nicht annähernd so gefährdet wie das des armen, gefährdet aber bleibt es immer. Um den Grad der Gefährdung handelt es sich, den man klar erkennen muss.

Wer die künstliche Ernährung eines Säuglings verantwortlich leitet, muss wissen, dass er niemals die Sicherheit für Leben und Gesundheit erreicht, wie sie dem Brustkinde eigen ist. Handelt es sich gar um Neugeborene oder doch sehr junge Kinder, handelt es sich um Proletarierkinder in sommerdurchhitzten schlechten Wohnungen, so steigt der Grad der Gefährdung rapid an. Von dieser Erkenntnis hängt Wohl und Wehe des Säuglings ab.

So klar liegt der Sachverhalt, und doch entschliessen sich viele Mütter, ihren Kindern die Flasche zu reichen. Wie soll man das verstehen? **Die Mütter sind durch Generationen falsch belehrt und falsch erzogen worden.** Sie unterschätzen die Gefahren der künstlichen Ernährung und werden von unberufenen Ratgebern der älteren Generation in ihrer Meinung gestützt. Unbegreifliche Nichtachtung hat man der Aufzucht der Säuglinge entgegengebracht. Heut ist es schon besser. Kaum wird sich noch eine Mutter finden, die ihr Kind ohne Zwang von der Brust nimmt. Aber die Sünden früherer Tage bedrohen die gesunde Meinung der heutigen Mütter noch häufig genug. Hier muss die Aufklärung der Fürsorge immer wieder einsetzen.

Hat die Mutter keine Milch oder nicht genug Milch, ist sie durch Krankheit, Berufstätigkeit oder anderes an der Ausübung ihres schönsten Mutterrechtes gehindert, dann erst darf man zur Flasche greifen. Ist die Mutter wohl beraten, wird die Ernährung gewissenhaft nach der Anordnung durchgeführt, so wird das Ziel auch erreicht werden.

V. Die unnatürliche Ernährung.

1. Die Grundsätze der unnatürlichen Ernährung.

Wenn wir ein Kind mit der Flasche aufziehen, so muss es unser Bestreben sein, die Verhältnisse der natürlichen Ernährung möglichst nachzuahmen und dem Kinde die Nahrung tunlichst unter denselben Umständen zu reichen, wie wenn es an der Brust wäre. Grundsatz muss es ferner sein, dass die Ernährung mit dem geringsten Maße an Risiko erfolgen muss. Nicht planlos, nicht nach Gutdünken, sondern wohlüberlegt und dem Kinde angemessen muss die Ernährung sein. Nicht jedes Milchrezept passt für alle. Für jedes Kind einzeln muss die Zusammensetzung der Nahrung und ihre Menge gesucht werden.

Als Grundlage dient die Milch, welche wir überall leicht haben können: das ist die Kuhmilch. Ihre Wirkung auf den Säugling kennen wir am besten, mit ihr haben wir gelernt umzugehen. Roh, unzubereitet ist sie für die Verfütterung an Säuglinge nicht geeignet. Wir werden hierdurch der Möglichkeit beraubt, die Vorgänge an der Brust einfach nachzuahmen, d. h. die Frauenmilch durch gleiche Mengen Kuhmilch zu ersetzen. Wir müssen vielmehr die Kuhmilch erst präparieren, müssen sie für den Säugling erst zubereiten.

Wie die Zubereitung der Milch zu gestalten ist, das muss uns die Erfahrung im Verein mit Überlegung zeigen. Eine sehr verlockende Möglichkeit wäre die, die grobe Zusammensetzung der Frauenmilch nachzuahmen, was in der folgenden Weise einfach gelingt. Man verdünnt Sahne, die 12% Fett enthält, indem man zu einem Teil Sahne zwei Teile Wasser hinzufügt. Man erhält dann ein Gemisch von folgender Zusammensetzung:

	Sahne %	$^1/_3$ Sahne %	Frauenmilch %
Eiweiss	3,5	1,2	1,0
Salze	0,7	0,23	0,2
Fett	12,0	4,0	4,0
Zucker	4,5	1,5	7,0

Die drei nebeneinanderstehenden Zahlenreihen zeigen sehr deutlich, dass die $^1/_3$ Sahne in ihrer Zusammensetzung eine hochgradige Ähnlichkeit mit der Frauenmilch hat. Nur der Zuckergehalt ist stark gemindert. Diesem Übel lässt sich abhelfen, weil Milchzucker käuflich zu haben ist und beliebig zugefügt werden kann. Das Sahnegemisch ist früher viel benutzt worden und wurde gelegentlich sogar als „physiologisch" bezeichnet, d. h. als ein Gemisch, welches den natürlichen Verhältnissen entspricht. So klüglich aber auch die Mischung erdacht war, so wenig hat sie die Feuerprobe der Praxis bestanden. Auch die Sahnemischung ist mit all den Nachteilen behaftet, welche die unnatürliche Ernährungsform mit sich bringt. In manchen Fällen kann man die Sahne mit Vorteil anwenden, in anderen dagegen kann sie geradezu schädlich wirken.

Wir haben die Besprechung der Sahnemischung vorweggenommen, um an diesem Beispiele zu zeigen, dass wir auf Grund von Überlegungen allein keineswegs in der Lage sind, eine Nahrung herzustellen, welche auch nur halbwegs die Mängel der unnatürlichen Ernährung vermeidet. Wir müssen uns zunächst auf die praktische Erfahrung stützen. Sie lehrt uns, dass die Kuhmilch grundsätzlich für den Säugling verdünnt werden muss. Man erhält dabei Flüssigkeiten von der folgenden Zusammensetzung:

	Vollmilch	$^1/_2$ Milch	$^2/_3$ Milch	$^3/_4$ Milch
Eiweiss	3,5	1,75	2,4	2,7
Salze	0,7	0,35	0,46	0,52
Fett	3,0	1,5	2,0	2,25
Zucker	4,5	2,25	3,0	3,3

Geringere Verdünnungen als auf die Hälfte sind zwecklos. Ein Blick auf die Tabelle genügt, um zu sehen, dass sämtliche Verdünnungen zu wenig Brennstoffe, zu wenig Fett und Zucker enthalten. Sie müssen ergänzt werden. Dabei ist ein gewisser Spielraum insofern gegeben, als man Zucker und Fett nicht unbedingt in dem Verhältnis darbieten muss, wie sie in der Frauenmilch enthalten sind. Beide dienen so sehr dem gleichen Zwecke, der Erzeugung von Kraft, dass sie — allerdings nur in gewissen Grenzen — einander ersetzen können. Man muss berücksichtigen, dass der Zucker nur etwa den halben Heizwert des Fettes besitzt. Ein Gramm Fett wird also durch zwei Gramm Zucker vertreten. Wie man die Zusätze der verschiedenen Zucker, Mehle und des Fettes (nur Milchfett, d. h. Sahne oder Butter kommt in Frage) regelt, lässt sich hier des näheren nicht erläutern. Es kommt nicht nur darauf an, was man zugibt, sondern vor allem auch wieviel und in welcher Mischung. Hier ist dem Geschicke des Arztes ein breiter Spielraum gegeben, hier kann und muss er seine Verordnung der Eigenart und dem Bedürfnis des Kindes anpassen.

In den einfachen Fällen besteht die Säuglingsnahrung aus einer verdünnten Kuhmilch mit einem Zusatz von Zucker und Mehl. Bei etwas älteren Säuglingen ist gewöhnlich auch die Beigabe von Butter unentbehrlich, falls man allzu grosse Flüssigkeitsmengen vermeiden will.

Unser Bestreben geht heut danach, die Verdünnungen nicht zu weit zu treiben, sondern den Nährgehalt der Mischung so reich zu gestalten, dass man mit mäßigen Flüssigkeitsmengen auskommt.

Über die Durchführung der künstlichen Ernährung, über die Bemessung, über die Mischungen usw. sollen hier keine Vorschriften gegeben werden; das muss im Einzelfalle dem Arzte überlassen bleiben. Ernährungstabellen, wie sie früher vielfach üblich waren, sind als zu schematisch und darum als schädlich abzulehnen. Nur einige allgemeine Leitregeln sollen entwickelt werden, mit deren Hilfe man gröbere Verstösse verhüten kann. Hierauf hat jede Mutter, hat jede Fürsorgerin zu achten. Alles andere muss fachkundigem Rate überlassen bleiben.

Was zunächst die **Trinkmenge** anbetrifft, so erinnern wir daran (s. Abb. 6, 19, 23), dass das Brustkind nur in den ersten Wochen seines Lebens steigende Milchmengen zu sich nimmt, dass nach dem 2. Monat die tägliche Flüssigkeitszufuhr ungefähr gleich bleibt. Aus dieser Tatsache leitet sich das ernste Verbot her, mit den Trinkmengen gedankenlos von Woche zu Woche oder von Monat zu Monat in die Höhe zu gehen. Die vielfach geübte Art, den Kindern mit dem zunehmenden Alter immer wieder etwas mehr zu geben, ist falsch und muss notwendig zur Überfütterung führen.

> Als **erstes Gesetz** der unnatürlichen Ernährung muss also gelten, dass die Nahrungsmengen nicht dauernd gesteigert werden dürfen, sondern dass man sie vom dritten Monat an auf einer gewissen gleichmäßigen Höhe lassen muss.

Bei gesunden Kindern, und von ihnen ist vorläufig nur die Rede, gibt es nur einen Anhaltspunkt für die Zumessung der Nahrung, und das ist das Gedeihen. Wenn das Gewicht längere Zeit nicht genügend anwächst oder gar stehen bleibt, so ist der Schluss erlaubt, dass der Bedarf des Kindes nicht gedeckt sei. Man muss sich aber davor hüten, aus kurzfristigen Gewichtsstillständen den Anlass zur Nahrungsvermehrung herzuleiten. Pausen im Gewichtswachstum kommen auch bei solchen Säuglingen vor, deren Ansatz durchaus befriedigend ist. Zu beachten ist ferner, dass mangelnder Ansatz auch von einer Ernährungsstörung herrühren kann. In solchen Fällen tritt auf Nahrungszulage keine Gewichtsvermehrung ein, eine Warnung, die Milchmenge nicht noch weiter zu steigern.

> Als **zweites Gesetz** der unnatürlichen Ernährung muss also gelten, dass die Nahrung eines gesunden Säuglings nur dann vermehrt werden darf, wenn der Ansatz einige Zeit unbefriedigend ist.

Der **Tagesbedarf** eines Brustkindes beträgt auf der Höhe seiner Trinkleistung im Durchschnitt ca. 7—800 ccm. Daraus folgt, dass die für einen Säugling notwendige Flüssigkeitsmenge sich auf etwa $\frac{3}{4}$ Liter beziffert. Dieses Maß soll auch bei der unnatürlichen Ernährung nicht oder nur unwesentlich überschritten werden. Keinesfalls wird man die Tagesmenge über einen Liter steigern.

> Das **dritte Gesetz** der unnatürlichen Ernährung lautet also: Es ist nicht statthaft, einem Flaschenkinde mehr als einen Liter Flüssigkeit am Tage zu geben.

Die **Zahl der Mahlzeiten** darf beim Flaschenkinde nicht grösser sein wie beim Brustkinde. Diese letzteren trinken, wenn man ihnen nicht eine andere Gewohnheit aufzwingt, nicht mehr wie 5 oder höchstens 6mal am Tage. Dem Flaschenkinde dürfen also während des Tages nur 5 oder höchstens 6 Mahlzeiten gereicht werden. In der Nacht unterbleibt selbstverständlich jede Nahrungszufuhr. Richtig erzogene Kinder schlafen nachts. Wenn noch ein Zweifel darüber walten könnte, ob die grossen Nahrungspausen für Flaschenkinder notwendig sind, so kann man sich eine weitere Belehrung aus dem Verhalten des Magens holen. Brustmilch wird viel schneller im Magen verdaut und in den Darm übergeführt wie Kuhmilch. Während die erstere nur 1½—2 Stunden im Magen verweilt, ist bei Kuhmilch etwa die doppelte Zeit, eher noch mehr für die Entleerung des Magens notwendig. Um so mehr sind also bei künstlich genährten Kindern lange Nahrungspausen angebracht.

Das vierte Gesetz der unnatürlichen Ernährung verlangt demgemäß, dass ein Flaschenkind 5, höchstens 6 Mahlzeiten am Tage in Abständen von 3—4 Stunden erhält, dass es während einer 6—8 stündigen Nachtpause überhaupt nicht gefüttert wird.

Die Aufzucht eines Kindes mit Kuhmilch gestaltet sich, wenn man es mit kurzen Worten sagen will, folgendermaßen. In den ersten 24 Stunden bedarf das Kind überhaupt keiner Nahrung; auch gesüsster Tee ist durchaus überflüssig. Vom zweiten Tage an füttert man das Kind mit kleinen Mengen Halbmilch. Allmählich steigt die Trinkmenge, bis man im dritten Monat etwa auf dem Höchstmaß angelangt ist. Nunmehr erfolgt eine weitere Änderung der Nahrung nur, wenn es unbedingt nötig ist, und im wesentlichen auch nur in dem Sinne der erhöhten Beigabe von Kohlehydrat und Fett. Maßgebend ist vor allem das Gewicht. Unruhe des Kindes u. a. m. bieten keine Veranlassung zur Nahrungsvermehrung. Eilig soll man es niemals haben, denn es ist für den Säugling weniger schlimm, wenn er einmal 1—2 Wochen zu knapp gehalten wird, als wenn man ihm unnötig grosse Nahrungsmengen zuführt.

Hat der Säugling den fünften Monat hinter sich, so wird allmählich zur Beifütterung übergegangen. Über Art und Menge wird das Notwendige später ausgeführt.

Mehr kann über die unnatürliche Ernährung nicht gesagt werden. Nach unserer Überzeugung richten ins Einzelne gehende Vorschriften, Trinktabellen usw. zu leicht Schaden an, wenn ihr Gebrauch nicht vom Arzte überwacht wird. Vielleicht ist es nicht überflüssig, in unserer heutigen an Fürsorgerinnen so reichen Zeit ernstlich vor eigenmächtigen Anordnungen auf dem Gebiete der Säuglingsernährung zu warnen. Es kann und darf nicht Aufgabe der Fürsorgerinnen sein, hier mit Vorschriften einzugreifen. Die entwickelten Grundsätze gestatten leicht, den herrschenden Missbräuchen entgegenzutreten, und das ist schon Verdienst genug.

2. Gewinnung, Behandlung und Bezug der Kuhmilch.

Die Milch ist vom Augenblick des Melkens an der Gefahr der Verunreinigung ausgesetzt. Wir aber müssen verlangen, dass die Milch, das Nahrungsmittel der Jüngsten, in sauberem und unverdorbenen Zustande erhalten wird. Die Kühe müssen gesund sein, vor allem frei von Erkrankungen des Euters. Für Säuglings- und Kindermilch ist unbedingt zu verlangen, dass sie von tuberkulosefreien Kühen gewonnen ist. Ställe, welche Kindermilch liefern, müssen tierärztlich überwacht sein.

Die Ställe müssen sauber gehalten werden und sollen darum hell sein. Auch der Schweizer muss von peinlicher Sauberkeit sein, und alle Milchgeräte: Milchkübel, Milchkannen u. dgl. müssen äusserst sauber gehalten sein. Ist das nicht der Fall, und gerade in dieser Hinsicht herrschen vielfach noch recht betrübliche Zustände, so wird die Milch stark verunreinigt und von ungezählten Bakterien durchsetzt. Diese Bakterien finden in der Milch einen ausgezeichneten Nährboden, vermehren sich dort in unglaublich kurzer Zeit und zersetzen die Milch.

Bei aller Sauberkeit in den Ställen ist weiter anzustreben, dass die Keime, welche in die Milch gelangen, am weiteren Wachstum ge-

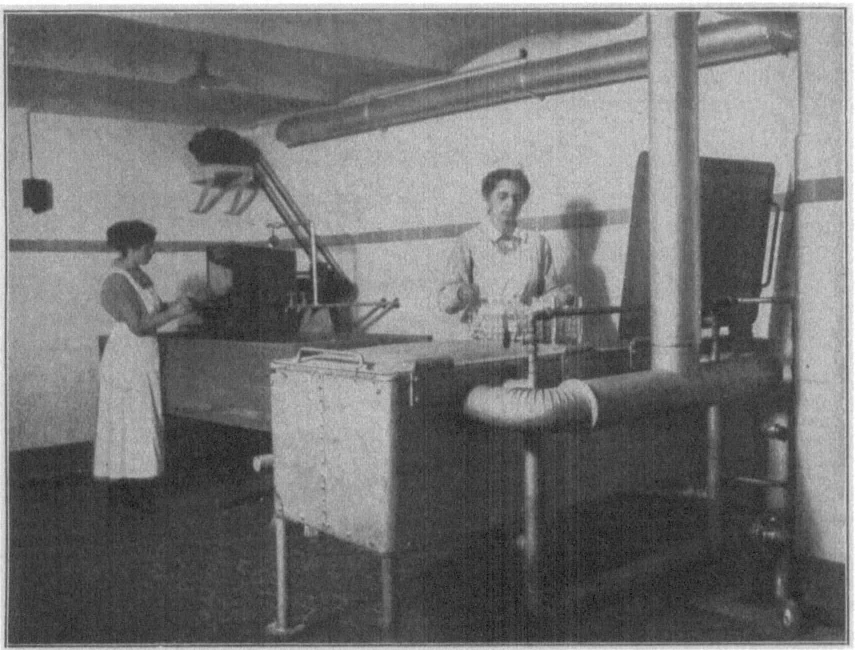

Abb. 28. **Milchküche.** Reinigungsapparat und Sterilisator. (Säuglingsheim Dortmund.)

hindert werden. Die Bakterien wachsen bekanntermaßen am besten und schnellsten bei Bluttemperatur, d. h. etwa zwischen 35^0 und 40^0. Im Wachstum gehindert werden sie durch niedrige Temperatur. Es ist daher notwendig, dass die Kuhmilch sofort nach dem Melken tief gekühlt und in diesem Zustand bis zum Verbrauch gehalten wird. All das muss um so sorgfältiger gehandhabt werden, je heisser es ist.

In der pfleglichen Behandlung der Milch ist in den letzten Jahren insofern eine erhebliche Besserung eingetreten, als die Städte sich der Milchversorgung angenommen haben. Leider haben wir noch kein Gesetz, welches diesen kommunalen Bestrebungen eine wirksame Stütze gibt. Vollständige Zentralisierung behufs guter Überwachung ist anzustreben. Alle Milch muss durch einen Milchhof geleitet werden, ähnlich wie der Schlachthof die Fleischversorgung zentralisiert und kontrolliert. Im Milchhof wird die Milch untersucht, pfleglich behandelt und in zuverlässiger Weise den Verbrauchern zugängig gemacht.

Wenn wir auch noch nicht so weit sind, so muss doch der Fortschritt angestrebt werden. Die Bevölkerung muss über Milch und Milchbehandlung aufgeklärt werden, dann wird sie selbst verlangen, saubere und einwandfreie Milch zu erhalten.

Die Ziegenmilch ist als Säuglingsnahrung ebenso brauchbar wie Kuhmilch. Eine gute Milchziege gibt 2—3 Liter Milch am Tage. Ihre Unterbringung, Versorgung und Fütterung ist naturgemäß wesentlich leichter als die einer Kuh. Wer in der Lage ist, eine Ziege zu halten, sollte diesen Weg beschreiten, um sich eine frische und einwandfreie Milch für seine Kinder zu sichern. Gelegentliche Blutarmut, verursacht durch Ziegenmilch, kommt vor. Darauf ist zu achten.

3. Beurteilung der Milch.

Eingehende Beurteilung der Milch muss Fachleuten überlassen bleiben. Auf drei Punkte kommt es vor allem an: Ob die Milch die richtige Zusammensetzung habe, ob sie frisch und sauber, ob sie auf irgendeine Weise verfälscht sei.

Die genaue **Zusammensetzung** lässt sich nur mit Hilfe chemischer Verfahren ermitteln. Bei einiger Übung kann man jedoch den Fettgehalt, auf den es so sehr ankommt, auch ganz gut an der Farbe und an dem Geschmack der Milch erkennen. Fettreiche Milch hat einen Stich ins gelbliche, ist etwas dickflüssiger und hat einen weicheren Geschmack als fettarme Milch. Magermilch schmeckt leer und hat eine weisse Farbe mit einem Stich ins bläuliche. Als untere Grenze dessen, was als Vollmilch bezeichnet werden darf, wird behördlicherseits ein Gehalt von 2,7% Fett bezeichnet. Die **Frische** der Milch kann man durch eine einfache Probe prüfen. Ist der Säuregehalt in ungebührlicher Weise angestiegen, so treten Gerinnsel in der Milch auf, wenn man sie zu gleichen Teilen mit 68% Alkohol vermengt (Alkoholprobe). Für eine geübte Zunge wird die Säuerung auch ohne Alkoholprobe erkennbar sein. Gerinnt die Milch beim Kochen, so ist der Säuerungsgrad schon ungebührlich hoch. Über die **Sauberkeit** der Milch, den Schmutzgehalt kann man sich dadurch Aufschluss verschaffen, dass man die Milch durch ein Filter laufen lässt. Es ist zu empfehlen, immer wieder einen Versuch mit dieser Probe zu machen. Man wird erstaunt sein, wie verschmutzt die gewöhnliche Marktmilch ist. Man wird aber nicht mehr erstaunt sein, wenn man gesehen hat, wie in einem Durchschnittskuhstall in den offenen Eimer hineingemolken wird. Von den **Verfälschungen** der Milch ist die Verwässerung am häufigsten. Starke Verdünnung der Milch kann durch den Geschmack und das Auge wahrgenommen werden. Die Milch nimmt einen bläulichen Schimmer an, wenn viel Wasser zugesetzt wird. Am häufigsten und gefährlichsten ist die Verpanschung mit Magermilch. Nicht nur dass der Nährgehalt der Milch hierdurch vermindert wird, vor allem auch die Sauberkeit. Magermilch pflegt besonders bakterienreich zu sein.

Im allgemeinen wird man vollständig auskommen, wenn man das Aussehen und den Geschmack der Milch prüft und in besonders verdächtigen Fällen die Alkoholprobe zu Hilfe nimmt. Will man die Milch des näheren untersucht haben, so sendet man eine hinreichend grosse Probe an ein Untersuchungsamt ein, wie es in jeder grösseren Stadt zur Kontrolle der Nahrungsmittel vorhanden ist.

4. Die Milch im Haushalt.

Im Haushalt lässt sich das Verderben der Milch am besten dadurch vermeiden, dass man sie kühl aufbewahrt, um so sorgfältiger, je heisser das Wetter ist. Vorher ist sie abzukochen, um die vorhandenen Bakterien zu vernichten.

Säuglingsnahrung bereitet man am besten gleich für den ganzen Tag zu. Hiernach kühlt man sie in fliessendem Wasser, noch besser in Eiswasser, schnell ab und hebt sie an einem kühlen Orte auf. Da Milchzubereitungen unter Verwendung von Zucker und Mehl besonders leicht sauer werden, so ist es im Hochsommer ratsam, die Milch und die gezuckerte Mehlabkochung gesondert zu verwahren und erst vor dem Gebrauch zu mischen. Der Soxhlet-Apparat ist entbehrlich, ja überflüssig. Will man schon etwas für das Wohl des Säuglings anschaffen, so ist ein Eisschrank zum Kühlhalten der Milch viel dringlicher.

Milch, welche zu stark, zu lange oder zu hoch erwärmt worden ist, kann beim Säugling Skorbut, die Möller-Barlowsche Krankheit, auslösen. Durch langes Kochen werden die Vitamine zerstört.

Unter **ärmlichen Verhältnissen** macht man es am besten so, dass man die fertige Nahrung im Kochtopf, sorgfältig zugedeckt, so gut und schnell wie möglich, etwa im fliessenden Leitungswasser, abkühlt. In der kälteren Jahreszeit stellt man die Milch entweder an einen geschützten Ort ins Freie oder doch wenigstens in die Nähe des Fensters. Es ist nicht überflüssig hierauf zu verweisen, da erfahrungsgemäß mit Milch leichtsinnig gewirtschaftet wird. Man lässt sie häufig genug offen im geheizten Zimmer stehen und gibt sie damit dem Verderben preis. Im Sommer benutzt man zweckmäßig eine sogenannte Kühlkiste, welche man ganz leicht selbst herstellen kann (s. Abb. 29). Ihr Zweck ist, den Zutritt von Wärme zur Milch zu verhüten. Die Milch wird in eine kleine Kiste und diese wiederum in eine grössere gestellt, deren Boden, ebenso wie die Zwischenräume an den Seiten der kleinen Kiste, mit einem schlechten Wärmeleiter ausgefüllt ist. Am geeignetsten hierzu sind Sägespäne. Mengt man ihnen gar noch etwas kleingeschlagenes Eis bei, so gelingt eine ausserordentlich befriedigende Kühlhaltung der Milch. Kochkisten lassen sich demselben Zwecke nutzbar machen. Soll das Kind trinken, so giesst man die jeweils nötige Menge in eine Flasche ab.

5: Verarbeitung der Kuhmilch und die dabei entstehenden Erzeugnisse.

Veränderung des Fettgehaltes. Das Fett lässt sich aus der Kuhmilch, der „Vollmilch", ganz oder teilweise entfernen und lässt sich auch wieder beliebig in ihr anreichern. Die vom Fett befreite Milch nennt man „Magermilch", die fettreiche Milch „Sahne" (Rahm, Obers).

Das Fett ist in der Milch in der Form von feinen Fettkügelchen aufgeschwemmt. Auf diese Tatsache und auf das geringe Gewicht des Fettes gründen sich die Verfahren, welche zur Gewinnung der Sahne und der Magermilch dienen.

1. Am einfachsten kommt man zum Ziele, wenn man die Milch mehrere Stunden in einer flachen Schüssel an einem kühlen Orte stehen lässt. Die Fettkügelchen steigen dann vermöge ihres geringen Gewichtes in die Höhe. An der Oberfläche bildet sich eine fettreiche Schicht, welche man mit dem Löffel abschöpft — was sich in jedem Haushalt durchführen lässt. In der Schüssel bleibt die Magermilch zurück. Das Verfahren ist einfach, gibt aber keine volle Ausbeute.

2. Eine bessere Trennung von Rahm und Magermilch erhält man mit geeigneten Zentrifugiermaschinen, sogenannten Separatoren. Ihre Bauart ist nicht einfach. Sie beruht darauf, dass die leichten Milchkügelchen sich beim schnellen kreisförmigen Schleudern der Milch in der Nähe des Mittelpunktes des Apparates sammeln und dort abfliessen

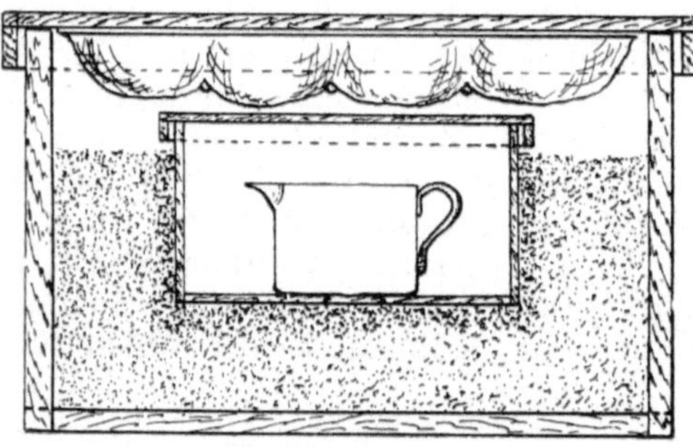

Abb. 29. Querschnitt durch eine Kühlkiste. Die innere Kiste, welche den Milchtopf enthält, steht in Sägespänen. Der Deckel der grösseren Kiste ist innen gepolstert, um Wärmeverluste auch nach oben zu verhüten.

können. Man erhält eine Magermilch, welche nicht mehr als 0,1—0,2% Fett enthält. Der Fettgehalt der Sahne lässt sich beliebig einstellen.

Die gewöhnliche käufliche Sahne, Haushaltssahne, enthält 10 bis 12% Fett. Man kann jedoch auch 15, 20 und mehr Prozent mit Leichtigkeit erzielen. Ist der Gehalt der Sahne höher als 20%, so wird sie beim Schlagen dick, besonders wenn sie kühl ist; es entsteht Schlagsahne.

Die Sahne ist ein wichtiges Hilfsmittel für die Ernährung und wird auch für Säuglinge oft verwendet. Unbequem für ihren Gebrauch ist, dass sie sehr viel leichter sauer wird als gewöhnliche Milch und daher sorgfältig auf Eis aufbewahrt werden muss.

Die Magermilch enthält alle Milchbestandteile mit Ausnahme des Fettes. Eiweiss, Salze und Zucker sind in ihr nicht vermindert. Sie wird dann verwendet, wenn man das Fett aus der Milchnahrung ausschalten will. In Molkereibetrieben stellt sie ein billiges Abfallerzeugnis dar, aus dem noch Kaseïn und Milchzucker gewonnen wird.

Als Abfallprodukt wird sie nicht gerade liebevoll behandelt. Käufliche Magermilch ist daher für Zwecke der Säuglingsernährung nicht brauchbar.

Verarbeitung durch Milchgerinnung. Die Milch gerinnt durch Säure und durch Lab. Die äussere Erscheinung ist in beiden Fällen zunächst gleich. Die flüssige Milch verwandelt sich in eine weiche Gallerte, welche — namentlich bei der Labgerinnung roher Milch — sich schnell zusammenzieht und eine helle, gelbliche Flüssigkeit auspresst; es entsteht die Trennung von „Käsegerinnsel" und „Molke". Das erstere enthält das Kaseïn und das in ihm eingeschlossene Fett, die letztere die übrigen Milchbestandteile, also besonders den Zucker, die Salze und das Wasser.

Die häufigste Art der Säuregerinnung ist diejenige, welche von selbst eintritt, wenn man die Milch — namentlich bei etwas erhöhter Temperatur — stehen lässt. Es entwickeln sich dann zahllose Milchsäurebazillen, welche den Milchzucker in Milchsäure umwandeln und dadurch die Milch zur Erstarrung bringt. Die Labgerinnung findet im Magen statt, dessen Drüsen das Lab absondern. Am schnellsten und kräftigsten erfolgt die Gerinnung der rohen Milch bei etwa 40^0. Ist reichlich Lab vorhanden, so wird die Milch fast augenblicklich fest. Je weniger Lab in Wirkung tritt, um so länger dauert es. Lab wird aus der Magenschleimhaut von Kälbern hergestellt und ist als Flüssigkeit oder Pulver käuflich zu haben.

Die durch Gerinnung entstehenden Erzeugnisse werden entweder aus der dicken Milch im ganzen oder aus einem der beiden Bestandteile, dem Käse bzw. der Molke, dargestellt.

1. Dickmilch. Gesäuerte Milch pflegt man als „dicke" oder „saure Milch" zu bezeichnen. Die Oberfläche ist gewöhnlich leicht gelblich und etwas gerunzelt. Die Erklärung liegt darin, dass sich vor der Gerinnung eine Rahmschicht gebildet hatte. Die Bereitung dicker Milch kann man dadurch beschleunigen, dass man kleine Mengen von saurer Milch, welche reichlich Säurebazillen enthält, oder auch käufliche Bazillenkulturen, sogenannte „Säurewecker", beifügt. Bei geeigneter Temperatur tritt die Gerinnung binnen 24 Stunden ein.

Eine besondere Sauermilch ist der Yoghurt. Durch eine eigenartige Gärung entsteht Kefir.

2. Buttermilch. Wenn man saure Milch oder sauren Rahm durch Stampfen, Rühren u. dgl. bearbeitet, so ballen sich die Fettkügelchen zusammen, und das Kaseïngerinnsel wird in feinste Flöckchen zerteilt. Schliesslich schwimmen die Fettklümpchen (Butterklümpchen) auf einer sämigen, sauren Milch obenauf. Schöpft man sie ab, so erhält man als Rest die Buttermilch. Sie ist sauer und enthält alle Bestandteile der Milch ausser dem Fett. Das Kaseïn ist geronnen und in feine Flöckchen verteilt. Die Zusammensetzung entspricht der Magermilch. Kocht man die Buttermilch, so setzt sich das Kasein in weichen Flocken am Boden ab und darüber steht die „saure Molke".

Die „Buttermilch" bildet den Ausgangsstoff für die Herstellung wichtiger Säuglingsnährgemische; sie wird aber auch in rohem Zustand gern getrunken und stellt so für ältere Kinder ein angenehmes, billiges und nahrhaftes Getränk dar.

3. **Labmilch.** Bringt man die Milch in geeigneter Weise durch Lab zur Gerinnung und verteilt das Gerinnsel durch Schütteln oder Rühren nachher wieder, so erhält man eine Milch mit allen Bestandteilen, die aber das Kaseïn in fein geronnener Form enthält. Unter Umständen wird die Säuglingsnahrung so zubereitet.

4. **Weisser Käse.** Entfernt man aus dicker Milch die Molke, dadurch z. B., dass man sie durch ein Seihtuch abtropfen lässt, so bleibt das säuerliche Käsegerinnsel übrig, welches als Weisskäse oder Quark bezeichnet wird. Er spielt gelegentlich, fein verrührt, auch in der Ernährung der Kinder eine Rolle.

5. **Molke.** Man unterscheidet süsse und saure Molke, je nachdem sie aus Labmilch oder aus saurer Milch gewonnen wird. Sie stellt eine leicht trübe und gelbliche Flüssigkeit dar. Auch sie wird manchmal für Säuglinge benutzt.

6. Milchkonserven.

Milch kann durch einfaches Sterilisieren (z. B. im Weck-Apparat) für einige Zeit haltbar gemacht werden. Der Nachteil ist, dass viel Raum und viele Gefässe beansprucht werden.

Die früher am meisten geübte Form der Milchaufbewahrung ist die der „kondensierten Milch". Die Milch wird bei niederer Temperatur und im luftverdünnten Raum etwa auf den dritten Teil ihrer Menge eingedampft. Es entsteht eine gelbliche, dicke Flüssigkeit. Durch Zusatz von Wasser kann sie wieder in jedem beliebigen Verhältnis verdünnt werden. Es kommt auch kondensierte Milch mit Zuckerzusatz in den Handel.

Besser ist die völlige Verdampfung des Milchwassers zu Trockenmilch. Neuerdings gelingt es ein feines Milchpulver herzustellen, das sich gut hält und auch leicht wieder auflöst. Die Milchpulver werden voraussichtlich noch eine grosse Rolle bei der Säuglingsernährung spielen. Namentlich im Sommer ist gutes Milchpulver sehr brauchbar. Man kann die zu jeder Mahlzeit benötigte kleine Portion für sich auflösen. Verderben der Milch ist dann ausgeschlossen.

Beim Gebrauche aller Milchkonserven muss man sich darüber im klaren sein, dass es eben Konserven sind. Besondere Vorzüge darf man sich keinesfalls von ihnen versprechen.

7. Herstellung der Säuglingsnahrung.

Der **Hauptbestandteil** der Säuglingsnahrung ist in fast allen Fällen Kuhmilch oder die ihr gleichwertige Ziegenmilch. Nur in Krankheitsfällen kann vom Arzte milchfreie Nahrung verordnet werden. Die Milch wird entweder als Vollmilch verfüttert oder nach vorangegangener Bearbeitung, d. h. nach einer Vermehrung oder Verminderung des Fettgehalts, nach Säurung oder Labung, nach Verdünnung und nach Beifügung von Zusätzen.

Die **Zusätze**, welche zur Milch gemacht werden, sind entweder Erzeugnisse aus der Milch selbst, oder aber Kohlehydrate verschiedener Art und Form.

Von **Milchbestandteilen** kommt in Frage:

1. Das **Kaseïn** als frisch bereiteter Weisskäse (Quark) oder als fertiges, trockenes Handelspräparat. So sind z. B. die bekannten Nährpräparate Plasmon, Nutrose und Larosan weiter nichts als Kaseïn in mehr oder minder löslicher Form.
2. **Milchfett** kann in Gestalt von Sahne oder aber auch von Butter verwendet werden.
3. **Milchzucker** ist in chemisch reinem Zustande käuflich zu haben.
4. **Salze** werden in ähnlicher Zusammensetzung, wie sie in der Milch vorkommen, gelegentlich verwendet.

Kohlehydrate werden in drei grundsätzlich verschiedenen Formen benutzt: als mehr oder minder bearbeitete **Fruchtkörner**, als **Mehle** und als **Zucker**.

Getreidekörner:

1. Reis (die übliche Handelsware).
2. Hafer (zerquetscht, zerkleinert, als Hafergrütze, Haferflocken).
3. Gerste (als Rollgerste oder Graupen, das sind abgeschliffene Gerstenkörner).
4. Weizen (fein zerkleinert und geschält als **Griess**).

Mehlsorten:

1. Weizenmehl (die käufliche, zum Backen benützte Handelsware).
2. Hafermehl (wird für Ernährungszwecke gewöhnlich leicht geröstet).
3. Reismehl (aus Reis hergestellt und unter dem Namen Reismehl käuflich).
4. Maismehl (kommt als Maisstärke unter dem Namen Mondamin, Maizena, Gustin u. a. m. in den Handel).

Zuckersorten:

1. Milchzucker (weisses Pulver von geringer Süsse).
2. Rübenzucker (gewöhnlicher Kochzucker).
3. Malzzucker (wird in der Form des Malzextraktes, einer dickflüssigen bräunlichen, wohlschmeckenden Flüssigkeit, verwendet).
4. Nährzucker / Nährmaltose — sind Gemische von Malz und Dextrin, die fabrikmäßig hergestellt werden.

Messung und Wägung.

Flüssigkeiten werden in Messgefässen abgeteilt. Für grössere Massen genügen solche Gefässe, wie sie in Haushaltungsgeschäften zu haben sind; kleinere Mengen werden am besten mit gläsernen Mess-

zylindern (Mensuren) abgeteilt.   Für ungefähre Bestimmungen sei
bemerkt, dass

1 Teelöffel enthält ca.   5 g
1 Esslöffel   ,,   ,,   15 ,,
1 Weinglas   ,,   ,, 100 ,.
1 Tasse   ,,   ,, 150 ,,

Trinkflaschen mit Grammeinteilung, wie sie jetzt überall
für die Zwecke der Säuglingsernährung im Gebrauche sind, lassen sich
vorteilhaft zum Messen benutzen.

Mehl, Zucker u. dgl. müssen gewogen werden.   Für den häuslichen
Gebrauch sind Briefwagen dienlich.

Für die ungefähre Bestimmung gibt die nachfolgende Tafel
hinreichend Auskunft.   Es sei bemerkt, dass hier immer der ,,gestrichene
Löffel" gemeint ist.

	Teelöffel g	Esslöffel g
Nährmaltose	2,5	12
Nährzucker	2,5	12
Weizenmehl	3	10
Hafermehl	3	10
Haferflocken	3	12
Griess	3	14
Rübenzucker (Kochzucker)	3,5	15
Milchzucker	3,5	12
Hafergrütze	4	13
Graupen	5	20
Reis	5	20
Im Durchschnitt	**3—4**	**15**

Beim Kochen der Milch muss man bekanntermaßen recht vorsichtig sein, da die Milch beim Erreichen des Siedepunktes stark auf-
schäumt und leicht überläuft.   Ausserdem brennen Milch und Milch-
speisen sehr leicht an.   Man muss sie infolgedessen, wenn man sie auf
dem Herde kocht, durch Umrühren in ständiger Bewegung halten.
Das Unterlegen einer Asbestplatte ist ratsam.   Noch empfehlenswerter
ist es, um allen Schwierigkeiten aus dem Wege zu gehen, wenn man
im Wasserbade kocht.   In Haushaltsgeschäften erhält man sehr
praktische Doppeltöpfe (sogenannte Reiskocher), von denen der äussere
mit Wasser gefüllt wird, während der innere die Milch aufnimmt.
Die Temperatur kann im inneren Topfe nicht höher als auf 100°
steigen.   Dabei ist Anbrennen ausgeschlossen, und auch das Über-
schäumen lässt sich leicht vermeiden.

8. Vorschriften zur Herstellung der verschiedenen Säuglingsnahrungen.

Nährstoffreie und nährstoffarme Getränke.

Saccharinwasser. Auf 1 Liter Wasser kommen 3—9 g Kochsalz.
Das Ganze wird aufgekocht.   Zum Süssen genügen 3—5 Tabletten
Saccharin.

Tee. 1—2 Kaffeelöffel werden mit ¼ Liter Wasser aufgebrüht und mit abgekochtem Wasser auf 1 Liter ergänzt, so dass das Gemisch eine hellgelb-braune Färbung hat. Salz und Saccharin werden in der gleichen Weise wie oben zugesetzt.

Karottensuppe (Moro). 500 g Karotten werden abgeschabt, geschnitten und mit Wasser auf 200 ccm eingekocht. Alsdann werden die Karotten durch ein festes Drahtsieb in 1 Liter Fleischbrühe durchpassiert. In das Ganze kommen 6 g Kochsalz.

Verdünnungsflüssigkeiten zur Herstellung von Milchmischungen.

Zuckerlösungen. Der abgewogene Zucker wird in der gehörigen Menge warmen Wassers aufgelöst.

Schleime. 30—40 g (2—3 gestrichene Esslöffel) Haferflocken oder Graupen oder Reis werden mit 1 Liter Wasser und einer Prise Salz eine halbe bis eine Stunde gekocht. Das verdampfte Wasser muss von Zeit zu Zeit ersetzt werden. Am Schluss wird der Inhalt des Kochtopfes durch ein Haarsieb gegeben. Graupen und Reis dürfen, wenn der Schleim nicht zu dick werden soll, nicht zu lange gekocht werden, sonst gehen die weichen Körner so gut wie ganz durch das Haarsieb durch.

Mehlsuppe. 20—30 g Mehl (2—3 gestrichene Esslöffel) werden kalt mit etwas Wasser angerührt, bis ein gleichmäßiger dünner Brei entstanden ist. Der Mehlbrei wird in einen knappen Liter siedendes Wasser gegeben, eine Prise Salz zugefügt und ca. 15 Minuten gekocht. Das verdampfte Wasser wird ersetzt.

Molke. Rohe Milch wird auf 40^0 erwärmt und mit einer Labflüssigkeit oder mit Labpulver versetzt. (Pegnin, Simonsche Labessenz, Wittelab[1]). Nach kurzer Zeit erstarrt die Milch. Man lässt sie etwa eine halbe Stunde stehen und giesst dann die Molke ab. Wenn man die Ausbeute steigern will, so kann man die geronnene Milch in einem Seihtuch aufhängen und die Molke abtropfen lassen.

Einfache Milchmischungen mit Zuckerzusatz.

Milch und Wasser werden im gewünschten Verhältnis gemischt. Auf den Liter werden 40—80 g Zucker zugefügt.

Milchmischungen mit Schleim oder Mehlsuppe.

Wird als Verdünnungsflüssigkeit Mehlsuppe oder Schleim genommen, so gestaltet sich die Zusammenstellung folgendermaßen:

Halbmilch: ½ l Milch
½ l 3 % Mehlsuppe bzw. Schleim
30—60 g Zucker.

Zweidrittelmilch: ⅔ l Milch
⅓ l 3 % Mehlsuppe bzw. Schleim
30—60 g Zucker.

Der Zucker wird in dem warmen Schleim aufgelöst, dann wird die Milch zugesetzt und aufgekocht bzw. sterilisiert.

---

[1] Die nötige Menge ist auf der Packung der Labpräparate angegeben.

Bei Benutzung von Mehl macht man es so, dass man zunächst Milch und Wasser mischt und zum Kochen aufstellt. Wenn das Gemisch heiss ist, so wird der Zucker zugefügt. Nun wird das inzwischen mit Wasser angerührte Mehl unter Umrühren in die kochende Mischung eingegossen. Das Ganze muss noch eine halbe Stunde in leisem Wallen gehalten werden.

Dubo. Vollmilch mit 16% Zucker wird als Dubo bezeichnet. Herstellung erfolgt durch Auflösen des Zuckers in der heissen Milch.

Butterzusatz. Butter ist der fertig gekochten Milchmischung zuzusetzen und durch kräftiges Schlagen mit einem Schneebesen (ca. 2—3 Min.) gut zu verteilen.

Milch mit Butterzusatz muss sofort auf Portionsflaschen gefüllt werden, weil die Butter manchmal an die Oberfläche steigt und eine gleichmäßige Verteilung sonst Schwierigkeiten machen würde.

Besondere Formen der Säuglingsnahrung.

Molkensuppe nach Steinitz und Weigert. Kuhmilchmolke (Herstellung s. oben) wird mit 4% Mondamin, Maizena oder dgl. (s. S. 59) in der folgenden Weise verkocht. Das Mehl wird mit einem kleinen Teil der kalten Molke angerührt und der übrigen zum Sieden erhitzten Molke unter Verquirlen zugegossen und kurz aufgekocht. Schliesslich wird noch einmal durch ein Haarsieb durchgegossen. Beim Abkühlen erstarrt die Suppe zu einer gallertartigen Masse, wird aber beim Anwärmen auf Körpertemperatur wieder gut flüssig.

Buttermilch. (Holländische Säuglingsnahrung.) Die rohe Buttermilch wird, wo sie nicht einwandfrei, d. h. eigens für die Zwecke der Säuglingsernährung hergestellt, im Handel[1]) zu haben ist, am besten selbst angesetzt. Man lässt Vollmilch oder Rahm säuern[2]) und verarbeitet die dicke Milch in einer kleinen Buttermaschine. Die Butterklümpchen werden am Schluss durch ein Sieb abgetrennt. Die angenehm säuerlich schmeckende Milch dient als Ausgangsmaterial.

Nach dem holländischen Rezept wird die Buttermilch folgendermaßen zubereitet: Ein kleiner Teil von einem Liter der rohen Buttermilch wird mit 15 g Weizenmehl gut verrührt und dann mit dem Rest vereinigt. Hinzugefügt werden noch 60 g Rübenzucker. Das Ganze lässt man dann unter ständigem Rühren dreimal aufwallen. Die Zusätze zur Buttermilch können nach Bedarf verändert werden; auch Sahne kann beigegeben werden.

Buttermilch wird in geeigneten Fällen auch ohne jeden Zusatz als Heilnahrung verordnet.

---

[1]) In Großstädten wird Buttermilch für Säuglinge in den Verkehr gebracht. Als eingedickte Konserve kommt sie in Büchsen in den Handel, ebenso wie Eiweissmilch und andere Heilnahrungen. Eine ausgezeichnete Trocken-Buttermilch ist unter dem Namen „Eledon-Milch" zu haben. Sie empfiehlt sich in erster Linie für den häuslichen Gebrauch.

[2]) Um die Säuerung (s. S. 57) zu beschleunigen, setzt man sogenannte Säurewecker oder einen Rest roher Buttermilch zu.

Nach einem Rezept von Stolte wird Buttermilch mit weiter nichts als 5% Mondamin verwendet.

Wir selbst verwenden Buttermilch vielfach mit 2% Mondamin und 3—6% Nährzucker. Vor der Zubereitung wird die Hälfte der Molke abgegossen (Halbmolkenbuttermilch).

Nach Moll wird die Buttermilch durch Abstumpfung der Säure wieder alkalisiert. Vor dem Kochen werden auf einen Liter 3 g trockenes kohlensaures Natron zugesetzt. Hierzu nimmt Moll noch 20 g Rübenzucker, 20 g Milchzucker, 9 g Reismehl.

Diätmilch nach Adam. 1. Vollmilch und Zentrifugenmagermilch zu gleichen Teilen mischen. (Steht keine Magermilch zur Verfügung, so kann nach Dickwerdenlassen von Vollmilch die halbe Rahmschicht abgehoben und zum Buttern verwertet werden. Der Fettgehalt wird dadurch auch auf die Hälfte verringert.)

2. Kurz aufkochen.

3. Auf 20—25⁰ C, evtl. durch Einstellen des Kochtopfes in kaltes Wasser, abkühlen und dann mit 24 Stunden alter, dicker Sauermilch versetzen (1—2 Esslöffel auf 1 Liter, bzw. 250—500 ccm auf 10 Liter). Man nimmt das erstemal etwas Rohmilch, die bis zum spontanen Dickwerden bei Stubentemperatur gestanden hatte, später von der noch nicht aufgekochten Sauermilch des Vortages.

4. Bei Stubentemperatur von etwa 20—22⁰ C bedeckt stehen lassen. Einhalten möglichst gleichmäßiger Stubentemperatur ist zu beachten. Wesentlich höhere und niedrigere Wärmegrade als 18 und 24⁰ C sind zu vermeiden. Wenn die Milch dick geworden ist, gewöhnlich nach 20—24 Stunden (z. B. von 11 Uhr vormittags bis nächsten Vormittag 7 Uhr), werden 2,5 g chemisch reiner, pulverisierter Kreide auf 1 Liter zugesetzt und mit einem Schneebesen das Ganze fein verquirlt, bis keine Milchklümpchen mehr zu sehen sind.

5. 4 Stunden bei Stubentemperatur (z. B. von 7—11 Uhr vormittags) stehen lassen. Wenn Schäumen eingetreten ist, nochmals umrühren.

6. Langsam unter dauerndem Schlagen mit einem Schneebesen bis zum Kochen erhitzen. Temperatur anfangs mit einem Thermometer kontrollieren. Zwischen 40 und 60⁰ C vorsichtig erwärmen, evtl. Asbestplatte unter Kochtopf legen. Bis 40 und von 60⁰ C an kann schnell, ohne Asbestschutz, erwärmt werden.

7. Nach kurzem Aufkochen durch feines Haarsieb giessen. Bei richtiger Herstellung darf nur wenig Kochhaut zurückbleiben.

Den vorgeschriebenen Nährzucker (3% oder 5% Lactana- oder Soxhletnährzucker) in gelöstem Zustande hinzufügen. Man kocht z. B. 500 g Nährzucker mit 700 ccm Wasser 3 Minuten lang auf und erhält damit rund 1 Liter 50% Zuckerlösung.

8. Unter gelegentlichem Umrühren die Milch abkühlen lassen und auf Flaschen füllen. Nachsterilisieren ist nicht erforderlich.

In grossem Milchküchenbetriebe wird die Diätmilch ohne Zuckerzusatz bereits am Tage vor jedesmaliger Verwendung hergestellt und in grossen Emaillgefässen kühl aufbewahrt. Sie wird am folgenden Morgen umgerührt und nach Zuckerzusatz auf Flaschen gefüllt, ohne nochmals aufgekocht zu werden. Über 24 Stunden alte Milch wird nicht weiter verwertet.

Säuremilch. Vollmilch oder Milchmischungen können mit Milchsäure oder Salzsäure sauer gemacht werden. Auf einen Liter Milch werden 7—8 ccm reine Milchsäure oder 2—3 ccm verdünnte Salzsäure, Acid. mur. dil., unter Umrühren langsam zugesetzt.

Salzsäuremilch (Scheer). Zu 600 ccm Vollmilch werden 400 ccm $^1/_{10}$ normal Salzsäure gegeben, unter dauerndem Rühren aufgekocht, — ein etwa sich bildender Kaseïnklumpen löst sich dabei wieder — und zum Schluss durch ein Sieb gegossen. Auf diese Weise zubereitet, entspricht sie ungefähr einer $^2/_3$ Milchmischung. Kohlehydratzusatz nach Bedarf. Für ältere Säuglinge und Kinder braucht man nicht zu verdünnen, man gibt zu 1 Liter vorher abgekochter und gekühlter Vollmilch 65 ccm Normal-Salzsäure tropfenweise unter ständigem Rühren zu; der Kohlehydratzusatz geschieht in irgend einer gewünschten Form (z. B. Nährzucker oder Rohrzucker).

Buttermehlnahrung. (Czerny-Kleinschmidt.) Die Buttermehlnahrung besteht aus Milch und einer Mischung von Butter, Mehl, Zucker und Wasser. Im allgemeinen ist die Milchmenge etwas geringer zu dosieren, als der Budinschen Zahl ($^1/_{10}$ des Körpergewichts) entspricht, die Gesamtflüssigkeitsmenge zwischen $^1/_6$ und $^1/_5$ des Körpergewichtes. Also wären z. B. bei einem Gewicht von 3000 g 250 g Milch, 300 g Verdünnungsflüssigkeit zu wählen.

Auf je 100 g Wasser kommen 5 bis höchstens 7 g Butter, 5 bis höchstens 7 g Mehl und 5 g Kochzucker. Beispielsweise bringt man 15 g Butter in einen Kochtopf und kocht sie über gelindem Feuer unter starkem Umrühren mit einem Holzlöffel, bis sie schäumt und der Geruch nach Buttersäure verschwindet (3—5 Minuten). (Werden grössere Mengen verarbeitet, so muss entsprechend länger gekocht werden.) Dann fügt man 15 g Weizenmehl (Feinmehl) hinzu und vermengt dieses mit der zerlassenen Butter. Beides zusammen wird nun auf gelindem Feuer (Asbestplatte) unter starkem Umrühren solange gekocht, bis die Masse ein wenig dünnflüssig und bräunlich geworden ist (etwa 4—5 Minuten). Jetzt wird 300 g warmes Wasser und 15 g Kochzucker hinzugegeben und schliesslich das Ganze noch warm der abgekochten und erkalteten Kuhmilch hinzugesetzt. Ein Hinzufügen von Salz erübrigt sich bei Verwendung gesalzener Butter. Eine nochmalige Sterilisation ist nicht zu empfehlen, dauernde Kühlhaltung aber unbedingt erforderlich.

Zum gleichen Rezept kann auch Buttermilch verarbeitet werden.

Malzsuppe nach Keller. 100 g Malzsuppenextrakt (Löflund) werden in $^1/_3$ Liter Milch aufgelöst. In einem anderen Gefäss werden 50 g Weizenmehl mit $^2/_3$ Liter Wasser in der üblichen Weise gekocht. Beide Teile werden vereinigt und nochmals aufgekocht. Zur Bereitung der Suppe ist nur der angegebene (alkalisierte) Malzsuppenextrakt geeignet. Vor Verwendung anderer Malzpräparate muss man sich hüten. Die Zusammensetzung der Malzsuppe, insbesondere der Gehalt an Milch und Malzextrakt kann geändert werden.

Eiweissmilch (nach Finkelstein und Meyer). 1 Liter Milch wird durch Lab zur Gerinnung gebracht und die Molke durch ein Seihtuch abgetrennt. Das zurückbleibende Käsegerinnsel wird mehrmals durch ein feines Haarsieb getrieben, bis es ganz fein verteilt ist. Alsdann wird es zusammengetan mit ½ Liter Buttermilch, und das Ganze wird mit Wasser bis zu einem Liter aufgefüllt. Beim Aufkochen der gesamten Flüssigkeit muss stark umgerührt werden. Noch besser ist es, die Flüssigkeit mit einem Schaumschläger zu schlagen. Zucker wird nach Verordnung zugesetzt.

Larosanmilch (Stoeltzner). 20 g Larosan[1]) (ein Päckchen) werden mit einer knappen Tasse Milch angerührt und in einen halben Liter kochender Milch (abzüglich des Inhalts der Tasse) eingerührt. Man lässt 5 Minuten unter ständigem Rühren sieden. Zum Schluss wird durch ein Haarsieb geseiht und mit abgekochtem Wasser oder Schleim oder Mehlsuppe auf einen Liter aufgefüllt. Zuckerzusatz nach Verordnung.

Ersatz für Eiweissmilch. Viele andere Methoden, welche zur Herstellung von eiweissreichen und molkenarmen Nahrungen angegeben worden sind, werden nicht angeführt. Eiweissmilch ist überall zu haben und wird zudem bei dem heutigen Stande der Ernährungstechnik weniger angewendet als vordem.

Breinahrung für (ältere) Säuglinge.

Griessbrei. Auf 100 cm³ Milch werden 7—15 g eines nicht zu feinen Griesses und 2—3 g Zucker genommen. Ein 7%iger Griessbrei bildet eine dicke Suppe, während bei 10—15% ein steifer Brei entsteht. Die Herstellung gestaltet sich so, dass der Griess mit einer Prise Salz und dem Zucker in die kochende Milch eingeschüttet wird. Man lässt 5—15 Minuten, am besten im Wasserbade, kochen. In gleicher oder ähnlicher Weise lässt sich auch ein Brei herstellen von Reis, Graupen, Sago, Tapioka usw.

Mondaminbrei. Man nimmt auf 100 g Milch 5—10 g Mondamin (Maizena, Gustin) und 2—3 g Zucker. Das Mehl wird erst mit einem Teil der kalten Milch angerührt und dann mit der kochenden Milch (dem Rest) vermischt. Man lässt einige Minuten kochen.

Buttermehlbrei (nach Moro). 100 g Vollmilch werden mit 7 g Mehl, 5 g Zucker und 5 g Butter zu Brei gekocht.

Buttermehl-Vollmilch (nach Moro). 100 g Vollmilch werden mit 3 g Mehl, 5 g Zucker und 5 g Butter gekocht.

Brühgriess. Eine dünne Brühe, aus beliebigem Material hergestellt, wird mit 5—7% Griess etwa eine halbe Stunde gekocht. Sollte die Flüssigkeit zu stark verdampfen, so muss etwas Wasser wieder zugefügt werden.

---

[1]) Larosan ist ein käufliches, ziemlich teures Kaseïnpräparat.

Gemüse. Die Gemüse werden für den Säugling alle gleichartig zubereitet. Nachdem sie gesäubert sind, werden sie in Salzwasser weich gekocht, zerkleinert und mit dem inzwischen etwas eingedampften Kochwasser zu einem Brei verkocht. Dieser Brei wird dann noch durch ein feines Haarsieb getrieben und mit einem Stich Butter angerichtet. Es ist Wert darauf zu legen, dass das Kochwasser nicht weggeschüttet wird, da es einen grossen Teil der Pflanzensalze enthält. Der fertige Gemüsebrei kann auch mit etwas Mehlschwitze (Einbrenne) zubereitet werden. Namentlich beim Spinat hat das den Vorzug, dass er nicht gar so herb schmeckt.

9. Die Technik der Fütterung.

Die **Flasche** soll innen abgerundet sein, damit für die Reinigung keine toten Ecken bleiben (Abb. 30a). Unter keinen Umständen soll sie mehr als 200 g fassen, um von vornherein die Verabreichung übermäßiger Trinkmengen auszuschliessen. Die Flasche soll eine genaue Grammeinteilung haben und nicht willkürlich nach Strichen abgeteilt sein, wie man es leider immer noch wieder antrifft. Richtige Grammflaschen sind heute überall zu haben. Sehr zweckmäßig sind die aus Jenaer Glas. Sie sind unempfindlich gegen Hitze und springen daher nicht beim plötzlichen Erhitzen oder Abkühlen. Die Flasche mit langem Saugrohr, die in Abb. 30b vorgeführt ist, und die auch die unzweckmäßige Stricheinteilung zeigt, ist zu verbieten.

Die **Sauger** werden von der Fabrik undurchlöchert geliefert. Die Kuppe muss daher vor dem Gebrauch — mit einer erhitzten Nadel — durchbohrt werden. Die passende Grösse hierzu haben die sogenannten Stopfnadeln. Das Loch soll etwas unterhalb der Kuppe seitlich angebracht werden und nicht zu gross sein, weil die Milch sonst dem Säugling zu schnell in den Mund läuft. Die Sauger müssen peinlich sauber gehalten werden. Da sie die Siedehitze vertragen, befreit man sie nach dem Gebrauch von den anhängenden Milchresten durch Abwaschen und kocht sie unmittelbar vor der Mahlzeit aus. Im Haushalt genügt es, sie einmal am Tage auszukochen und sonst nach Reinigung trocken aufzubewahren.

Zur Mahlzeit ist die Milch auf etwa 35⁰ anzuwärmen, am besten dadurch, dass man die Flasche in einen Topf mit warmem Wasser stellt. Die Temperatur wird mit der Hand oder am Auge geprüft. Messung mit dem Thermometer ist nicht nötig. Alsdann wird eine Kostprobe entnommen. Streng verboten ist, hierbei aus dem Saugpfropfen selbst zu trinken, wie es missbräuchlicherweise vielfach geschieht; vielmehr ist es richtig, eine kleine Portion in einen Löffel abzugiessen und zu kosten.

Die **richtige Haltung** beim Füttern ist so, dass das Kind auf dem Arm, auf dem Schoss, oder im Bett ruht. Die Flasche wird von der Mutter oder Pflegerin gehalten. Keinesfalls ist es zulässig, dem Kinde die Flasche ins Bett zu legen und ihm zu überlassen, ob und wie es trinken will.

Während der Fütterung hat man darauf zu achten, dass die **Schnelligkeit des Trinkens** sich in den richtigen Grenzen hält. Wenn man sich immer und immer wieder von dem Verhalten des Brustkindes die notwendige Belehrung und Anweisung holt, so wird man sich sicherlich davor hüten, das Trinken aus der Flasche ungebührlich zu erleichtern. An der Brust muss das Kind sich anstrengen, muss saugen, die Milch herbeiziehen, so dass es 10—20 Minuten zur Mahlzeit braucht. Daher wird man die Flaschenmahlzeit so gestalten müssen, dass die Milch dem Kinde nicht mühelos in den Mund fliesst und binnen kürzester Frist ausgetrunken ist. Darum muss man es vermeiden, viele und grosse

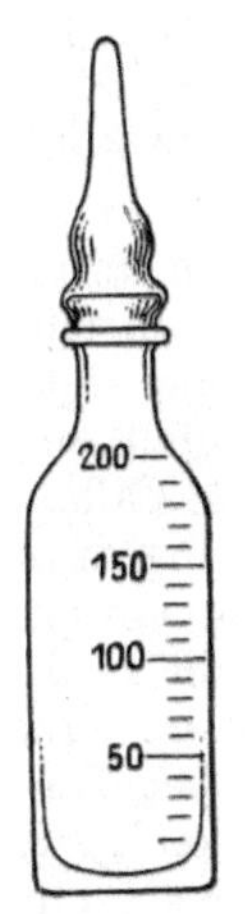

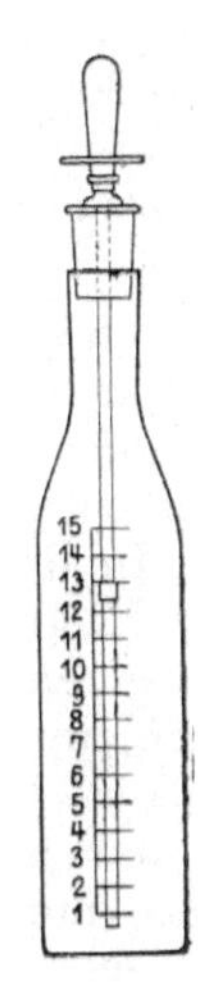

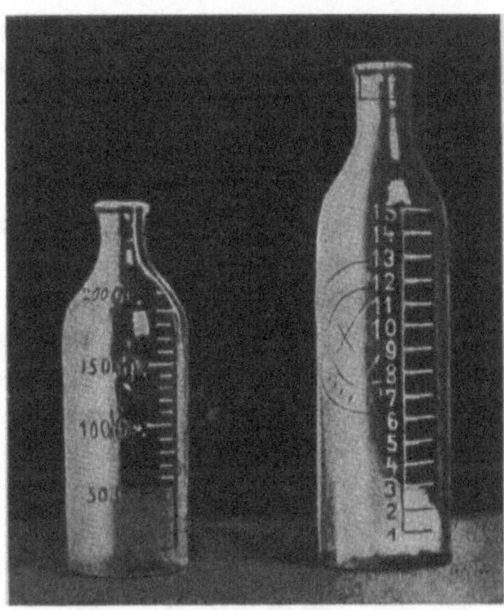

<table>
<tr><td>ʃAbb. 30a.</td><td>Abb. 30b.</td><td>Abb. 31.</td></tr>
</table>

Abb. 30a, b u. 31. Die richtige und die falsche Trinkflasche. Die richtige hat Grammeinteilung und fasst nur 200 g, die falsche hat Stricheinteilung und geht bis etwa 300 g Fassungsvermögen. Dadurch werden die Mütter zur Überfütterung verführt.

Löcher in den Sauger zu machen. Ein einziges genügt. Alsdann kann das Kind nur langsam trinken, muss sich mühen, und füllt sich nicht mit allzu grosser Geschwindigkeit den Magen. Wird ein Kind richtig gefüttert, so braucht es etwa eine Viertelstunde bis die Flasche ausgetrunken ist.

Für eine verständige Pflegerin werden sich mannigfache Gelegenheiten bieten, in den Gang der Fütterung regelnd einzugreifen. Wenn das Kind z. B. trotz der getroffenen Vorsichtsmaßregeln zu hastig und gierig trinkt, wird sie gelegentlich kleine Pausen machen, um so eher, wenn das Kind dazu neigt, einen Teil des Getrunkenen wieder herauszugeben, wenn es sich um ein sogenanntes „Speikind" handelt. In ähnlicher Weise wird man die Nahrungsaufnahme handhaben müssen, wenn das Kind die Nase nicht ganz frei hat, wenn die Nasenatmung durch einen Schnupfen oder dgl. verlegt ist. In kurzen Abständen wird man die Flasche immer wieder entfernen, um Gelegenheit zum Atmen zu geben usw.

5*

Aufmerksamkeit muss auch dem **Schlusse der Mahlzeit** zugewendet werden. Hier ergeben sich zwei Möglichkeiten: Das Kind will die Flasche nicht recht austrinken, oder umgekehrt, es ist unbefriedigt und verlangt durch lautes Schreien nach mehr Nahrung.

Schlechtes Trinken rührt oft daher, dass das Wohlbefinden des Kindes gestört ist. Es wehrt sich triebmäßig gegen die Aufnahme neuer Nahrung. Man darf infolgedessen einen Säugling nicht zum Austrinken zwingen, sondern muss den Willen des Kindes bis zu einem gewissen Maße beachten. Allerdings kann auch blosse Trinkfaulheit der Beendigung der Mahlzeit im Wege stehen. In diesem Falle ist es angebracht, die Aufnahme der gewünschten Nahrungsmenge durch mehrfaches Anbieten zu erreichen. Die Gründe gelegentlicher Trinkunlust aufzuspüren ist nicht leicht. In Zweifelsfällen ist ärztlicher Rat anzurufen. Das Vorsichtigere wird immer sein, das Austrinken der Flasche nicht durchzusetzen.

Die Schreier, die Gierigen, die Nimmersatten sind namentlich unter den älteren Säuglingen zu finden. Sie begleiten das Ende der Mahlzeit stets mit Geschrei. Unkundige Mütter und Pflegerinnen sind geneigt, dieses Gebrüll als ein Zeichen des Hungers zu betrachten. Sie glauben, dass das Kind nicht gesättigt worden sei. In den seltensten Fällen wird das wahr sein. Meist ist es so, dass die Kinder die Nahrungsaufnahme lustvoll empfinden und folgerichtig gegen die Beendigung lauten Einspruch erheben. Lässt man sich verleiten, ihnen gleichwohl noch mehr zu geben, so reicht man ihnen mehr, als sie brauchen, d. h. man überfüttert sie. Bestehen Zweifel, so wird man auch hier lieber den Arzt befragen. Bleibt man bei den Schreiern nur einigermaßen fest, so ist der Lärm nur von kurzer Dauer. Sie sehen die Erfolglosigkeit ihres Tuns ein und beruhigen sich. Lässt man ihnen aber den Willen, so merken sie sich das und suchen stets von neuem durch hartnäckiges Gebrüll ihre Absicht zu erreichen.

Nach dem Trinken soll man den Säugling in Ruhe lassen, um so mehr, als manche Kinder leicht erbrechen, wenn man sie nach der Nahrungsaufnahme bewegt, wenn man sie aufnimmt u. dgl. mehr. Nicht unzweckmäßig ist es, den Säugling nach dem Trinken eine kurze Zeit aufrecht zu halten, bis er mit dem bekannten Geräusch Luft von sich gibt. Der Säugling schluckt immer eine ganze Menge Luft mit. Gibt man ihm auf die geschilderte Art Gelegenheit, sich ihrer zu entledigen, so verhütet man oft Speien und Erbrechen oder schränkt es ein.

Flasche und Sauger werden nach dem Gebrauch ohne Verzug mit Wasser gereinigt, weil sonst die Milchreste antrocknen und schwer zu entfernen sind. Die eigentliche Reinigung geschieht am besten mit heissem Sodawasser. Selbstverständlich muss mit reinem Wasser nachgespült werden.

VI. Gemischte Ernährung, Brust und Flasche.

1. Die Zwiemilchernährung.

Bei der Zwiemilchernährung erhält der Säugling sowohl die Brust wie die Flasche. Mit dieser Art der Ernährung sind die Vorteile der Brusternährung weitgehend verbunden. Die Zwiemilchernährung ist darum von ganz besonderer Wichtigkeit, weil, wie wir früher auseinandersetzten (s. S. 39), ein nicht unbeträchtlicher Teil der Mütter nicht imstande ist, ihre Kinder voll an der Brust zu nähren. Gut geleitete Zwiemilchernährung gestattet aber, dem Säugling die Brust oft für Monate zu erhalten.

Man muss des weiteren auch an die Frauen denken, welche aus beruflichen Gründen nicht den ganzen Tag mit dem Kind zusammen sein können. Auch in Säuglingskliniken, wo man mit der kostbaren Frauenmilch haushalten muss, geht man gern zur gemischten Ernährung über, wenn es die Umstände nur irgend erlauben. Von der Natur geboten ist die Zwiemilchernährung am Ende der Säuglingszeit, beim Abstillen.

Die **Ordnung** der gemischten Ernährung ist im Grunde recht einfach, in der Ausführung oft recht schwierig. Zwei Möglichkeiten kommen in Frage. Entweder füttert man nach jeder Brustmahlzeit soviel aus der Flasche nach, wie notwendig ist, um auf eine hinreichende Nahrungsmenge zu kommen, oder man ersetzt eine oder mehrere Brustmahlzeiten durch Flaschenmahlzeiten. Hat man beispielsweise den Wunsch, dem Kinde bei jeder Mahlzeit 170 g zu bieten, so ergibt sich bei einer stillschwachen Frau etwa folgendes Bild:

	I. Mahlzeit	II. Mahlzeit	III. Mahlzeit	IV. Mahlzeit	V. Mahlzeit
Brust	120	110	50	70	100
Flasche	50	60	120	100	70
Im ganzen . . .	170	170	170	170	170

Technische Schwierigkeiten entstehen dadurch, dass man die Trinkmenge an der Brust genau wissen muss. Kontrolle durch Wägung ist anzustreben. Meistens, insbesondere bei stillschwachen Müttern, wird es richtig sein, die Zahl der Brustmahlzeiten einzuschränken und sie durch zwischengeschobene Flaschenmahlzeiten zu ersetzen. Die Brust kann sich in den längeren Ruhepausen erholen und gibt dann eher mehr her. Als Beinahrung benutzt man gewöhnlich dasselbe, was das Kind bei ausschliesslicher Flaschenernährung erhalten würde. In manchen Fällen, die allerdings dem ärztlichen Gutachten unterliegen, kann es angebracht sein, Milchmischungen zu nehmen, welche man für die Behandlung kranker Kinder heranzieht, wie Buttermilch, Malzsuppe u. a. m.

Schwierigkeiten der Zwiemilchernährung liegen in der Notwendigkeit begründet, die Brust in Gang zu halten. Der Säugling hat die an sich begreifliche Neigung, sich das Leben so leicht wie möglich zu machen. Wenn er merkt, dass er seinen Hunger mit der Flasche leichter stillen kann als an der Brust, so ist er oft nicht mehr dazu zu bewegen, die Brust zu nehmen. Saugt das Kind aber nicht ordentlich, so stellt die Brustdrüse bekanntlich ihre Tätigkeit ein, besonders in den Fällen, wo sie von vornherein nicht sehr reichlich fliesst. Gerade deswegen muss stets darauf geachtet werden, dass die Brust in ihrer Leistungsfähigkeit so hoch wie möglich gehalten wird, dass die Sauglust des Kindes nicht ermüdet. Darum darf man dem Säugling mit der Flasche nicht allzuweit entgegenkommen, ja man muss ihm das Trinken oft geradezu erschweren. Man bohrt in den Gummistopfen nur ein kleines Loch, so dass das Kind sich anstrengen muss, um die Flasche zu entleeren. Merkt der Säugling, dass die Flasche ihm keine besondere Erleichterung bringt, so wird er sich nicht weigern, an der Brust weiterzutrinken. Noch sicherer ist es, die Milch mit einem flachen Löffel (sog. Eierlöffel) zu füttern.

Schwierigkeiten anderer Art erwachsen in den Fällen, wo erwerbstätige Mütter nur einige Male, z. B. früh, mittags und abends, oder gar nur zweimal stillen können. In der ersten Zeit nach der Geburt legen sie wohl, bis sie die Arbeit wieder aufnehmen, regelmäßig an; später geht es nicht mehr. Beginnt die neue Ordnung sehr plötzlich, d. h. wird die Brust von einem Tage zum andern nicht 5—6 mal, sondern nur 2—3 mal in Anspruch genommen, so kommt es leicht zu Stauungen mit ihren Folgen. Vermindert man die Zahl der Brustmahlzeiten allmählich, so passt sich die Drüse den herabgesetzten Anforderungen an und sie gibt weiter Milch her. Leitet man also die Zwiemilchernährung langsam ein, noch ehe die Arbeit aufgenommen wird, so kann man sie nachher monatelang durchführen.

2. Das Abstillen.

(Siehe auch Kapitel III, 6, „Beendigung des Stillens".)

Die **natürliche Abstillzeit** ergibt sich mit dem 6.—9. Monat. Die Milch genügt dann den Anforderungen des Kindes nicht mehr. Bei der Geburt hat der Körper eine gewisse Reserve an Nährstoffen, welche in der Milch gar nicht oder nur in sehr kleiner Menge vorhanden sind. Beinahrung wird also notwendig, sowie sie aufgebraucht sind und das pflegt im 5.—6. Monat der Fall zu sein.

Die Beikost wird unter dem Gesichtspunkte gewählt, dass sie eine passende Ergänzung zur Milch bilden und den Übergang zur Kostform älterer Kinder anbahnen soll.

Mit der Milch hatte das Kind bisher eine süsse Flüssigkeit erhalten. Darum ist es gewöhnlich leicht, von der flüssigen auf die breiförmige Nahrungsform zu kommen, wenn man als deren Grundlage Milch nimmt, also z. B. einen Brei von Griess, Mondamin u. dgl. Das erstemal verabfolgt man nur einige Löffel und steigert dann, bis man nach einiger Zeit eine ganze Mahlzeit, d. h. also 150—200 g erreicht hat.

Nunmehr kommen solche Speisen, welche dem Kinde durch ihren salzigen Geschmack fremdartig sind, zuerst die Gemüse. Sie sind unerlässlich für die Ernährung der älteren Säuglinge, weil gerade sie die Milchkost wirkungsvoll ergänzen (Salze, Vitamine). Man gibt feinen Brei von Spinat, Möhren usw. — Viel Abwechslung braucht man nicht. — Junge Kinder sind wenig anspruchsvoll, solange man sie nicht zu Ansprüchen erzieht. Viele Monate hindurch kann man ihnen Tag für Tag dasselbe Gemüse vorsetzen, ohne dass Überdruss eintritt.

Ist man erst einmal bei Brei, Gemüse und Kompott, so kann man die Brust allmählich durch Flaschenmahlzeiten ersetzen. Man steht dann am Ende des ersten Lebensjahres bei einer Kostform, welche dem Kinde ca. $3/4$ Liter Kuhmilch (wovon auch der Griessbrei zubereitet wird), ausserdem Griessbrei, Gemüse und Kompott zubilligt. — Anderes ist nicht nötig, eher sogar schädlich. Brühe und Suppen sind überflüssig; Eier und Fleisch sind zunächst noch verboten. Etwas Gebäck in die Hand ist am Ende des ersten Lebensjahres zu empfehlen, um das Kind allmählich zum Beissen zu bringen. — Aber erst im zweiten Jahre erhält das Kind eine Nahrung, bei welcher es von seinen Zähnen einen ernstlicheren Gebrauch[1] machen muss.

Ganz anders liegen die Verhältnisse, wenn es sich darum handelt, ein Kind **vorzeitig abzusetzen,** was aus mannigfachen Ursachen nötig werden kann. In diesem Falle soll man anfangs lieber zu wenig als zu viel geben. Der Säugling soll beim Entwöhnen knapp gehalten werden.

Manche Kinder, und zwar gerade die älteren, können erhebliche **Schwierigkeiten** dadurch bereiten, dass sie nicht oder nur schwer an die Flasche zu gewöhnen sind. Selbst der Hunger bringt es nicht zuwege, so dass man schliesslich nachgeben und mit dem Löffel füttern muss. Gegen diese Art der Nahrungszufuhr sträuben sich die Kinder weniger. Manchmal gelingt es noch auf dem Umwege der Löffelfütterung zur Flasche zu kommen, in anderen Fällen muss man frühzeitig die Tasse (Schnabeltasse) benützen.

Krankheitserscheinungen kommen beim Abstillen nur selten vor. Gelegentlich tritt Erbrechen oder gar Durchfall auf, besonders wenn man in der Zumessung der Nahrung unvorsichtig ist. Die erstere Erscheinung kann man vermeiden oder doch in Schranken halten dadurch, dass man die Übergangsnahrung knapp zumisst. Das Erbrechen pflegt schnell nachzulassen, wenn nur sonst kein Fehler begangen wird.

In einer sehr kleinen Zahl von Fällen besteht ein krankhaftes Verhalten gegen Kuhmilch. Bei der Verabreichung auch geringer Mengen treten äusserst heftige und stürmische Erscheinungen auf. Die Kinder bekommen hohes Fieber, Erbrechen, entleeren zahlreiche dünnflüssige Stühle und machen im ganzen einen schwerkranken Eindruck. Worauf diese merkwürdige Unverträglichkeit beruht, und welcher Bestandteil der Kuhmilch im besonderen die schweren Erscheinungen auslöst, das weiss man noch nicht.

---

[1] Das Auftreten der Zähne bedeutet zunächst noch nicht, dass das Kind nunmehr feste Nahrung erhalten will. Die zum Kauen nötigen Backzähne brechen ja erst sehr spät durch.

VII. Die Verdauung des Säuglings.

Endzweck der Verdauung ist, die Speisen so umzugestalten, sie in einen solchen löslichen Zustand zu bringen, dass sie im Darm aufgesaugt und damit in den Säftebestand des Körpers übergeführt und ausgenutzt werden können.

Vom Munde gelangt die Milch durch die Speiseröhre in den **Magen.** Er bildet nicht nur eine Art von Vorratsraum, in dem die Speisen aufgestapelt werden, sondern er arbeitet bei der Verdauung kräftig mit. Der Magensaft entfaltet seine Tätigkeit mit Hilfe von drei Bestandteilen: der Salzsäure und zweier sogenannter Fermente, des Pepsins und des Labs. Durch die Wirkung des letzteren wird die Milch zur Gerinnung gebracht und in Molke und Kaseïngerinnsel geschieden. Die Molke wird schnell in den Darm befördert. Das zurückbleibende Gerinnsel wird durch den Magensaft allmählich verflüssigt und die gelösten Teile werden schubweise in den Darm übergeführt.

Im Magen schon ergeben sich erhebliche **Unterschiede zwischen dem Verhalten der Kuh- und Frauenmilch.** Die erstere gerinnt derb, die letztere bildet nur zarte, feine Flöckchen. Die Magenverdauung der Kuhmilch dauert lange (3—5 Stunden) und zwar um so länger, je fetter und je weniger verdünnt die Milch ist. Frauenmilch wird in 2—3 Stunden verdaut. Die grobe Gerinnung der Kuhmilch lässt sich durch geeignete Zubereitung verhüten oder doch mindern.

Nachdem der Speisebrei den Magen verlassen hat, unterliegt er den mannigfachen Einflüssen, welche im Darm auf ihn einwirken. In den oberen Darmteilen sind es die Säfte der grossen Verdauungsdrüsen, welche die Speiseteile weiter auflösen und für die Aufsaugung vorbereiten. Die von der Leber abgesonderte Galle, der Saft der Bauchspeicheldrüse vollziehen ihre Arbeit, und der Darmsaft vollendet schliesslich das Werk.

Von grösster Bedeutung ist auch die Tätigkeit der **Darmbakterien.** Normalerweise ist der gesamte Dünndarm praktisch so gut wie frei von Bakterien, offenbar deswegen, weil die schnelle Beförderung des Speisebreies durch den Dünndarm eine Ansiedlung von Bakterien nicht gestattet. Im untersten Teile des Dünndarms aber nimmt die Menge der Bakterien stark zu und im Dickdarm sind sie massenweise vorhanden. Wenn man ein mikroskopisches Präparat von den Darmentleerungen des Säuglings macht, so findet man buchstäblich einen Bazillus am andern.

Zweierlei Wirkungen können durch die Bakterien verursacht werden. Entweder werden Kohlehydrate, d. h. also Zucker bzw. Mehl in Gärung versetzt, oder das Eiweiss gerät in Fäulnis. Beim normalen Brustkinde überwiegt die Gärung. Da hierbei saure Produkte entstehen, die sogenannten Gärungssäuren, so ist der Stuhlgang von saurer Reaktion. Beim Flaschenkinde dagegen — um so mehr, je konzentrierter die Nahrung ist — überwiegen die Fäulniserscheinungen. Gärung bzw. Fäulnis hängen eben in hohem Maße von dem Eiweiss- bzw. Kohlehydratgehalt der Nahrung ab. Ist das Verhältnis so, dass die Kohlehydrate stark in den Vordergrund treten (Frauenmilch), so entsteht Gärung, treten die Eiweisskörper mehr hervor (Kuhmilch), dann entsteht Fäulnis. Wir werden später noch sehen, dass dieser Umstand bei der Entstehung der Ernährungsstörungen und bei ihrer Behandlung aufs eingehendste berücksichtigt werden muss.

Die **Ausscheidungen des Körpers** sind der Urin und der Stuhlgang. Die Art ihrer Entleerung ist beim Säugling dadurch ausgezeichnet, dass Urin sowohl wie Kot nicht willkürlich zurückgehalten werden können, sondern abgegeben werden, ohne dass das Kind einen bewussten Einfluss darauf hat. Die Folge ist, dass es zu dauernden Beschmutzungen kommt, was bei der Pflege des Kindes besonders beachtet werden muss.

Der Urin des Säuglings macht in seiner Gesamtmenge etwa $^2/_3$ der aufgenommenen Flüssigkeit aus. Wenn also 750 ccm Flüssigkeit getrunken werden, so werden ca. 500 ccm Urin abgeschieden. Die Entleerungen erfolgen bei weitem häufiger, als im allgemeinen angenommen wird. Es muss damit gerechnet werden, dass ein gesunder Säugling, welcher vernünftig, d. h. mit nicht allzu grossen Flüssigkeitsmengen ernährt wird, sich mindestens 15mal am Tage nass macht. Im Schlummer hören die Urinentleerungen, namentlich bei älteren Säuglingen, so gut wie ganz auf, sind jedenfalls sehr selten, um sich dann in der Zeit des Wachseins stark zu häufen. Es kommt oft vor, dass ein Säugling, wenn er erst einmal erwacht ist, in Abständen von wenigen Minuten mehrmals hintereinander Urin von sich gibt, um dann wieder einzuschlafen und stundenlang trocken zu bleiben. Irrig ist die vielfach verbreitete Ansicht, dass der Urin im Anschluss an die Nahrungsaufnahme gelassen werde. Bei gesunden und gut gezogenen Säuglingen wird es allerdings oft so sein, weil sie in den Pausen zwischen den Mahlzeiten schlafen und dabei trocken bleiben. Wachen sie dann auf, um zu trinken, so kommt es auch zur Urinentleerung.

Der Urin des Säuglings, insbesondere der des Brustkindes, hat eine sehr helle Farbe. Er hat beim gesunden Kinde keinen unangenehmen Geruch und ist klar. Eiweiss und Zucker dürfen in ihm nicht nachweisbar sein. Nur in den ersten Lebenstagen ist Eiweiss und zwar in ziemlicher Menge im Urin enthalten (Eiweissausscheidung der Neugeborenen). Der sog. scharfe Urin, von dem die Mütter gern reden, wenn die Kinder wund sind, ist fast stets eine Folge von Unsauberkeit. Scharf wird der Urin, wenn man die Windeln lange Zeit liegen lässt, so dass Zersetzungen [1]) eintreten.

Dem Stuhlgang und seiner Beurteilung hat man von jeher in Kinderstuben und auch bei Ärzten ein grosses Interesse entgegengebracht. Wir dürfen jedoch gleich vorwegnehmen, dass die Wichtigkeit, welche man den Windeln beilegt, vielfach stark übertrieben wird. Die Beurteilung der Windeln ist nötig, aber nicht allein ausschlaggebend.

---

[1]) Die Zersetzung des Harnes erfolgt durch Bazillen. Daher kommt es, dass schlecht gereinigte, nicht ausgekochte Windeln sofort den Harn zersetzen. Die massenhaft in den Tüchern enthaltenen Keime waren eben nicht abgetötet. Unsauber gehaltene Säuglinge riechen daher stets.

Unter normalen Umständen sieht der Stuhl eines gesunden Brustkindes goldgelb aus, ist gleichmäßig, von salbenartiger Beschaffenheit. Der Geruch ist leicht säuerlich und nicht unangenehm. Auch mit Kuhmilch ernährte Säuglinge haben in den meisten Fällen einen Stuhl von ähnlicher Beschaffenheit. Häufig jedoch ist er etwas härter und auch von hellerer Färbung. Prüft man den Stuhl mit Lackmuspapier[1]), so sieht man, dass er eine sauere Reaktion hat, d. h. blaues Lackmuspapier wird gerötet. Bei Kuhmilchstühlen ist die sauere Reaktion oft nicht so ausgesprochen wie bei Bruststühlen.

Die Stühle werden 1—2mal am Tage entleert.

Neugeborene stossen in den ersten Tagen das sog. Kindspech aus, eine schwärzliche, gleichmäßig salbenartige Masse (s. a. S. 79).

Erkranken Kinder, so ändert sich das Stuhlbild meist beträchtlich. Es treten gehäufte, dünnflüssige, grünliche, ungleichmäßige, oft mit Schleim vermischte Stühle auf. Das Nähere hierüber wird in dem Kapitel von den Ernährungsstörungen gesagt werden.

Auch einwandfrei gedeihende Brustkinder, das ist wichtig zu wissen, weisen oft Stühle auf, welche nicht dem Normalbilde des Bruststuhles entsprechen. An Stelle der goldgelben, gleichmäßigen Entleerungen erhält man grüne, zerfahrene, mit kleinen, weissen Flocken durchmischte Stühle, denen sogar etwas Schleim beigemengt sein kann. Die Tatsache, dass die Kinder trotzdem gut vorankommen, dass diese Stühle auftreten, wiewohl die Kinder die denkbar geeignetste Nahrung haben, ist ein eindringlicher Hinweis darauf, dass man die Bedeutung des Stuhles nicht überschätzen soll. Er allein lässt einen Rückschluss auf den Zustand der Verdauung und der Verdauungsorgane nur selten zu. Die liebevolle Aufmerksamkeit, mit der jede Windel im Kinderzimmer besichtigt und berochen zu werden pflegt, erzeugt gewöhnlich mehr Unruhe, als den Umständen angemessen ist.

VIII. Der Erfolg der Ernährung.

Zweck und Aufgabe der Säuglingsernährung ist, gesunde Kinder heranzuziehen, d. h. Kinder, welche frei von Krankheitserscheinungen sind, welche sich dem Alter entsprechend entwickeln und den höchstmöglichen Grad von Widerstandsfähigkeit gegen Schädlichkeiten aller Art besitzen.

Es wäre überflüssig, auf dieses Ziel der Säuglingsernährung hinzuweisen, wenn wir nicht alle Tage Gelegenheit hätten, Säuglinge zu sehen, welche den Anforderungen nicht entsprechen, deren Entwicklung rückständig oder übermäßig ist, deren Körper längst nicht die Leistungsfähigkeit seines Alters besitzt oder deren Körperzusammensetzung so beschaffen ist, dass er wesentlich leichter erkrankt oder geschädigt wird, als es der Fall sein dürfte.

---

[1]) Das Papier ist in Streifen käuflich zu haben. Man befeuchtet es mit destilliertem Wasser und berührt damit den Stuhl.

Es ist nicht angängig, die Entwicklung und das Befinden eines Säuglings lediglich nach seinem Gewichte einzuschätzen und zu beurteilen. Es darf nicht allein unser Ziel sein, Kinder von grossem Gewicht heranzuziehen. Viele Mütter aber erblicken das Glück ihrer Ernährungsbestrebungen in erster Linie darin, runde, fette Kinder aufzuziehen, ohne sich über die Güte der Aufzucht Gedanken zu machen.

Man muss sich immer vor Augen halten, dass zwei Kinder gleichen Alters, gleicher Grösse und gleichen Gewichts noch lange nicht gleichwertig zu sein brauchen. Das eine Kind z. B. ist stramm, kräftig, vergnügt und munter, das andere ist schlaff, matt, von schlechter Haltung, missgestimmt und träge. Das eine Kind ist unempfindlich gegen Erkältungseinflüsse, ist widerstandsfähig gegen Infektionen, gegen Missgriffe und Unvorsichtigkeiten in der Ernährung, ist frei von Ausschlägen, Drüsenschwellungen und dergleichen, das andere reagiert auf jede Schädigung mit sofortiger Erkrankung und lang verzögerter Heilung. Das eine hat einen Körper von günstiger, das andere von ungünstiger Zusammensetzung.

Bei gleichem Gewicht kann das eine Kind reich an gutem Knochengewebe, straffer Muskulatur und derbem Fettgewebe sein, während das andere nur dürftige Muskeln, schwache Knochen, dafür aber schwammiges und wasserreiches Fettgewebe hat. Diese letzte Art ist in jeder Hinsicht wenig wert, weil mit einer solchen Körperbeschaffenheit eine mangelhafte Funktion und eine herabgesetzte Widerstandsfähigkeit verbunden zu sein pflegt.

Ob sich ein Kind nach der einen oder anderen Richtung entwickelt, ob es eine gute oder schlechte Körperbeschaffenheit erwirbt, ist durch die Anlage des Kindes und durch die Art der Aufzucht bedingt. Beide stehen in dauernder Wechselbeziehung zueinander und müssen gegeneinander abgestimmt werden, wenn ein günstiges Endergebnis herbeigeführt werden soll.

Die Anlage des Säuglings kann sehr verschieden sein, und es gibt selbst solche Säuglinge, welche an der Brust nicht ohne weiteres gedeihen. Werden diese Kinder gar mit der Flasche aufgezogen, so sind die Gefahren der künstlichen Ernährung erhöht und das auch dann, wenn die Gewichtszunahme gut ist.

Für die Ernährung der Säuglinge darf die Gewichtszunahme daher, wie schon eingangs betont wurde, nicht der alleinige Maßstab sein. Es wird unter Umständen sogar Aufgabe der Ernährungsleitung sein, zeitweise auf grösseren Ansatz zu verzichten oder selbst einen längeren Gewichtsstillstand lieber hinzunehmen, als Zunahme um jeden Preis zu erzwingen und so eine minderwertige Körperbeschaffenheit zu erzeugen.

Diese Erwägungen spielen bei künstlicher Ernährung eine bei weitem grössere Rolle als bei natürlicher, und das ist eines der grossen Bedenken gegen jene Form der Aufzucht. Während man beim Brustkinde von vornherein die Aussicht hat, auch bei schlechterer Anlage ein gutes Ergebnis zu erzielen, so ist

die Unsicherheit hierüber beim Flaschenkinde sehr gross. Gerade die
Formen der künstlichen Ernährung, welche gern mit guter Gewichtszunahme verbunden sind, bringen oft eine mindere Körperbeschaffenheit
hervor. Man muss also darauf bedacht sein, dass bei künstlicher Ernährung nicht nur Schäden der Verdauung, sondern auch solche der
Körperbeschaffenheit vermieden werden. Das ist um so schwerer, je mehr
die Anlage des Säuglings sich von der normalen Beschaffenheit entfernt.
Anlage zu ungewöhnlicher Fettleibigkeit, Anlage zur englischen Krankheit, zur Nervenschwäche, Anlage zu Katarrhen, Ausschlägen und dergleichen mehr sind bei künstlicher Ernährung weit schwerer in Schranken
zu halten als bei natürlicher.

IX. Sitten und Unsitten der Säuglingsernährung.

Noch vor wenigen Jahrfünften waren die Familien mit fünf,
sechs und mehr Kindern in der Mehrzahl, die mit ein oder zwei Kindern
die Minderzahl. Heute ist das längst nicht mehr der Fall. Alle unsere
Überlieferungen, Sitten und Gewohnheiten stammen aber aus der Zeit
des Kinderreichtums, einer Zeit, wo man die Kinder mit einer gewissen
Sorglosigkeit aufwachsen liess und es in den Kauf nahm, wenn
schliesslich auch mal das eine oder das andere starb. Das bedeutet aber
eine unsinnige Verschwendung. Wir müssen mit den Sitten der Vorzeit,
der Zeit des Kinderüberflusses, brechen und müssen die Kinder so aufziehen, wie es Wissenschaft und Praxis uns als gut und geeignet lehren.
Zum Säugling gehört heute nicht mehr die behäbige, alte
Kinderfrau, sondern die saubere, sorgsame und sorgsam
ausgebildete Säuglingsschwester. Der Säugling darf nicht
nach Gutdünken, nicht nach dem Rat unverantwortlicher
Elemente aufgezogen werden. Jedes Kind, welches nicht
ohne weiteres an der Brust gedeiht, muss vom kundigen
Arzte beraten werden. Hierauf muss die Bevölkerung eingestellt
werden. Alte Unsitten der Ernährung und Pflege werden dann allmählich
schwinden, und ungezählten Kindern wird das Leben erhalten bleiben.
Noch stehen wir erst am Anfang dieser Bewegung, noch ist sie nicht weit
genug in die Bevölkerung gedrungen, und darum sollen besonders schädliche und weit verbreitete Unsitten hier besprochen werden.

Wir wollen gar nicht von den üblen Unsauberkeiten sprechen, welche
man gelegentlich immer noch wieder antrifft. Das Einspeicheln der
Brustwarzen ist ekelerregend und muss verboten werden. Viel wichtiger
ist es, auf die Unsitten der Stilltechnik und der Stillordnung hinzuweisen.
Von vornherein muss eine strenge Regel innegehalten werden. Das
ist für die Mutter und für das Kind gut und ausserdem ist es die Grundlage der Erziehung. Die Mütter, welche ihr Kind zu jeder beliebigen Zeit
anlegen, „wenn es gerade kommt" oder wenn es schreit, gleichgültig ob
es Tag oder Nacht ist, machen sich das Leben schwer und dem Kinde
nützen sie nicht. Auch ist es ganz zwecklos, die Kinder allzu lange
trinken zu lassen. Was der Säugling nicht in einer Viertelstunde erhält,

das bekommt er später auch nicht mehr. Für die Mutter bedeutet das lange Anlegen eine grosse Zeitversäumnis, eine gänzlich unnötige Geduldsprobe.

Bei der künstlichen Ernährung muss die Ordnung erst recht peinlich innegehalten werden. Unbegreiflich sind die leider immer noch zahlreichen Menschen, welche ihre Kinder künstlich ernähren, ohne eine Ahnung zu haben, wie man es machen soll. Bestenfalls holen sie den Rat einer Freundin oder einer Nachbarin ein. Nur die Widerstandsfähigkeit des Säuglings verhütet noch schwereres Unheil, als sowieso schon angerichtet wird. So viel kann man aber mit gutem Gewissen sagen, dass ein grosser Teil der Säuglinge, welche zugrunde gehen, an ungeeigneter Nahrung sterben. Wir haben früher schon auseinandergesetzt, dass die Säuglingsernährung eine schwierige Kunst ist, und dass die Nahrung für jeden Säugling besonders überlegt werden muss. Kein Schema trifft auf alle Säuglinge zu. Auch die Verwendung von ungeeigneten Nährmitteln, von Mehlbrei, Mehlmus, Semmelmus und dergleichen, der Gebrauch von Kindermehlen, Milchkonserven u. a. m. kann nicht schwer genug gegeisselt werden. Viel Unheil geht von den fabrikmäßig hergestellten Kindermehlen aus. Sie bestehen in der Hauptsache aus einem gepulverten, gerösteten, zwiebackähnlichen Gebäck. Solche Mehle kann man sich jederzeit selbst sehr viel billiger herstellen, als sie die Fabrik liefert. Nur in seltenen Fällen aber wird man überhaupt ein Röstmehl brauchen. Verhängnisvoll werden die Kindermehle besonders dadurch, dass sie mit grosser Reklame auf den Markt geworfen und darum von Unkundigen gern gekauft werden. Ein Ernährungsschema ist kostenlos beigegeben. Damit wird dann darauf losgewirtschaftet. Manche Kinder halten es aus, viele erkranken und sterben. Dann aber sind es die „Zähnchen" gewesen. Ähnliches gilt für Milchkonserven, wenn sie ohne Rat und ohne Anweisung gebraucht werden. Merkwürdigerweise haben viele Mütter die Anschauung, dass Büchsenmilch besser sei als frische Milch. Das ist natürlich irrig. Keinem Menschen würde es einfallen, sich auf die Dauer mit Konserven zu ernähren. Dem Säugling mutet man es zu. Dieses Urteil schliesst natürlich nicht aus, dass unter besonderen Verhältnissen und vorübergehend von Milchkonserven Gebrauch gemacht werden kann.

X. Der Neugeborene.

Der Neugeborene nimmt unter den Säuglingen eine Sonderstellung ein. Die Umstellung seiner Lebensbedingungen durch die Geburt, die Einwirkung der Geburt selbst beeinträchtigen ihn. Seine Pflegebedürftigkeit und Schwäche ist in jeder Hinsicht gross.

Das neugeborene Kind ist mit einer schleimigen, talgigen Masse bedeckt, welche durch ein Bad entfernt werden muss. Dann erst tritt die **lebhaft-rote Farbe** der Neugeborenen zutage.

Mancherlei Erscheinungen deuten auf die **Unfertigkeit der inneren Organe** hin. So sehen wir, dass der Urin Eiweiss enthält, ein Zeichen, dass die Nierenarbeit noch nicht vollständig geregelt ist.

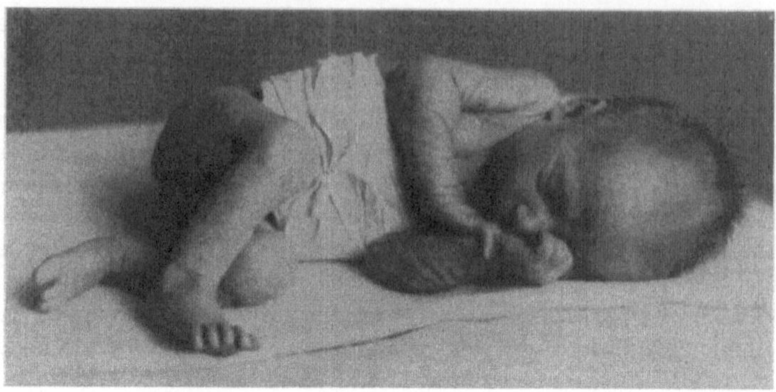

Abb. 32. Neugeborener mit Nabelverband in typischer Schlafhaltung
mit angezogenen Armen und Beinen.

Bei vielen Neugeborenen tritt am zweiten Tage eine leichte Gelb-
färbung der Haut ein. Sie rührt daher, dass zu viel Gallenfarbstoff
ins Blut übergegangen ist (Gelbsucht der Neugeborenen). Sie
verschwindet bei kräftigen Kindern schon nach wenigen Tagen. Bei
lebensschwachen Kindern hält sie längere Zeit an; nur selten ist sie
ein Zeichen von Krankheit. In der 2.—3. Woche nimmt die Rotfärbung
der Haut immer mehr ab, bis schliesslich die gewöhnliche Hautfarbe
erreicht ist.

Das wichtigste äussere Merkmal, welches der Neugeborene an sich
trägt, ist der **Nabelschnurrest**. Er bedarf einer besonderen Beachtung.
Der Regel nach trocknet er in wenigen Tagen ein und wird abgestossen.
Es bleibt eine kleine Wundfläche zurück, welche sich schnell überhäutet.
Vorübergehend entbehrt der Neugeborene also am Nabel den Schutz der
Haut, so dass Keime einwandern können. Wird der Nabel daher nicht
mit peinlicher Sauberkeit umgeben, so kommt es zu Entzündungen oder
gar zur Blutvergiftung.

Nahrungsbedürfnis ist in den ersten 24 Stunden nicht vorhanden;
daher ist es nicht nur überflüssig, sondern auch unangebracht, gesüssten
Tee oder dgl. zu verabfolgen.

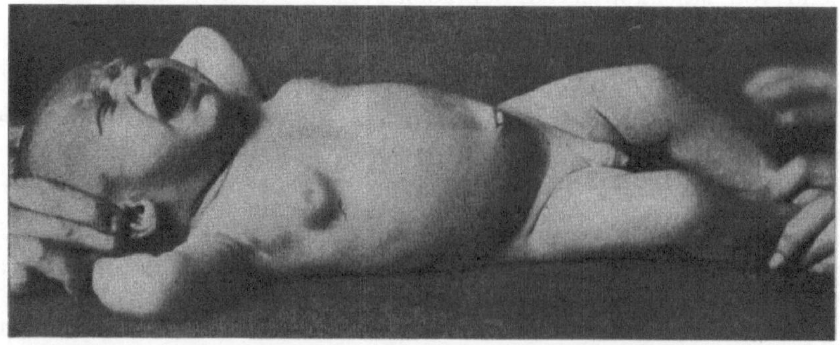

Abb. 33. Brustschwellung der Neugeborenen.

In den ersten Tagen nach der Geburt entleert der Neugeborene den Darminhalt, welchen er bei der Geburt hatte. Es ist dies das sogenannte **Kindspech,** eine schwärzliche, salbenartige Masse. 12 bis 24 Stunden nachdem das Kind zu trinken begonnen hat, mischt sich dem Kindspech gelblicher Stuhl bei, und schliesslich tritt richtiger, goldgelber Bruststuhl auf.

Eine eigentümliche Erscheinung der Kinder in den ersten Lebenswochen ist der sogenannte Umklammerungsreflex (Moro). Klopft man mit der flachen Hand auf die Unterlage neben dem ruhenden Kinde, so macht es mit den Armen eine ausfahrende Bewegung, wie wenn és etwas umklammern wollte. Empfindliche Kinder machen diese Bewegung auch von selbst.

XI. Die frühgeborenen (untergewichtigen) Kinder.

Die frühgeborenen Kinder sind in ihrer Lebensfähigkeit beschränkt. Einen recht sicheren Maßstab hierfür bietet uns das Körpergewicht. Manchmal wiegen lebende Frühgeburten nur 700—900 g. Es gehört jedoch zu den allergrössten Seltenheiten, dass solche Kinder am Leben erhalten werden können. Frühgeburten, welche 1000—1500 g wiegen, können bei sachgemäßer Pflege in ziemlicher Zahl gerettet werden. Beträgt das Gewicht 1500—2000 g, so macht es, immer die nötigen Einrichtungen und sachgemäße Behandlung vorausgesetzt, weiter keine Schwierigkeiten, die Kinder zu erhalten. Diejenigen, welche mehr als 2000 g wiegen, verhalten sich kaum anders als Kinder mit vollem Geburtsgewicht.

Die Unterwertigkeit macht sich bei frühgeborenen Kindern nach dreierlei Richtung hin geltend: bei der Atmung, der Ernährung und der Wärmeregulierung.

Die Regulierung der **Atmung** ist bei Frühgeburten, welche 1000 g oder wenig mehr wiegen, oft so unentwickelt oder gestört, dass die Atmung immer wieder stockt. Die Kinder hören auf zu atmen und werden blau. Sie ersticken, wenn man sie nicht durch Beklopfen der Haut u. dgl. zum Atmen reizt.

Das Aussetzen der Atmung drängt sich der Beobachtung dadurch auf, dass die Hautfarbe der Kinder ins Bläuliche übergeht. Sowie die Atmung wieder einsetzt, verschwindet der unheimliche blaue Ton in der Hautfarbe und macht der gesunden Röte wieder Platz. Die Atmungsschwäche dauert unter Umständen nur einige Tage und geht dann in eine vollständig genügende Lungentätigkeit über. Sie ist immer eine bedrohliche Erscheinung und muss ernst bewertet werden.

Die mangelhafte **Wärmeregulierung** zeigt sich darin, dass untergewichtige Kinder, wenn sie nicht sorgfältigst geschützt werden, Untertemperaturen bekommen, dass ihre Körperwärme auf 35^0 und weniger zurückgeht. Selbst Temperaturen unter 30^0 sind keine Seltenheit. Sie dürfen natürlich nur kurze Zeit andauern, wenn das Leben nicht aufs äusserste gefährdet sein soll. Die Untertemperaturen sind nur dadurch zu vermeiden, dass die Kinder vor Wärmeverlusten geschützt werden. Umgekehrt entstehen Übertemperaturen, wenn die Kinder zu warm gehalten werden.

Die **Ernährung** ist deswegen schwierig, weil zunächst eine grosse Empfindlichkeit gegen alle Nahrungsschäden, vor allem gegen die unnatürliche Ernährung besteht. Ausserdem ist die Nahrungsaufnahme mit Schwierigkeiten verknüpft, weil die schwachen Kinder in der Regel nicht imstande sind, an der Brust zu saugen, oft sogar auch nicht einmal die Nahrung aus der Flasche nehmen können. Es müssen daher alle möglichen Kunstgriffe angewendet werden, um ihnen die Nahrung beizubringen.

Gelegentlich ist die Frage aufgeworfen worden, ob es denn zweckmäßig und berechtigt ist, untergewichtige Kinder aufzuziehen. Es sei doch zu bedenken, ob man nicht schwache Menschen heranzüchtet, welche dauernd siech sind und vorzeitig sterben.

Ein grosser Teil der frühgeborenen Kinder, besonders der stark untergewichtigen, geht in der Tat zugrunde. Nur ein Teil bleibt erhalten, so dass die grosse Mühe, welche man sich mit dem frühgeborenen Kinde gibt, oft verloren ist. Viele aber wachsen doch heran, um so sicherer, je höher das Geburtsgewicht ist. Das endgültige Schicksal der am Leben gebliebenen Kinder ist kaum getrübt. Schon am Ende des ersten Lebensjahres ist der Unterschied zwischen einem zu früh und einem rechtzeitig geborenen Säugling nur noch gering. Wenn also auch nur ein Teil der Frühgeborenen am Leben bleibt, so sind damit doch vollwertige Menschen gerettet, denen man in späteren Jahren nichts mehr von der Lebensschwäche der ersten Wochen und Monate anmerkt.

XII. Krankheiten im Säuglingsalter.

1. Das Verhalten des Säuglings in gesunden und kranken Tagen.

Der gesunde Säugling ist stets in vergnügter, zufriedener **Stimmung**. Er ist ein angenehmer Hausgenosse und gibt seiner Umgebung nur selten Anlass zu Klagen. Seine Zufriedenheit ist so gross, dass es schwer fällt, ihn aus dem Gleichmaß zu bringen. Was man auch immer mit ihm machen möge, er ist immer geneigt, es als Spass aufzufassen und darüber vergnügt zu sein. Man muss ihm schon recht arg mitspielen, wenn man ihn zum Schreien bringen will.

Seiner **Lebensfreudigkeit** gibt er anfangs nur durch den Drang zu lebhaften Bewegungen Ausdruck. Keinen grösseren Gefallen kann man einem gesunden Säugling erweisen, als ihn vollständig auszupacken. Vergnügt strampelt er mit Händen und Füssen und ist nimmermüde. Erst der eintretende Schlaf macht der Zappelei ein Ende.

Im **Schlaf** nimmt das gesunde Kind jene bezeichnende Haltung ein, welche an die Lage des Kindes in der Gebärmutter erinnert. Arme und Beine, oder zum mindesten die ersteren, werden gebeugt gehalten.

Der Schlaf ist tief und fest. Inmitten des ärgsten Lärmes schlummert der Säugling unbekümmert. Selbst wenn man ihn aufnimmt, ihn auspackt, trocken legt und alles mögliche mit ihm vornimmt, wird er kaum aufwachen. Er wird im ärgsten Falle einige träge Bewegungen machen, aber schnell wieder vollständig einschlafen. Der Schlummer nimmt im Anfang des Lebens den grössten Teil des Tages ein. 22—23 Stunden werden im Schlaf verbracht. Mit dem zunehmenden Alter werden die wachen Pausen immer länger; doch selbst am Ende des ersten Lebensjahres wird die grössere Hälfte des Tages, werden noch etwa 14 Stunden durch Schlummer ausgefüllt.

Die **Teilnahme an der Umgebung** steigt mit dem zunehmenden Alter. Mit lebhafter Neugierde verfolgt der Säugling alles, was in seiner Nähe vorgeht, richtet sich wohl auch aus der Rückenlage halb in die Höhe, um besser sehen zu können. Er kennt seine Umgebung, äussert Freude, wenn bekannte Personen herannahen und gibt auch seiner Unlust deutlichen Ausdruck. Allmählich beginnt das Kind auch ein gewisses **Bedürfnis nach Beschäftigung** zu empfinden. Es spielt mit den eigenen Fingern, mit herabhängenden Schnüren und Quasten. Auch die Sprache beginnt sich zu regen. Zwar werden vorerst noch keine sprachlichen Laute gebildet, aber völlig ausdruckslos ist das vergnügte Lallen der Kinder auch nicht.

Seiner **Unlust** gibt das Kind durch Schreien und Weinen Ausdruck. So einfach diese Mittel sind, so verfügt das Kind doch über viele Schattierungen, welche dem geübten Ohr allerlei über den Grund des Schreiens sagen. Man kann das eigensinnige Brüllen des ungeduldigen Tyrannen sehr gut von dem Schreien des Kindes unterscheiden, welches sich unbehaglich fühlt, welches nass liegt. Die Äusserung des Schmerzes ist erst recht herauszuhören. Das klägliche Wimmern oder das gellende Aufschreien des kranken Kindes ist überhaupt nicht zu verkennen.

Es gibt jedoch auch unter den Säuglingen schon eine erhebliche Zahl von **Nervösen.** Die Ruhe und die Gleichmäßigkeit der Stimmung ist bei ihnen nicht so gesichert wie bei den derberen Altersgenossen. Solche Kinder sind unruhiger, haben einen leichteren Schlaf, schrecken durch Lärm in die Höhe und antworten auch im Wachen auf ein plötzliches Geräusch, z. B. das Zusammenklatschen der Hände, mit Zusammenzucken. In den letzten Jahren, offenbar unter den Folgen der Notzeit und der erschwerten Lebensbedingungen, hat sich die Zahl der nervösen, unruhigen und schlecht schlafenden Kinder beträchtlich vermehrt. Immer wieder hört man die Klagen der Eltern, Tag und Nacht sei keine Ruhe. Die Kinder weinen und schreien Nachts stundenlang. Wenn sie älter werden äussert sich die Unruhe anders. Sie spielen im Bett herum, schwatzen, singen. Sie kommen nicht zur Ruhe und lassen auch andere nicht schlafen. Der Schaden ist gar nicht zu unterschätzen. Die Kinder werden durch den Mangel an Schlaf immer empfindlicher und nervöser, und die Ruhe der ganzen Familie wird gestört. Es sind das Fälle, wo es der ganzen Geschicklichkeit eines erfahrenen Arztes bedarf, um erträgliche Zustände wieder herzustellen und die Entwicklung des Kindes in ruhigere Bahnen zu leiten.

Befindet sich der Säugling nicht wohl, ist er irgendwie in seiner Gesundheit beeinträchtigt, so ändern sich zunächst **Stimmung und Benehmen.** Sorgfältig beobachtende Mütter empfinden den Umschlag in dem Wesen des Kindes oft so ausgezeichnet, dass sie eine Krankheit vermuten, noch ehe gröbere Zeichen zutage treten. Das sonst so freundliche und liebenswürdige Kind wird missgestimmt und mürrisch. War es früher geneigt, alles scherzhaft aufzunehmen, so ist es jetzt sehr leicht zu beleidigen und zum Weinen zu bringen. Der **Bewegungsdrang** lässt nach und geht in schweren Fällen in schlaffe Bewegungslosigkeit über. Auch im Schlafe bleiben dann Arme und Beine ausgestreckt. Der **Schlaf** wird unruhig und kurz. Die Kinder wachen leicht auf und liegen auch in der Nacht stundenlang wach. Ältere Säuglinge verlernen das Lachen. Die schwer abgemagerten Kinder sind immer grämlich. So kennzeichnend ist diese Stimmung, dass das erste wiederkehrende Lächeln geradezu als Vorbote der Genesung betrachtet werden kann und auch dann schon gute Hoffnung gibt, wenn sonst das körperliche Befinden noch viel zu wünschen übrig lässt. Mit der zunehmenden Erstarkung wird die ganze Grundstimmung wieder besser. Die alte Zufriedenheit, die alte Lust zu Bewegungen stellt sich wieder ein. Nach kurzer Zeit oft ist das Kind wieder vollständig umgewandelt.

Früh lässt beim kranken Säugling die **Trinklust** nach. Die Brust wird verweigert oder nach wenigen kraftlosen Zügen losgelassen. Auch die Flasche wird nicht genommen oder doch nicht geleert. Mit grösster Entschiedenheit lehnt der Säugling die sonst so heiss begehrte Nahrung ab. Manchmal ist die Nahrungsverweigerung vollständig. In gewissen Fällen allerdings bleibt, wie wir sehen werden, die Trinklust ungeschwächt.

Wesen und Benehmen des Säuglings lassen schnell erkennen, ob er sich wohl fühlt oder nicht. Tieferen Einblick in seinen Zustand erhält man durch Beobachtung gewisser Organe und ihrer Tätigkeit.

Die rosige **Hautfarbe** schlägt im Krankheitsfalle in eine mehr oder minder ausgesprochene Blässe um. Die Ohren, welche sonst gegen das Licht rötlich durchschimmern, sehen weiss aus. Besonders auffällig und bedrohlich ist es, wenn bei ganz jungen Säuglingen die Hautfarbe abblasst, fahl wird, einen Stich ins bläulich-violette erhält.

Die **Gewebsspannung** lässt nach. Haut und Muskulatur fühlen sich schlaff und welk an. Die sonst so straffen Bauchdecken können so weich werden, dass man ohne weiteres durchtasten kann. In anderen Fällen kann die Muskulatur übermäßig steif und hart werden.

Verliert das Kind viel Wasser, etwa durch Durchfälle, so sinken die **Augen** tief in ihre Höhlen, die grosse **Fontanelle** sinkt ein.

Von der grössten Bedeutung ist das Verhalten der **Temperatur.** In gesunden Tagen steht sie sehr gleichmäßig zwischen 36,5 und 37⁰. Sie steigt aber beim Säugling verhältnismäßig leicht an und kann auch tief unter das Mittel sinken. Bei schwachen Frühgeburten geht sie, allerdings nur für kurze Zeit, selbst bis auf 25—30⁰ herab. Da die Körpertemperatur des Säuglings so leicht beeinflusst wird, so bietet sie einen besonders wichtigen Anhaltspunkt bei der Beurteilung des Gesundheitszustandes. In allen Zweifelsfällen soll man die Temperaturmessung nicht verabsäumen, sie gibt feste Anhaltspunkte. Man soll Temperatursteigerungen bei wenig gestörtem Allgemeinbefinden allerdings auch nicht zu tragisch nehmen, da Bewegungen nach oben und unten auch durch geringe Ursache ausgelöst werden.

Der **Puls** ist wesentlich beschleunigter als beim Erwachsenen. Während dieser 60—70 Pulse in der Minute hat, beträgt die Zahl beim Säugling etwa 120.

Die Beurteilung des Pulses ist beim Säugling aufs äusserste erschwert. Die Pulsader ist dünn, liegt tief unter dem hier verhältnismäßig starken Fettpolster. Die Pulswelle ist schwach. Aus diesen Gründen lässt sich der Puls schlecht fühlen. Hierzu kommt noch, dass die Unruhe der Kinder störend ist. So wichtig die Beobachtung des Pulses in späteren Jahren ist, so nichtig ist sie beim Säugling. Krankenschwestern, welche eifrig bemüht sind, den Puls kranker Säuglinge zu fühlen, zeigen, dass sie keine gute Schule genossen haben.

Die **Atmung** ist stark beschleunigt. Der Erwachsene macht 16 bis 20 Atemzüge in der Minute, der Säugling etwa 30. Die einzelnen Atemzüge sind wenig tief. Die krankhaften Veränderungen der Atmung führen zu sehr ins einzelne, um hier besprochen zu werden.

Die **Verdauung** zeitigt, namentlich bei den Ernährungsstörungen, viele krankhafte Erscheinungen. Am häufigsten und sinnfälligsten ändert sich das Stuhlbild. Hierüber wird an anderer Stelle das Nötige gesagt.

2. Krankheiten der Neugeborenen.

Die dem Neugeborenen eigentümlichen Erkrankungen sind zum Teil durch Geburtsschädigungen bedingt. Andere sind als Störungen beim Übergange zum selbständigen Leben zu betrachten.

Im Gefolge der Geburt treten nicht selten Hirnblutungen auf. Sie können schwere Erscheinungen machen, z. B. Krämpfe, und dann sind auch langwirkende Folgen zu fürchten. Meist aber sind die Anzeichen geringer. Schlaffheit, Schlafsucht, Trinkfaulheit können einen Hinweis geben.

Zu den unvermeidlichen Folgen der Geburt gehört eine Schwellung am Schädel — **Kopfgeschwulst** —, welche sich regelmäßig bei Geburten in Kopflage, also bei der Mehrzahl, einstellt. Diese Schwellung ist weich, teigig, sitzt gewöhnlich seitlich am Schädel und unterscheidet sich von der Kopfblutgeschwulst (s. dort) dadurch, dass sie nicht an die Grenzen der Schädelknochen gebunden ist. Fast ebenso alltäglich ist die schon früher erwähnte **Gelbsucht** sowie die **Schwellung der Brustdrüsen**, bei der es selbst zur Absonderung von einigen Tropfen einer milchähnlichen Flüssigkeit kommen kann (Hexenmilch). Diese Schwellung geht von selbst zurück. Es ist schädlich, daran herumzukneten, weil sonst eitrige Entzündungen entstehen können.

Ein gefahrdrohender Zustand kann in unmittelbarem Anschluss an die Geburt eintreten: der **Scheintod der Neugeborenen**. Der erste Atemzug, der sonst sofort nach Beendigung der Geburt erfolgt, bleibt aus.

Schnellste Anregung ist notwendig. Durch Hautreize, durch Bespritzen mit warmem und kaltem Wasser, durch Abklatschen der Haut, oder schliesslich durch künstliche Atmung lässt sich die Atmung jedoch meist in Gang bringen.

Von **Geburtsverletzungen** ist am häufigsten ein durch Quetschung erzeugter Bluterguss unter die Knochenhaut des Schädels, fast immer an einem der Scheitelbeine. An dieser Stelle erhebt sich eine weiche Beule, genau von der Grösse und Gestalt des Knochens. Die Erscheinung wird als **Kopfblutgeschwulst** bezeichnet. Sie ist harmlos und die Rückbildung erfolgt ohne grössere Eingriffe im Laufe von wenigen Wochen.

Der **Nabel** ist im wahren Sinne des Wortes die wunde Stelle des Neugeborenen. Hier sind Erkrankungen mit schweren Folgen am ehesten zu fürchten. So kann es Zellgewebsentzündungen, Wundrose oder auch schliesslich allgemeine Blutvergiftungen geben, wenn die Eitererreger ins Blut übergehen. Alle diese Krankheiten sind als ernst zu betrachten. Nicht zu verwechseln damit ist eine harmlose Erscheinung. Bei vollständigem Wohlbefinden des Kindes kann es nämlich aus der Tiefe des Nabels eitern (der Nabel „nässt"). Schuld daran ist, wie man sich durch Auseinanderziehen der Hautfalten leicht überzeugen kann, ein kleiner Knopf von sogenanntem „wildem Fleisch". Er lässt sich durch Ätzung leicht beseitigen, und dann hört die Eiterung sofort auf.

Schliesslich muss man bei den Krankheiten der Neugeborenen auch noch der angeborenen **Syphilis** gedenken (s. auch S. 95). Die rechtzeitige Erkennung ist von der grössten Bedeutung. Kinder, welche syphilitisch zur Welt kommen, sind oft nicht ganz ausgetragen. Als wichtigstes Krankheitszeichen haben sie einen Ausschlag oder werden in den ersten Tagen davon befallen. Sein Grundelement sind zahlreiche, knapp erbsengrosse Bläschen mit trübem, weiss-gelblichem Inhalt. Sie sitzen vornehmlich an den Armen und Beinen, und da wieder an den Handflächen und Fußsohlen. In anderen Fällen ist es ein zeitig auftretender Schnupfen, welcher mit Ausfluss aus der Nase und einem schniefenden Geräusch bei der Atmung verbunden ist, welcher als frühes Zeichen der Syphilis auftritt. Er allein kann es sein, welcher auf die richtige Fährte führt.

Die Syphilis der Neugeborenen ist deswegen so ernst, weil sie dringend der Behandlung bedarf, und weil sie für die Umgebung gefährlich werden kann. Pflegerinnen, welche mit der Wartung syphilitischer Säuglinge betraut sind, müssen sich sorgsam inachtnehmen. Der syphilitische Säugling darf nicht ohne weiteres in Pflege gegeben werden. Für die eigene Mutter ist er, wie schon früher erwähnt, ungefährlich, weil Mütter syphilitischer Kinder nicht mehr angesteckt werden. Er kann daher auch ruhig gesäugt werden. Das ist sogar notwendig, weil syphilitische Kinder bei künstlicher Ernährung fast ausnahmslos zugrunde gehen.

Der syphilitische Blasenausschlag kann leicht mit einer anderen Krankheit verwechselt werden, die ebenfalls bei Neugeborenen häufig ist, das sind die sogenannten **Schälblasen.** Sie sehen ähnlich aus

wie die syphilitischen Blasen, pflegen jedoch grösser zu sein, eine
mehr weissliche Farbe zu haben und den Rumpf zu bevorzugen. Hand-
teller und Füsse bleiben frei von ihnen. Die Schälblasen sind an-
steckend und werden leicht durch Hebammen und Pflegerinnen von
einem Kinde aufs andere übertragen. In der Regel verlaufen sie harmlos,
können aber doch manchmal solchen Umfang annehmen, dass sie gefährlich werden. Die befallenen Kinder müssen sehr sauber gehalten
werden, damit keine Infektionen an den Stellen entstehen, wo die Haut
durch die Blasenbildung wund geworden ist.

3. Ernährungskrankheiten.

Wiederholt ist schon darauf hingewiesen worden, dass der Säugling
der Nahrung gegenüber ganz besonders hinfällig ist. Sicheres Gedeihen
ist nur mit Muttermilch zu erzielen. Bei künstlicher Nahrung treten
leicht Störungen aller Art auf, vom einfachen Nichtgedeihen, vom Durchfall bis zur vollständigen Abzehrung und dem verhängnisvollen Brechdurchfall.

Wir werden uns etwas genauere Vorstellungen darüber machen
müssen, wie diese Verdauungsstörungen zustande kommen. Zweierlei
ist hierbei zu beachten. Der Verdauungsapparat ist leicht verletzbar,
leicht zu stören, und auch das Körpergewebe wird leicht beeinträchtigt.
Magen, Darm, Stoffwechsel sind für die Verdauung und Ausnützung
von Muttermilch eingerichtet. Mutet man dem Säugling zu, andere
Nahrung aufzunehmen, so belastet man ihn. Das kann zum Versagen
der Verdauungsorgane, kann aber auch zum Versagen der Gedeihfähigkeit
führen. Hier liegt der grundsätzliche Unterschied zwischen dem älteren
Kind und dem Erwachsenen. Bei letzterem ist der Durchfall eine örtliche
Erkrankung, beim Säugling wird der gesamte Körper in Mitleiden-
schaft gezogen, es kommt zur tiefgreifenden Allgemeinschädigung.

So lange man die künstliche Nahrung einigermaßen in geordneten
Bahnen hält, werden Störungen selten sein. Fügt man aber zu der
Belastung des Säuglings mit der künstlichen Nahrung noch Fehler hinzu,
dann kann man sich über das schnelle Auftreten von Ansatzstörungen
oder Durchfallkrankheiten nicht wundern.

Nun ist es klar, warum die Brustkinder so gut wie ganz von Ernährungsstörungen befreit bleiben, während die Flaschenkinder so
leicht erkranken. Nun ist es auch klar, dass jedes Übermaß aber
auch jeder Mangel an Nahrung oder an einzelnen Nahrungsbestand-
teilen bei der künstlichen Ernährung ein schwerer Fehler sein muss.
Verständlich ist auch, dass Störungen um so leichter auftreten und
sich um so verhängnisvoller auswirken, je jünger die Kinder sind. Der
Verdauungsapparat wird mit dem zunehmenden Alter widerstandsfähiger. Daraus ergibt sich aber auch sofort wieder die Schluss-
folgerung, dass in den ersten Wochen und Monaten die natürliche
Ernährung noch schwerer ersetzbar ist als später.

Nicht ganz klar wird aus den bisherigen Darlegungen, warum die
Säuglingssterblichkeit in den heissen Sommermonaten so gross ist.
In den letzten Jahren ist zwar der sogenannte „Sommergipfel der

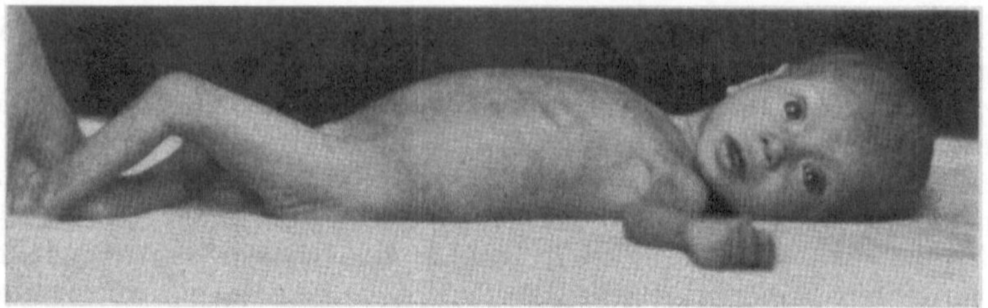

Abb. 34. Magerer aber gesunder Säugling von 4 Monaten.

Säuglingssterblichkeit" kaum hervorgetreten. Immerhin aber müssen wir in heisser Witterung, namentlich wenn sie lange dauert, eine Gefahr vor allem für künstlich genährte Säuglinge erblicken. Die Erklärung hierfür liegt darin, dass die Verdauungsorgane des Säuglings durch Hitze in ihrer Tätigkeit geschädigt werden, dass die gesamte Widerstandsfähigkeit verringert wird. Fehler, welche sonst nicht schadeten, können nun sofort zur Krankheitsursache werden. Die Sommersterblichkeit der Säuglinge ist eine Geissel der künstlich genährten Kinder und vor allen Dingen eine Geissel der Großstadtkinder. Da, wo die Menschen dicht aufeinander wohnen, wo die Strassenreihen aus enggedrängten Mietskasernen bestehen, kann in heissen Sommertagen auch während der Nacht keine Abkühlung erfolgen. Die langdauernde Überhitzung der Säuglinge ist es, die zum Versagen der Widerstandskraft führt.

Aus der grossen Fülle der **Krankheitsbilder** heben sich zwei Typen hervor. Einmal handelt es sich um solche Säuglinge, welche bei scheinbar ungestörter Verdauung nicht zunehmen, immer blasser und magerer werden und schliesslich einem schweren Siechtum verfallen. Im anderen Falle entsteht die Erkrankung stürmischer und geht mit Durchfall einher. Die schwerste Form dieser Erkrankung ist der Brechdurchfall.

Die Entstehung des Nichtgedeihens, des langsamen Siechtums der Säuglinge, muss man sich so vorstellen, dass durch Schäden der Ernährung, der Pflege oder auch durch Infektionen die Ansatzfähigkeit der Körpergewebe herabgesetzt worden ist. Die Nahrung wird zwar

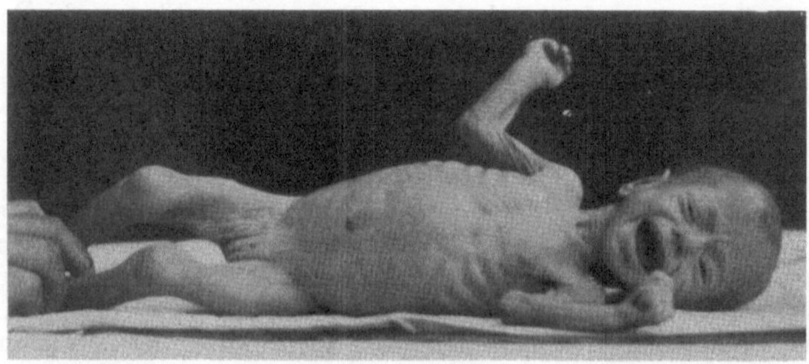

Abb. 35. Ernährungskranker Säugling, 5 Monate alt, abgezehrt, schlecht gestimmt.

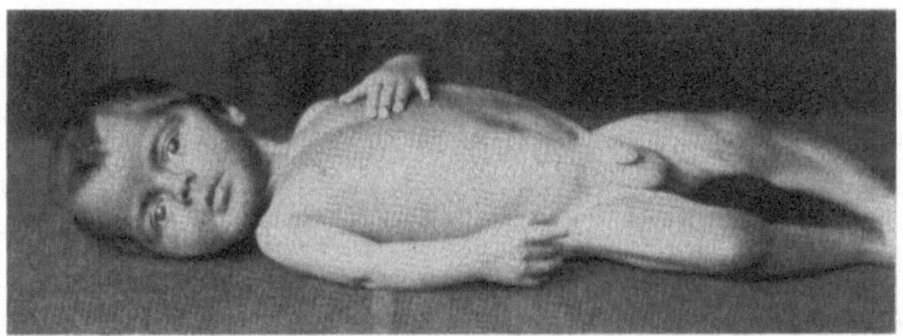

Abb. 36. Derselbe Säugling wie Abb. 37, nach 2 monatlicher Behandlung frischer, runder, in zufriedener Stimmung.

leidlich normal verdaut, der Körper weiss aber mit den zugeführten Nährstoffen nicht recht etwas anzufangen. Die Zellen des Körpers nehmen die Nährstoffe nicht auf. Es ist ähnlich so, wie wenn ein Wassertropfen einerseits auf Fliesspapier, andrerseits auf Ölpapier fällt. Einmal wird er aufgesaugt, im anderen Falle fliesst er ab. Die Grundsubstanz des Papiers ist beide Male die gleiche. Das Öl aber vernichtet die Aufsaugefähigkeit des Papiers für Wasser.

Welcher Art die Zellschädigung beim Kinde ist, weiss man noch nicht recht. Gewöhnlich handelt es sich um Kinder, welche mit unverständig zusammengesetzten Milchmischungen ernährt wurden. Fieber besteht nicht, die Trinklust ist rege, der Stuhl ist eher angehalten, knollig, trocken, von weisslicher Farbe. Lässt man sich in Anbetracht der schlechten Gewichtszunahme dazu verleiten, die Nahrungsmenge zu erhöhen, so tritt wider Erwarten Zunahme nicht ein. Das Gewicht bleibt im Gegenteil stehen oder nimmt geradezu ab. Die Kinder werden immer magerer und äusserst blass. Die Stimmung ist grämlich, die Bewegungsfreudigkeit ist dahin. Schliesslich tritt der Tod ein.

Ein ganz anderes Bild bieten die Kinder, welche mit Durchfall, Fieber und gewöhnlich auch mit schweren Allgemeinerscheinungen erkranken. Meistenteils waren sie eine Zeitlang scheinbar prächtig gediehen und machten einen durchaus frischen und befriedigenden Eindruck. Aber die Vorboten der späteren Ereignisse bleiben nicht lange aus. Zuerst noch vorübergehend zeigen sich schlechte Stühle. Sie sind grünlich, dünn, zerfahren, mit weissen Bröckeln durchsetzt,

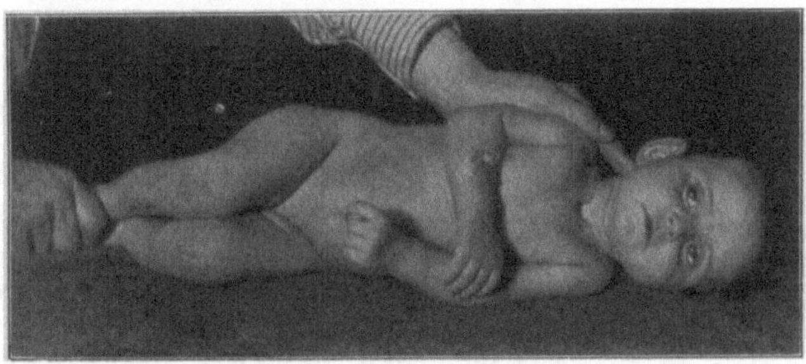

Abb. 37. Kind mit Brechdurchfall. Hier ist der leere, ausdruckslose Blick bezeichnend, das Kind ist bewusstlos, sonst handelt es sich um ein wohlgenährtes Kind.

enthalten oft auch Schleim. Die Reaktion ist stark sauer, die Entleerung erfolgt öfters, 3—6 mal am Tage, oder noch häufiger. Die Kinder machen jetzt noch keinen sehr kranken Eindruck, das Gewicht nimmt jedoch nur wenig oder unregelmäßig zu, die Temperatur wird flackerig. Während das gesunde Kind, wie erinnerlich, eine sehr gleichmäßige Körperwärme hat, welche sich kaum über 36,8° erhebt, treten nun grössere Schwankungen auf, die bis über 37° hinausgehen. Die Trinklust ist nicht erheblich gemindert. Dagegen wird ein Teil des Getrunkenen oft wieder zurückgegeben.

Wird die Ernährungsschädlichkeit nicht aus dem Wege geräumt, verstärkt sie sich gar noch, oder erleidet das Kind eine sonstige Beeinträchtigung seines Zustandes, etwa durch eine Infektion (Bronchialkatarrh, Rachenkatarrh, Schnupfen, Grippe und dgl.) oder durch Sommerhitze, so gehen die geschilderten leichteren Erscheinungen in überraschender Steigerung in die des Brechdurchfalls über. Die Körperwärme steigt zu mächtiger Fieberhöhe empor, starkes Erbrechen stellt sich ein. Die Stühle werden wässrig, spritzend, entleeren sich ungemein häufig; das Körpergewicht sinkt schnell. Das Kind sieht stark verfallen aus, ist matt, benommen, dazwischen auch wieder sehr aufgeregt. **Man hat ein schweres vergiftungsähnliches Krankheitsbild, welches an die Cholera erinnert, und das man früher auch häufig als Kindercholera bezeichnete.**

Wird bei dieser Krankheit nicht rechtzeitig eingegriffen, so sterben die Kinder meistens, während bei frühzeitiger Behandlung noch viele Fälle gerettet werden können.

Zwischen den beiden geschilderten Arten der Ernährungsstörungen finden sich alle möglichen **Übergangsbilder.** Auch die Schwere der einzelnen Krankheitsfälle ist sehr verschieden, so dass das Bild der Ernährungsstörungen in der Tat viel mannigfaltiger ist, als es nach diesen Ausführungen vielleicht den Anschein erwecken könnte.

Bei vielen ernährungsgestörten Kindern, auch in minder schweren Fällen, tritt eine eigentümliche Veränderung der Mundschleimhaut auf. Es bilden sich festhaftende weisse Pünktchen und Flecken. Sie können fast die ganze Mundhöhle auskleiden, evtl. auch noch tief in die Speiseröhre hinabreichen. Man bezeichnet sie als **Schwämmchen (Soor).** Sie werden durch die Wucherung eines Pilzes erzeugt und entwickeln sich nur bei Säuglingen, deren Ernährung nicht in Ordnung ist, so wie bei Erwachsenen die Zunge sich belegt, wenn die Magentätigkeit gestört ist.

Gegen die Schwämmchen braucht man nichts zu tun. Wird die Nahrung geregelt, so verschwinden sie von selbst. Vor allem aber darf man nicht versuchen, sie wegzuwischen, sonst gibt es leicht Verletzungen.

Über die **Behandlung der Ernährungsstörungen** kann hier nichts weiter gesagt werden — man kann nichts Besseres tun, als möglichst frühzeitig einen sachkundigen Arzt zuzuziehen. Den richtigen Zeitpunkt wird der aufmerksame Beobachter nicht versäumen, wenn er einen offenen Sinn für Aussehen und Verhalten des Säuglings hat, wenn er sieht, wie die Kinder blass und matt werden, nicht recht zunehmen, wenn schlechte Stühle ausgestossen werden u. dgl. mehr. Durch eigene Ratschläge einen Versuch der Abhilfe zu machen, ist durchaus unangemessen. Bis zum Eintreffen des Arztes kann man das Kind auf Teediät setzen. Man nimmt einen dünnen Aufguss von gewöhnlichem Tee, welcher mit Saccharin gesüsst

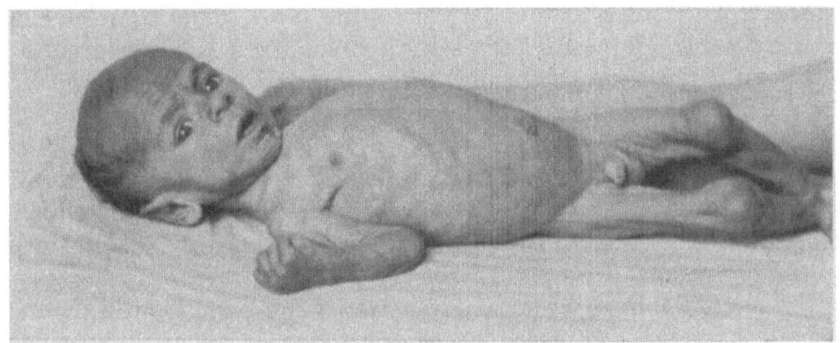

Abb. 38. Säugling von 5 Monaten, aufs schwerste abgemagert (Magenpförtnerkrampf).

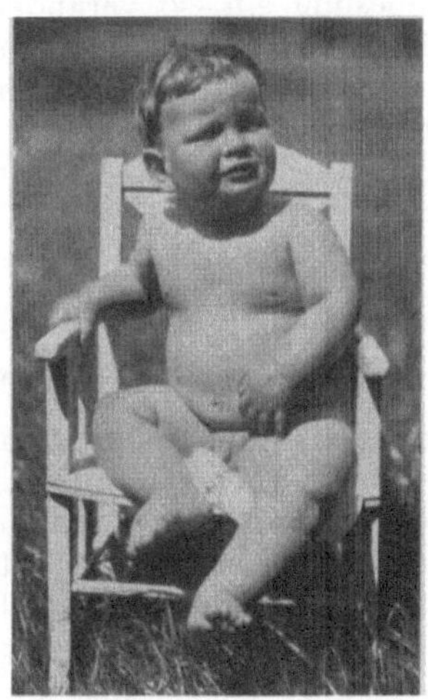

Abb. 39. Das gleiche Kind wie Abb. 38. Ein Jahr später
blühendes Aussehen und gute Entwicklung.

wird. Damit wird sicher nichts verdorben, manchmal aber geradezu genützt. Die Zeit der Teekost darf nicht ungebührlich ausgedehnt werden, sicher nicht über 24 Stunden. Bis dahin spätestens muss der Arzt anwesend sein.

Während des Teegenusses pflegt eine sehr auffällige Änderung der Stühle einzutreten, über die man Bescheid wissen muss. Waren sie anfangs gelblich oder grünlich, so werden sie nun spärlicher und immer dunkler, bis sie schliesslich eine dunkelbraun-schwärzliche Färbung annehmen. Das Auftreten derartiger Stühle ist ein Zeichen, dass der Darm leer ist. Man pflegt sie daher auch als **Hungerstühle** zu bezeichnen.

Die Aussichten für ernährungskranke Säuglinge sind verschieden, je nach dem Zeitpunkt, in welchem sie zur Behandlung kommen. Ist der Höhepunkt erreicht, in dem einen Fall die hochgradige Blässe und Abmagerung, in dem anderen der Brechdurchfall, so pflegt die Heilung schwierig zu sein. Bei den chronisch abgemagerten Kindern ist die Aufnahmefähigkeit für die Nahrung oft schon so herabgemindert, dass nur noch Frauenmilch Rettung bringen kann. Aber auch sie hilft nicht sogleich. Der Körper ist zu schwer geschädigt. Es dauert oft Wochen, bis er unter dem Einfluss der Frauenmilch sich wieder soweit erholt hat, dass Gewichtszunahme erfolgt. Minder schwierig pflegt die Behandlung von Brechdurchfällen zu sein. — Solange die akuten wie die chronischen Erkrankungen noch nicht voll ausgebildet sind, ist durch geeignetes Eingreifen leicht Heilung zu erzielen. Das ist die Zeit, wo die Eltern mit ihrem Kinde zum Arzt geschickt werden müssen. **In schweren Fällen beider Art ist die Aufnahme in eine geeignete Anstalt (Kinderklinik, Säuglingsheim) zu empfehlen.**

Tritt erst einmal Genesung ein, so verändern sich auch die allerschwersten Fälle in verblüffender Weise. Ein zum Skelett abgemagertes Kind wird wieder frisch, rund und rosig und lässt nach Wochen und Monaten nicht einmal mehr ahnen, was mit ihm vorgegangen ist. Man braucht also nicht zu befürchten, dass man aus elenden Kindern minderwertige Menschen heranzüchtet (s. Abb. 38, 39). Wieweit sie aber bei Vernachlässigung und ungeeigneter Behandlung in der Entwicklung zurückbleiben, zeigt insbesondere die Abb. 66.

4. Erbrechen und Stuhlverstopfung.

Wieder Hochbringen der Nahrung, **Speien** ist beim Säugling sehr häufig. Bei vielen Kindern erfolgt es gewohnheitsmäßig und kann dann unter Umständen so hohe Grade annehmen, dass die Nahrungsaufnahme gefährdet wird. Gelegentliches Speien ist bedeutungslos. Man sieht es z. B. bei solchen Brustkindern, welche an leicht fliessender Brust schnell und viel trinken.

Um das gewohnheitsmäßige Speien der Kinder zu unterdrücken, lassen sich mit Erfolg eine Reihe von Pflegemaßnahmen anwenden. Vorausgesetzt wird, dass die Art der Ernährung, d. h. die Zusammensetzung der Nahrung, sorgfältig geregelt ist. Die Fütterung muss in kleinen Portionen erfolgen, demgemäß häufiger. In leichten Fällen genügt es, 10—12 Mahlzeiten zu geben, bei schwereren muss man halbstündlich oder stündlich wenige Gramm füttern. Von grösster Wichtigkeit ist aber die Ruhigstellung der Kinder. Meist handelt es sich so wie so um nervöse unruhige Kinder. Je weniger man mit ihnen anstellt, um so besser ist es. Eine gewisse Ruhe kann man durch Festlegen des Kopfes der Kinder zwischen Sandsäcken erzielen. In schwierigen Fällen muss man Beruhigungsmedikamente geben. Kommt man mit diesen Maßregeln nicht aus, so muss zu ernsteren Mitteln gegriffen werden, die gewöhnlich nur in der Anstalt möglich sind.

Was die Stuhlverstopfung anbelangt, so ist natürlich zunächst daran zu denken, ob sie nicht durch eine Verdauungsstörung bedingt ist. Sie ist aber auch bei durchaus normalen Brustkindern überaus häufig, und kann dann sehr störend empfunden werden. Namentlich junge Kinder fühlen sich ernstlich belästigt, geben durch Pressen, Drücken und Schreien ihr Leiden zu erkennen. Bei jungen Brustkindern muss man auch daran denken, ob sie nicht zu wenig bekommen und darum auch nur wenig Stuhl haben. Die Behebung der Verstopfung ist meist nicht leicht. Verboten ist unter allen Umständen das eigenmächtige Verabreichen von Abführmitteln und vor allen Dingen die Verwendung von Milchzucker als Abführmittel. Dahingegen ist leichte Massage des Bauches und ein Klysma als Hilfsmittel durchaus geboten. In der Regel bessert sich der Zustand dann, wenn die Nahrung etwas reichhaltiger gestaltet werden kann, insbesondere, wenn man zu gemischter Nahrung, zur Fütterung von Gemüse und Brei übergehen kann.

5. Die körperliche Verfassung des Säuglings.

Verschiedentlich ist schon darauf hingewiesen worden, dass man den Säugling nicht schematisch behandeln darf. Die Verschiedenheit des Körpers und seiner Reaktion kann beträchtlich sein. Abgesehen von diesen Schwankungen der körperlichen Verfassung gibt es aber noch Abartungen, welche so stark sind, dass sie geradezu Krankheiten herbeiführen oder ihre Entstehung begünstigen. Die Fähigkeit des Fettansatzes kann zu gross oder zu klein sein. Die Empfindlichkeit der Haut und Schleimhäute ist gesteigert. Entzündungen und Katarrhe aller Art sind die Folge. Starkes Wundsein der Kinder wird durch übergrosse Empfindlichkeit der Haut veranlasst. Überall, wo sich die Hautfalten eng aneinander legen, oder wo die Haut leicht beschmutzt werden kann, kommt es zu Rötungen. Sie sind oft ausserordentlich schwer zu beseitigen und dürfen nicht ohne weiteres mangelnder Pflege zur Last gelegt werden.

Erkrankungen der Haut entwickeln sich im Gefolge. Am häufigsten sind die sogenannten Säuglingsekzeme (Milchschorf). Der Beginn kann schon in die ersten Monate fallen. Auf dem behaarten Kopfe bilden sich Schuppen, die Haut der Wangen wird rauh, ohne gerötet zu sein. In diesem Stadium lässt sich gewöhnlich durch einfache Salbenbehandlung Gutes erreichen. Schreitet die Krankheit aber vorwärts, so wird die Haut des Gesichts stark entzündet und rissig, es bilden sich dicke Borken. Auch der Rumpf kann ergriffen werden; Ellbogenbeuge und Kniekehle bleiben oft jahrelang mit Ausschlag behaftet. Werden die wunden Hautstellen durch Bakterien verunreinigt, so können auch noch die benachbarten Lymphknoten anschwellen oder vereitern. Die Haut juckt sehr stark, die Kinder zerkratzen sich unruhevoll Tag und Nacht. Dieser Zustand kann viele Wochen, ja Monate anhalten und eine ernstere Erkrankung bilden. Bei der Behandlung sind pflegerische Maßnahmen von grösster Bedeutung. Namentlich das Kratzen der Kinder muss unter allen Umständen verhütet werden. Hierauf kommen wir später im einzelnen noch zurück.

Die Säuglinge mit besonderer Körperverfassung reagieren gewöhnlich mit einer Verschlechterung ihres Zustandes, wenn sie fett werden. Die Nahrung muss also so eingerichtet werden, dass die Kinder nur langsam zunehmen, insbesondere mit Fett muss man zurückhaltend sein.

Unter den augenblicklichen Lebensumständen muss noch ausdrücklich der nervösen Säuglinge gedacht werden, der Säuglinge, welche sich durch eine angeborene reizbare Schwäche ihrer Nerven von der Norm entfernen. Die Zahl dieser Kinder hat in den letzten Jahren beträchtlich zugenommen und damit ist auch die Sorge für ihr Wohl und Wehe stärker in den Vordergrund getreten. Hierzu kommt noch, dass die nervösen Kinder ihren Eltern und Pflegern die allergrössten Unbequemlichkeiten machen können, so dass Rat und Hilfe häufig begehrt wird.

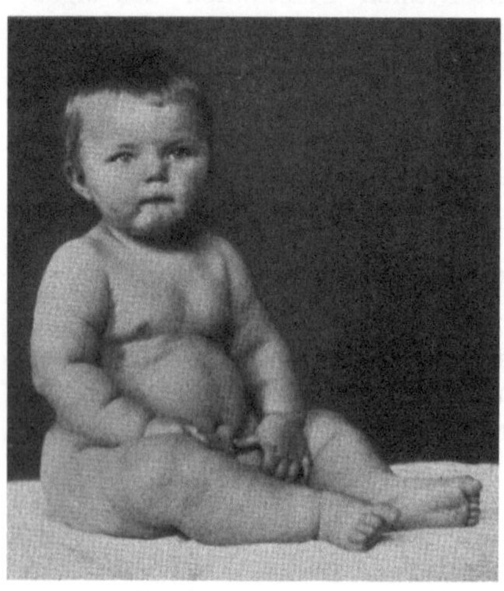

Abb. 40. Übermäßig fettes Kind. Ausser den gewöhnlichen Falten sieht man hier noch Falten am Unterarm und am Handgelenk. Die Beine sind unförmlich dick, der Hals ist überhaupt kaum vorhanden. So soll ein Kind nicht aussehen. So ist das Ideal vieler Mütter, aber nicht des Arztes.

Der nervöse Säugling ist in jeder Hinsicht leicht reizbar und antwortet mit Äusserungen der Unlust auf Ereignisse, welche andere Säuglinge ganz ungestört lassen. Namentlich in den ersten 2—3 Monaten sind die Kinder in einer ständigen Unruhe. Tag und Nacht sind sie zu hören. Jede nasse Windel, jedes kleine Rumoren im Darm lässt sie in ängstliches und schmerzliches Geschrei ausbrechen. Bei jedem Geräusch schrecken sie zusammen und machen die Bewegung des Umklammerungsreflexes (s. S. 79). Ihre geistige Entwicklung läuft der Zeit voran. Schon früh blickt der nervöse Säugling verständig in die Welt, wo andere Gleichalterige noch kaum aufmerken. Oft sind sie auch von quecksilbriger Beweglichkeit. Schnell lernen sie sich auf den Bauch zu drehen und auch sonst im Bett herumzuturnen. Die Ernährung leidet unter der Neigung zum Speien und unter der grossen nervösen Empfindlichkeit des Darmes. Der Schlaf, und das ist praktisch vielleicht das Wichtigste, ist leise und leicht zu unterbrechen. Nächtliche Störungen sind etwas Gewöhnliches.

Die Erziehung, die körperliche wie die geistige, ist für das weitere Schicksal dieser Kinder von ausschlaggebender Bedeutung. Werden sie ruhig gehalten, werden sie nicht durch die Unruhe und Unrast der Umgebung noch weiter aufgeregt, so tritt schnell ein erträglicher Zustand ein. Gewöhnlich aber ist die „nervöse Familie" allzu bereit, der Unruhe des Säuglings noch Vorschub zu leisten. Dann wird es mit den Kindern immer schlimmer und schliesslich unerträglich. Es ist nicht selten, dass die Eltern verzweifelt zum Arzte kommen und um Abhilfe bitten. Tag und Nacht werden sie durch das Kind in Bewegung und Unruhe gehalten und kommen körperlich und seelisch immer weiter herunter. Nimmt man solchen verzweifelten Eltern das Kind für eine Zeit ab und verbringt es in eine geeignete Anstalt, so erfolgt in der Regel ein ausserordentlich deutlicher Umschlag. Nach wenigen Tagen wird aus dem unruhigen und ungebärdigen Schreier ein ruhiger und liebenswürdiger Säugling. Ruhe und Gleichmäßigkeit der Umgebung vollbringen dies Wunder. Der nervöse Säugling ist erziehbar, aber er muss auch wirklich erzogen werden.

Das Lebensschicksal der „nervösen Kinder" hängt weitgehend von ihren Erziehern ab. Je nachdem werden sie gesunde, frohe Menschen, oder nervöse, unglückliche Schwächlinge. Die frühe geistige Entwicklung der Kinder ist gar nicht zu begrüssen, weil sie die Eltern allzu leicht verleitet, kleine Paradepferdchen zu erziehen und damit die nervöse Spannkraft des Kindes übergebührlich in Anspruch zu nehmen.

6. Nervenkrankheiten.

Das Nervensystem des Säuglings bietet Eigenarten. Am auffälligsten ist die Neigung zu Krämpfen. Die meisten **Krampferkrankungen** des Säuglingsalters stehen in einem gewissen Zusammenhang mit der Rachitis (s. S. 140). Viele Kinder mit englischer Krankheit haben ein übererregbares Nervensystem. Ist die nervöse Störung sehr hochgradig, so treten Krämpfe auf. Meist sind es Zuckungen im Gesicht und in den Gliedern, halbseitig oder doppelseitig. In schweren Fällen können sich die Anfälle stark häufen, in kurzen Abständen wiederkehren. Die Krämpfe sind an sich gefährlich, gelegentlich erfolgt der Tod im Anfall. Auf die Krämpfe der Neugeborenen als Folge von Geburtsverletzungen haben wir schon hingewiesen. Fieberhafte Erkrankungen leiten sich gern mit Krämpfen ein. Wo der Erwachsene Schüttelfrost bekommt, verfällt das junge Kind in Krämpfe.

Für die Eltern tritt der Krampfanfall ganz unvorbereitet auf, kommt bei dem scheinbar so blühenden Kinde wie ein Blitz aus heiterem Himmel. Der Gesichtsausdruck verändert sich plötzlich, wird starr, die Glieder strecken sich, werden steif und dann treten Zuckungen im Gesicht, sowohl wie an Armen und Beinen auf. Dabei verzerrt sich das Gesicht, die Augen werden verdreht, kurz es entsteht ein Bild des Schreckens. Nichts verursacht annähernd soviel Beunruhigung wie ein Krampfanfall.

Eine besondere Art ist der Stimmritzenkrampf. Er bewirkt den Verschluss des Kehlkopfes. Die Kinder bekommen keine Luft, werden blass, bis der Krampf sich löst und die Luft unter einem ziehenden Geräusch wieder einströmt. Die Anfälle sind sehr bedenklich, weil plötzliche Todesfälle öfter als bei anderen Krämpfen vorkommen.

Säuglingskrämpfe müssen sofort und mit grosser Tatkraft bekämpft werden, nicht nur weil sie das Leben bedrohen, sondern weil das Gehirn für das ganze Leben Schaden nehmen kann. Kinder, welche in ihrer Jugend Krämpfe hatten, werden später oft geistig nicht vollwertig.

Vor Ankunft des Arztes kann man ein verlängertes warmes Bad und kalte Umschläge auf den Kopf anwenden. Dem Arzt stehen sofort wirkende, beruhigende Mittel zu Gebote.

Eine beträchtliche Rolle unter den Krankheiten des Säuglings spielen auch **die angeborenen Nervenkrankheiten**, der angeborene Wasserkopf, die angeborene Gliederstarre und die angeborene geistige Minderwertigkeit, welche häufig mit Gliederstarre verbunden ist. Der Wasserkopf entwickelt sich gewöhnlich schon in den ersten Wochen und Monaten und kann, wenn das Kind am Leben bleibt, ungeheuerliche Formen annehmen. Die geistige Minderwertigkeit ist, wenn nicht äussere Veränderungen am Kopfe (besondere Kleinheit des Kopfes) vorhanden sind, in den ersten Monaten kaum zu erkennen. Erst das Zurückbleiben in der Entwicklung, was von den Eltern oft übersehen wird, weist darauf hin. Wichtig ist, dass die Entwicklungshemmung sich nicht nur im Ausbleiben der rein geistigen Tätigkeit, sondern auch in einer Verzögerung der Bewegungsentwicklung dokumentiert. Die Kinder lernen das Sitzen und Stehen nicht oder verspätet. Wirkliche Idioten lernen es nie in ihrem Leben.

Von den erworbenen Krankheiten sind die wichtigsten die auf das Nervensystem beschränkten Infektionskrankheiten. Hierbei ist die Genickstarre anzuführen, welche fast nur bei Säuglingen und jungen Kindern vorkommt. Es ist eine durch einen besonderen Erreger verursachte Hirnhautentzündung, welche der Heilung durchaus zugängig ist. Weiterhin muss die Kinderlähmung erwähnt werden, eine infektiöse Erkrankung des Rückenmarkes. Sie geht fast immer mit bleibenden Lähmungserscheinungen einher, welche später operativer bzw. orthopädischer Behandlung bedürfen. Gelegentlich häuft sie sich epidemieartig. Sie befällt hauptsächlich Kleinkinder in den heissen Sommermonaten.

In den letzten Jahren haben wir auch bei Säuglingen das Vorkommen sogenannter Kopfgrippe feststellen müssen. Das ist eine Gehirnentzündung, welche zwar heilbar ist, in vielen Fällen aber zum Tode bzw. zu dauernder Schädigung des Gehirns führt.

7. Erkrankungen der Atmungsorgane.

Schon bei der Besprechung des Körperbaues haben wir auf die besonders ungünstigen Verhältnisse hingewiesen, unter denen sich die Lungen des Kindes befinden. Der Brustkorb ist gewissermaßen zu eng und in seiner Ausdehnungsfähigkeit eingeschränkt. Es ist nicht verwunderlich, dass die so in ihrer Tätigkeit beschränkte Lunge zu Erkrankungen neigt. Katarrhe der Bronchien und Lungenentzündungen sind bei Säuglingen und kleinen Kindern eine häufige Erkrankung. In den Jahren, wo die Grippe stark herrschte, traten die Erkrankungen der Atmungsorgane so in den Vordergrund, dass die Hauptsterblichkeit der Säuglinge in der kühleren Jahreszeit lag. Während wir früher einen Sommergipfel hatten, hatten wir in den letzten Jahren mehrfach einen Wintergipfel. Die Lungenentzündungen der Säuglinge können die verschiedensten Formen annehmen. Sie müssen immer als ernst betrachtet werden, wenn auch eine grosse Zahl von ihnen in Heilung übergeht. Ein frühes Zeichen der Atmungsbeschränkung ist das sogenannte Nasenflügelatmen. In dem Bestreben möglichst viel Luft zu bekommen, blähen die Kinder die Nasenflügel bei jedem Atemzuge auf.

Auch der obere Teil der Atmungsorgane: Nase, Kehlkopf, Luftröhre, ist beim Säugling sehr empfindlich. Die Nase ist eng und verlegt sich infolgedessen bei Katarrhen und Schwellung der Schleimhaut. Bei der Kürze der Nasengänge greift der Schnupfen meist auf den Rachen über, so dass man fast immer das zusammengesetzte Bild des Nasen- und Rachenkatarrhs hat. Diese Katarrhe gehen gewöhnlich mit hohem Fieber einher. In den meisten Fällen laufen sie in wenigen Tagen harmlos ab, sie können aber auch schwere Krankheitszustände veranlassen. Die Nasen-Rachenkatarrhe gehören mit zu den häufigsten Erkrankungen der Säuglinge und müssen jedesmal in Erwägung gezogen werden, auch wenn die Störung nicht von vornherein darauf hinzuweisen scheint. Es ist z. B. ganz alltäglich, dass man als Ursache der Appetitlosigkeit eines Säuglings einen Nasen-Rachenkatarrh vorfindet. Auch langdauernde, scheinbar ganz unbegreifliche Fieberzustände klären sich so.

8. Ansteckende Krankheiten.

Empfindlich ist der Neugeborene gegen alle **eitrigen Krankheiten.** Schon von der Nabelwunde können Entzündungen aller Art ausgehen. Wundrose, Zellgewebsentzündungen, Eiterfieber sind bei unsauberer Behandlung der Nabelwunde an der Tagesordnung. Auch beim älteren Säugling sind Zellgewebsentzündungen und Furunkel nicht selten.

Syphilis und Tuberkulose haften beim Säugling leicht. Es muss das um so mehr beachtet werden, als beide Krankheiten nicht sofort in Erscheinung treten und die Wirkung der Ansteckung daher nicht so ins Auge fällt.

Die **Syphilis** wird von der Mutter aufs Kind übertragen. Ist die Mutter gar nicht oder ungenügend behandelt, so stirbt die Frucht frühzeitig ab und wird ausgestossen. Mit der Abschwächung der Krankheit bei der Mutter werden die Früchte älter. Schliesslich werden ausgetragene aber tote Früchte geboren, dann lebende mit Zeichen der Krankheit und zuletzt gesunde Kinder. Bei guter Behandlung der Mutter können von vornherein gesunde Kinder zur Welt kommen. Die Zeichen der Syphilis sind entweder schon beim Neugeborenen vorhanden, oder sie kommen einige Tage nach der Geburt zum Vorschein, meist aber erst gegen Mitte oder Ende des zweiten Lebensmonats. Bei diesen letzteren Kindern erfolgt die Ansteckung offenbar während der Geburt, wo Gelegenheit zur Mischung von mütterlichem und kindlichem Blut gegeben ist. Im Laufe von 4—12 Wochen reift dann die Krankheit soweit heran, dass sie Erscheinungen macht. Die Syphilis der Säuglinge ist nicht eine Haut-

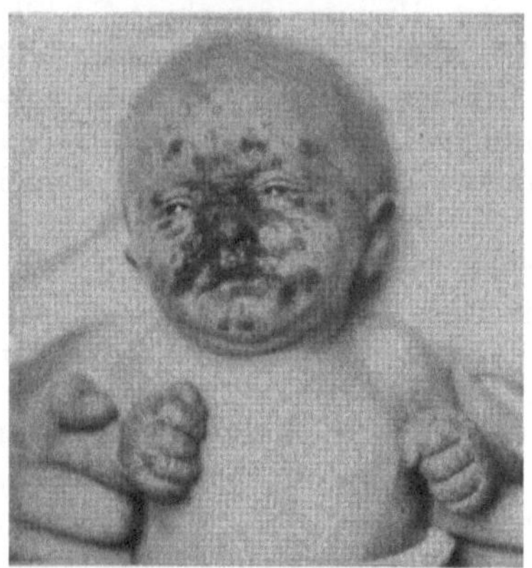

Abb. 41. 2 Monate alter Säugling mit borkigem, syphilitischem Gesichtsausschlag.

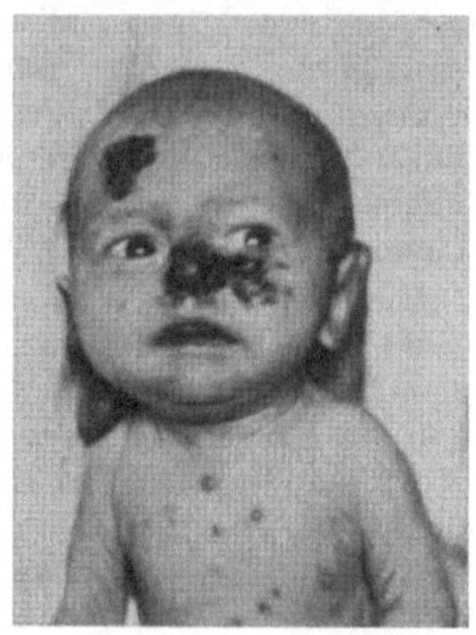

Abb. 42. Säugling von 4 Monaten mit syphilitischem Ausschlag im Gesicht und am Körper.

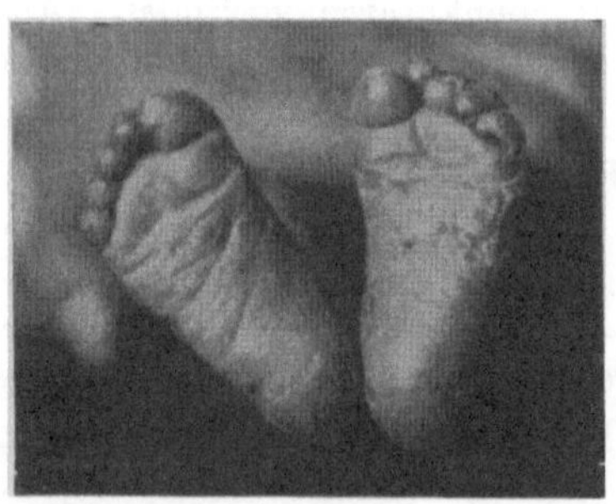

Abb. 43.

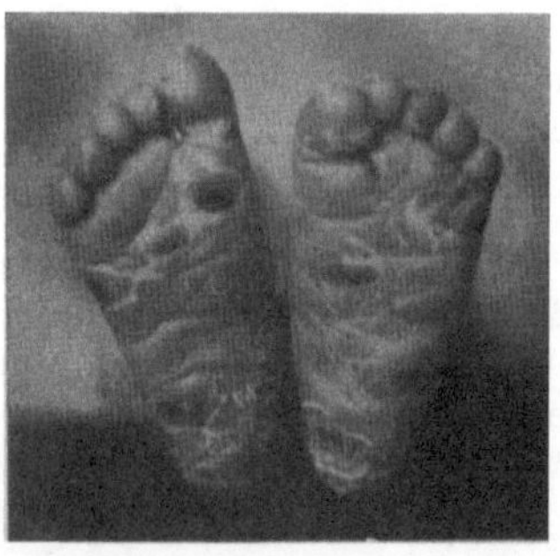

Abb. 44.

Fußsohlen von syphilitischen Säuglingen.

krankheit, sondern eine Erkrankung des ganzen Körpers. Bedeutungsvoll ist namentlich die fast regelmäßige Erkrankung der Leber und der Knochen. Das muss bei der Beurteilung und Behandlung wohl beachtet werden. Für die Erkennung der Krankheit spielen naturgemäß die Hautveränderungen eine besondere Rolle, weil sie leicht zu beobachten sind. Übung ist unerlässlich. Wichtige Formen des Ausschlages werden hier abgebildet. Sehr typisch sind die Erscheinungen an den Fußsohlen. Von den Früherscheinungen sind besonders die Schälblasen zu beachten. Oft auch ist ein hartnäckiger Schnupfen mit schnüffelnder Atmung ein wertvoller Hinweis. Jeder verdächtige Fall ist sofort einem Arzt vorzuführen. Im Zweifelsfalle entscheidet die Blutuntersuchung, die sogenannte Wassermannsche Reaktion. Noch eindeutiger und schneller zu erhalten ist eine Röntgenaufnahme der Knochen.

Die Behandlung der Säuglingssyphilis ist unschwer durchzuführen. Sowohl Quecksilberpräparate wie Salvarsan werden verwendet.

Die **Tuberkulose** ist für den Säugling verhängnisvoll, weil sie meist einen schweren Verlauf nimmt. Schon nach wenigen Wochen oder Monaten fällt die Mehrzahl der Seuche zum Opfer, um so sicherer, je jünger das Kind zur Zeit der Ansteckung war. Auch die Behandlung kann daran nur wenig ändern. Die Anzeichen können lange verborgen bleiben, so dass die Diagnose nicht einfach ist. Fast immer geht die Ansteckung vom schwindsüchtigen Menschen, meist von den Eltern, gelegentlich aber auch von Dienstboten, Ammen, Kindermädchen und dergleichen aus. Tuberkulöse, Schwindsüchtige müssen von einem Säugling sorgfältig ferngehalten werden. Sogar von den Eltern ist die Trennung nötig, falls Vater oder Mutter erkrankt sind. Die Tuberkulose des Säuglings tritt nicht in der Form der Lungentuberkulose auf, sondern in den schweren Fällen als Durchseuchung des ganzen Körpers. In den leichteren Fällen kann die Infektion auf die Lymphdrüsen an der Lungenpforte beschränkt bleiben. Der Nachweis ist oft nur mit Hilfe der Tuberkulinprobe möglich.

Sehr empfindlich sind Säuglinge gegen **katarrhalische Infektionen** der Luftwege, des Rachens, der Nase, Luftröhre, Bronchien usw. Alle Katarrhe gehen leicht auf den Säugling und von einem Kinde auf das andere über. Meist verlaufen sie einfach, gehen mit einigen fieberhaften Tagen vorüber, sie können sich aber auch in unberechenbarer Weise auf Mittelohr, Lunge usw. weiterverbreiten. Mit Katarrhen behaftete Erwachsene müssen im Verkehr mit Säuglingen vorsichtig sein.

Wenig bekannt ist, dass die **Pocken** den Säugling befallen. Wiewohl die Pockengefahr durch die segensreiche Schutzimpfung sehr gering ist, sollte man doch vorsichtig sein und die Impfung nicht hinausschieben[1]). Lieber soll man zu früh als zu spät impfen und auf keinen Fall zögern, sowie Pocken, wenn auch nur vereinzelt, auftreten.

Die Impfung ist in der Hand des Arztes ein ungefährlicher Eingriff. Unfälle, d. h. ernstere Erkrankungen im Anschluss an die Impfung, kommen nur vor, wenn die Impfstelle verunreinigt wird. Sie ist daher mit einem Schutzverband zu versehen. Ein Gegengrund gegen die Impfung sind im allgemeinen nur schwere Erkrankungen und die früher beschriebenen Ekzeme[2]).

Die Impfung verläuft folgendermaßen. Nach 4—5 Tagen tritt an den Impfstellen eine leichte Rötung und Schwellung ein. Am Ende

---

[1]) Das Gesetz fordert die erste Impfung bis zum Ende des auf das Geburtsjahr folgenden Kalenderjahres.

[2]) Auf die bei Hautausschlägen vielerorts wunde Haut wird der Impfstoff u. U. verschmiert, so dass an Stelle von wenigen Pusteln ungezählte auftreten und schwere Erkrankung verursachen.

der ersten Woche bildet sich darauf die weissliche, eingedellte Impfpustel.
Die Höhe der Entwicklung wird in der zweiten Woche erreicht. Jede
Impfpustel ist dann von einem grossen, roten Hof umgeben. Nun lässt die
Entzündung allmählich nach. Die Pusteln trocknen ein. Es bildet
sich ein Schorf, der schliesslich unter Hinterlassung einer Narbe abgestossen wird. Auf der Höhe der Impfentwicklung besteht Fieber,
und die Kinder sind missgestimmt
und etwas angegriffen. Diese kleinen
Leiden stehen aber in keinem Verhältnis zu dem Segen der Impfung.
Sie schützt das Kind gegen die gefährliche Erkrankung der Pocken.

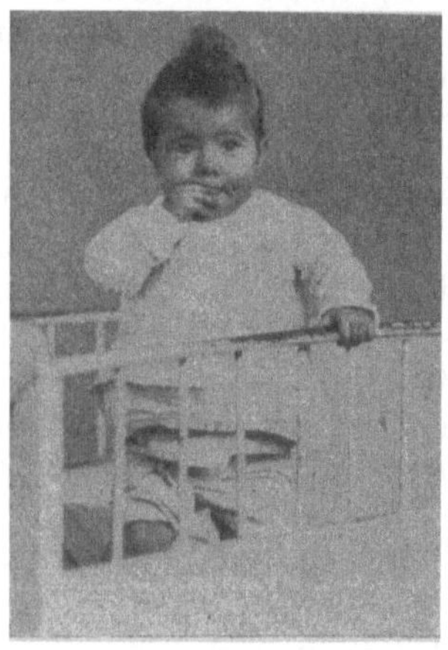

Abb. 45. Tuberkulose.
Kind in gesunden Tagen.
S. Abb. 46.

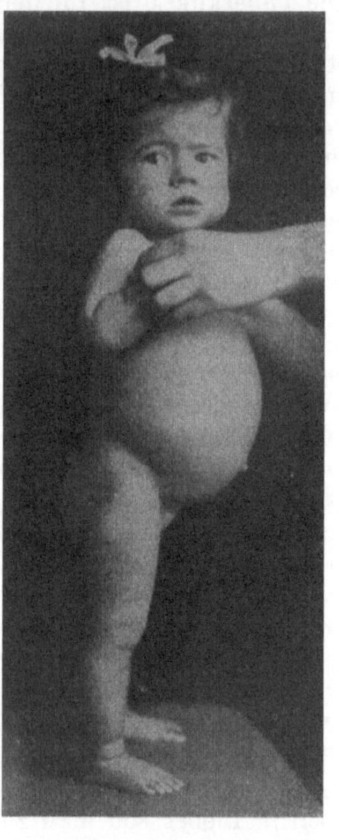

Abb. 46. Dasselbe Kind wie
Abb. 45 mit beginnender Bauch-
tuberkulose (Trommelbauch).

Nach einigen Jahren mindert sich
die Schutzwirkung, und die Impfung
muss wiederholt werden.

Die eigentlichen Infektionskrankheiten des Kindesalters, **Masern,**
Scharlach, Diphtherie spielen im ersten Jahre keine Rolle. Masern
treten im ersten Halbjahr so gut wie niemals auf. Scharlach ist auch
im zweiten Halbjahr noch selten, während Masern hier schon häufig
vorkommen und dann gefährlich sind. Masernähnliche Ausschläge in
den ersten Monaten, besonders, wenn sie nicht schnell wieder verschwinden, können syphilitischen Ursprungs sein. Bedeutungsvoll ist,
dass man schwächliche Kinder durch Rekonvaleszentenserum nach
Degkwitz oder durch Blut vom Erwachsenen vor der Krankheit
bewahren oder den Verlauf mildern kann.

Die Diphtherie des Säuglings tritt fast ausschliesslich als Nasendiphtherie auf. Sie macht einen Schnupfen mit auffälligem Ausfluss.

Bei Säuglingen mit lang dauerndem Schnupfen muss man daher nicht nur, wie früher erwähnt, an Syphilis, sondern auch an Diphtherie denken. Der Verlauf ist meistens nicht schwer, doch kann die Krankheit auch auf den Rachen und selbst auf die tieferen Organe fortschreiten. Man darf auch nicht vergessen, dass von der Nasendiphtherie Bazillen auf ältere Kinder und Erwachsene übertragen werden und dort gefährliche Krankheitsformen auslösen können.

XIII. Sitten und Unsitten auf dem Gebiete der Säuglingskrankheiten.

Sitte und Brauch, alte Überlieferungen, in grauer Urzeit wurzelnde Anschauungen vererben sich von Geschlecht zu Geschlecht und stemmen sich dem Fortschritte unserer hygienischen Bestrebungen mächtig entgegen. Unwissenheit und Gleichgültigkeit gehen mit dem Kindersegen unverantwortlich um. Der Säugling kann sich nicht wehren, seine Klagen nicht äussern. Hilfslos liegt er in seiner Not. Viele Krankheiten, auch ernster Natur, werden beim Säugling leichthin mit irgendeiner Redensart abgemacht. Das Kind hat eben „den Husten“ oder „den Durchfall“ oder „die Zahnkrämpfe“, ohne dass man sich bemüssigt fühlt, etwas dagegen zu tun. Eine Nachbarin oder ein allzuwilliger Apotheker werden um Rat und Hilfe angegangen. Ist das Kind zur Zeit der Erkrankung gar in der Zahnung begriffen, so wird erst recht nichts getan, weil dann alles mit der Zahnung in Zusammenhang gebracht wird.

Mit der **Zahnung** müssen wir uns etwas näher befassen. In der Bevölkerung besteht die Neigung, alle möglichen Erkrankungen: Durchfälle, Krämpfe, Hautausschläge u. a. m. als die Folgen des Zahndurchbruches zu betrachten. Man nimmt wohl an, in Erinnerung an selbst erlittene Zahnschmerzen, dass der Druck des wachsenden Zahnes lästig sei. Ängstliche Mütter bemühen sich vorzubeugen und kaufen ihren Kindern ein „Zahnhalsband“ für die gefahrvolle Zeit. Früher haben auch viele Ärzte an Zahnungskrankheiten geglaubt und versucht, ihnen dadurch ein Ende zu bereiten, dass sie die Haut über dem Zahn durchtrennten, ein Barbarismus, den wir heute glücklicherweise nicht mehr kennen, der aber vielen Kindern das Leben gekostet hat.

Gewissenhafterweise müssen wir uns fragen, ob an dem alten Volksglauben nicht eine Spur von Wahrheit sei. Aber das ist nicht der Fall. Offenbar ist der Irrglaube dadurch entstanden, dass der Zahndurchbruch in einer Zeit beginnt, wo der Säugling sowieso zu gewissen Krankheiten, namentlich auch zu Krämpfen neigt, nämlich in dem dritten Lebensvierteljahr. Wir können das Vorkommen von Zahnungskrankheiten mit aller Bestimmtheit verneinen. In Säuglingskliniken, wo die Beobachtung durch geschulte Kräfte erfolgt, wo sie viel eingehender ist als im Hause, werden niemals Störungen gesehen, die vom durchbrechenden Zahn herrühren. Wir haben keine Veranlassung, die Berichte der Eltern allzu ernst zu nehmen. Vielmehr sind wir verpflichtet, der irrigen Anschauung belehrend entgegenzutreten. Der Glaube an Zahnungskrankheiten ist nicht harmlos. Die Frau aus dem Volke denkt nämlich durchaus unlogisch. Sie beschuldigt zwar den natürlichen Vorgang des Zahndurchbruchs als Ursache mannigfacher Erkrankungen, hält diese aber für ungefährlich, weil sie die Begleiterscheinungen eines natürlichen Geschehens seien. Die Folge ist, dass man den vermeintlichen Zahnungserkrankungen keine besondere Aufmerksamkeit zuwendet, in der Annahme, sie würden mit dem Durchbruch des Zahnes selbst wieder gut werden. Damit wird oft die beste Zeit für die Behandlung versäumt. Der Glaube an die Zahnungskrankheiten muss bekämpft werden, weil sonst Gesundheit und Leben des Kindes aufs Spiel gesetzt wird.

Ähnliche verkehrte Anschauungen beziehen sich auf die so häufigen **Hautausschläge** der Kinder, die Ekzeme, welche auch „Milchschorf" oder „Milchkruste" genannt werden. Weit verbreitet ist die Ansicht, dass man diese Ekzeme nicht beseitigen dürfe, sonst schlüge die Krankheit nach innen. Die befallenen Kinder werden infolgedessen oft dem Arzte nicht eher zugeführt, bis sie sich in fürchterlichem Zustande befinden.

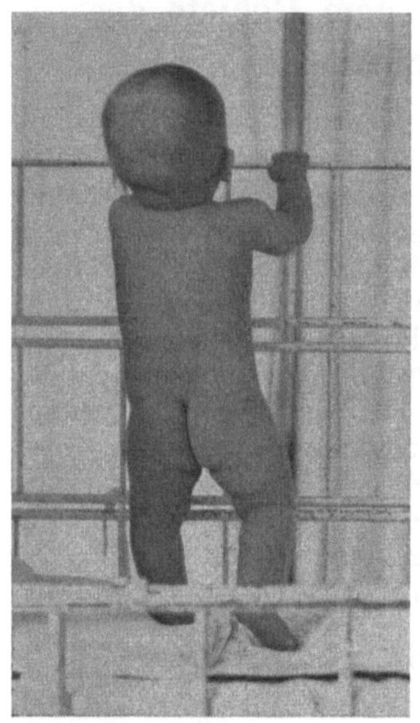

Abb. 47. 9 Monate altes Brustkind klettert am Gitter seines Bettes in die Höhe.

Es gibt eine ganze Reihe von **vermeintlichen Krankheitsursachen.** Das Wundsein der Säuglinge z. B. wird gern auf scharfen Urin bezogen, den es aber, wie wir wissen, gar nicht gibt. Scharf wird der Urin nur dann, wenn er lange in den Windeln bleibt und Zeit findet, sich zu zersetzen. Der frisch gelassene Urin ist niemals scharf. Werden also die Windeln rechtzeitig und oft gewechselt, so wird die Haut durch den Urin nicht angegriffen. Noch wichtiger ist das Auskochen der Windeln. Damit werden die harnzersetzenden Keime vernichtet. (S. 73.) — Lernt, ein weiteres Beispiel, das Kind schwer sprechen, so meinen viele, dass das Zungenbändchen angewachsen sei. Mütter kommen mit der fertigen Meinung zum Arzte und verlangen, dass das Zungenbändchen gelöst werde. Diese Operation ist aber niemals notwendig. — Beschwerden im Leib oder bei der Urinentleerung werden gern mit einer angeblichen Enge der Vorhaut (Phimose) in Zusammenhang gebracht. Auch hier wird oft gefordert, dass der Zustand durch eine Operation beseitigt werde, und doch ist dieser Eingriff in den seltensten Fällen notwendig. Die Vorhautenge ist beim jungen Säugling ein natürlicher Zustand. — Über den Nabel und seine Behandlung bestehen falsche Anschauungen. Geringe Vorwölbungen des Nabels werden als Brüche betrachtet und ernsthaft, aber unzweckmäßig mit Bandagen behandelt. Wenn man sie sich selbst überlässt, so heilen sie sicherer. Zum mindesten ist das Geld, welches für Nabelbandagen ausgegeben wird, unnütz vertan.

Eine grosse Rolle in der volkstümlichen Auffassung der Säuglingskrankheiten spielen auch die sogenannten **innerlichen Krämpfe.** Meist werden innerliche Krämpfe dann angenommen, wenn die Kinder schreien und dabei die Beine an den Leib ziehen. Offenbar ist man dann der Ansicht, dass das Kind Leibschmerzen, Koliken oder ähnliches habe. Das kann natürlich gelegentlich vorkommen, ist aber so sehr häufig nicht.

Es liegt eben in der Natur der Sache, dass man dem Säugling gegenüber eine andere Stellung einnimmt als beim Erwachsenen. Man steht seinem stummen oder doch wortlosen Leiden hilflos und selbst leidend gegenüber und in der Verlegenheit sucht man nach Ursachen der Krankheit. Dabei klammert man sich dann an zufällige Erscheinungen wie beim Zahnen, oder man begnügt sich sogar mit einem unklaren Aus-drucke, froh, überhaupt

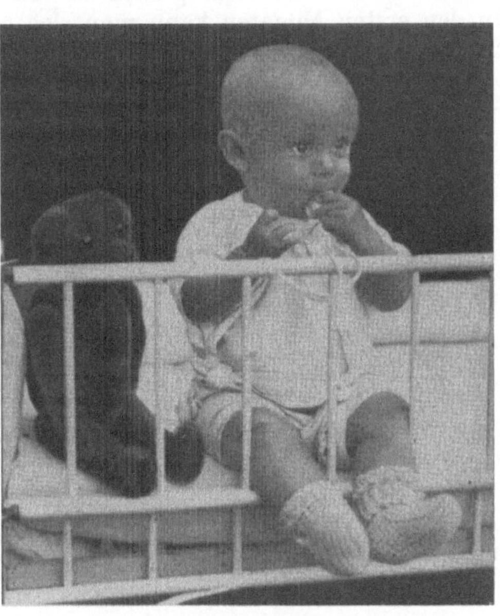

Abb. 48. Beliebte Sitzhaltung im Gitterbett.

auch nur einen scheinbaren Anhaltspunkt für das Ver-ständnis gefunden zu haben.

XIV. Die Pflege des gesunden Säuglings.

1. Die Körperpflege.

Auf sich gestellt, ist der Säugling hilflos und müsste in kürzester Zeit zugrunde gehen. Wie er gebettet wird, so liegt er; selbst ändern kann er daran nichts. Schon seine Hilflosigkeit macht ihn also pflegebedürftig, um so mehr, als er überaus empfindlich und anspruchsvoll ist. Man denke nur an seine Eigenart der Nahrung gegenüber. Hierzu kommt das mangelhafte Vermögen, die Körpertemperatur zu regeln.

Sowohl vor Abkühlung wie vor Überhitzung muss er bewahrt werden. Schliesslich und nicht zum wenigsten erfordert die zarte und noch dazu so häufig verunreinigte Haut eine besondere Beachtung.

Der Säugling wird am besten in einem hellen, luftigen, nach Südosten gelegenen Zimmer untergebracht. Im Winter muss geheizt werden, im Sommer ist bestmöglichst für Kühlung und Lüftung zu sorgen. Abhärtungsmaßnahmen mit extremen Temperaturen, wie sie von fanatischen „Naturmenschen" oft schon beim Säugling versucht werden, stellen einen unerlaubten Eingriff dar.

Von den **Einrichtungsgegenständen** ist die Lagerstatt am wichtigsten, beherbergt sie den Säugling doch während des grössten Teiles des Tages. In den ersten Monaten kann man sich sehr einfach helfen. In einem flachen Korbe ist das Kind gut aufgehoben. Später ist ein Bett notwendig. Es soll gegitterte und verschiebliche Seitenwände haben. Ältere Säuglinge stehen im Bett auf und fallen hinaus, wenn die Gitter nicht hoch genug sind. Andererseits stellt das umgitterte Lager einen prächtigen Übungsplatz für die jungen Glieder dar. Als Unterlage nimmt man eine dünne Rosshaarmatratze. Sie wird durch ein wasserdichtes Gummituch geschützt. Für den Kopf empfiehlt sich ein flaches Rosshaarkissen. Als Decke genügt eine Wolldecke. Die Unterbringung des Säug-

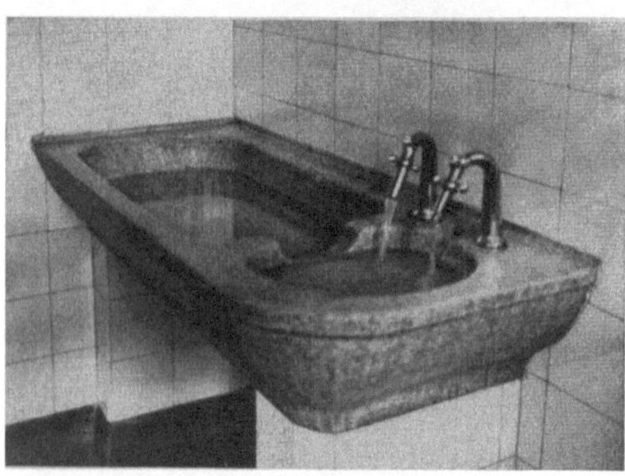

Abb. 49. Neuartige Säuglingswanne D. R. P.
Im Mischgefäss wird das Wasser auf die richtige Wärme gebracht, fliesst dann in die Wanne. Das Mischgefäss dient als Gesichtsschale. Die Wanne nimmt wenig Platz weg, ist bequem und braucht weniger Wasser wie die alte Form.

lings in einem Meer von Federkissen ist durchaus unzweckmäßig. — Für die Versorgung des Kindes (Reinigung, Wicklung etc.) ist eine sogenannte Wickelkommode sehr geeignet. Für den älteren Säugling ist ein Schaukelstuhl nach Epstein (s. Abb. 70) und ein sogenannter Laufstall im Gebrauche angenehm. Fliessendes Wasser im Zimmer ist zur Aufrechterhaltung der notwendigen Sauberkeit sehr erwünscht.

Die **Bekleidung** muss waschbar sein und dem Wärmebedürfnisse des Kindes genügen. Der Oberkörper wird, wie allgemein üblich, mit Hemd und Jäckchen bekleidet. Der Unterkörper wird in Windeln gehüllt. Unmittelbar auf den Körper kommt eine leichte, am besten aus Mull bestehende Windel. Hierüber kommt nach aussen eine grosse Windel aus Flanell. Zweckmäßig ist es, zwischen beide noch eine kleinere aus stärkerem, weichem, gut aufsaugenden Stoff zu legen. Unbedingt zu verwerfen ist die Verwendung von Gummieinlagen in jeder Form. Sie verhindern das Durchtreten des Harns und veranlassen, dass der Säugling immer in einem feuchten Dunst von Urin liegt. Auch die neuerdings viel verwendeten Gummischlupfhosen müssen erst recht verworfen werden. Für ältere Kinder kann man Windel- hosen benutzen. Sie sind entweder im ganzen aus elastischem, porösem Stoffe gewebt (Schlupfer), oder aber sie werden aus einem dreieckigen Tuch gebildet, dessen Zipfel zusammengeknöpft oder gebunden werden. Diese Tücher haben den Vorzug, dass sie je nach Belieben kleineren oder grösseren Kindern angepasst werden können.

Ist der Säugling in die beschriebenen Kleidungsstücke eingehüllt, so ist er mit allem versehen, was nötig ist. Steckkissen sind überflüssig und nur dann beim Tragen des Kindes zu gestatten, wenn ihre Rück- wand von einem Rosshaarkissen gebildet wird; sonst hat der Rücken keinen Halt.

Unbedingt zu verwerfen ist das häufig geübte Wickeln. Dabei wird der Säugling, nachdem er eingekleidet ist, mit festen Binden noch einmal von oben bis unten eingewickelt, oder erst noch in ein Tuch eingeschlagen und dann gewickelt. Er wird so in ein festes, unbewegliches Bündel ver- wandelt, in dem er sich nicht rühren kann. Beschmutzt er sich, so wird es nach aussen hin nicht bemerkbar, so dass der Unsauber- keit und der Beschädigung der Haut Vorschub geleistet wird.

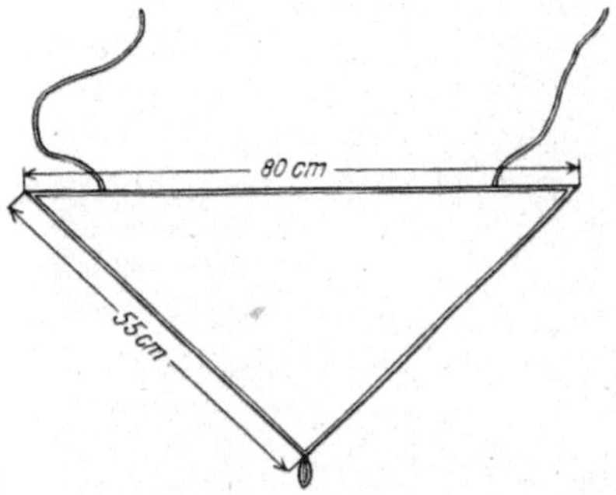

Bei mittlerer Temperatur ge- nügt die geschilderte Bekleidung und Lagerung des Säuglings, um Wärmeverluste zu verhüten und um die Erhaltung der Körper-

Abb. 50. Windelhose. Der untere Zipfel wird zuerst zwischen den Beinen nach oben geschlagen, dann wird das eine seitliche Band durchgezogen und mit dem der anderen Seite geknüpft.

wärme zu gewährleisten. An heissen Tagen im Sommer soll man die Kleidung besonders locker gestalten, so dass das Kind Gelegenheit hat, sich freizustrampeln. — Im Winter wird man evtl. durch eine Wärme- flasche etwas nachhelfen.

Die **Sauberhaltung** des Säuglings erfordert gründliche Reinigung, wenn er sich beschmutzt hat, und ein tägliches Bad. Am besten wird es vor- mittags vor der zweiten Mahlzeit verabfolgt. Die Temperatur des Bades beträgt 35⁰ C. Der Säugling ruht im Bad auf dem linken Arm der Mutter oder Pflegerin, mit der rechten und mit Hilfe eines Wattebausches oder Läppchens wird der Körper abgewaschen. Für das Gesicht wird eine besondere Waschschüssel benützt. Aus dem — nur einige Minuten dauernden — Bade heraus wird der Säugling auf ein Frottiertuch gelegt und abgetrocknet. Alsdann werden die schwerer zugänglichen Teile, wie Ohr, Nase, noch einer besonderen Reinigung unterworfen. In die Falten des Ohres kommt man am besten mit Hilfe eines um ein Hölzchen gewickelten Wattebausches. Der Mund wird niemals aus- gewaschen.

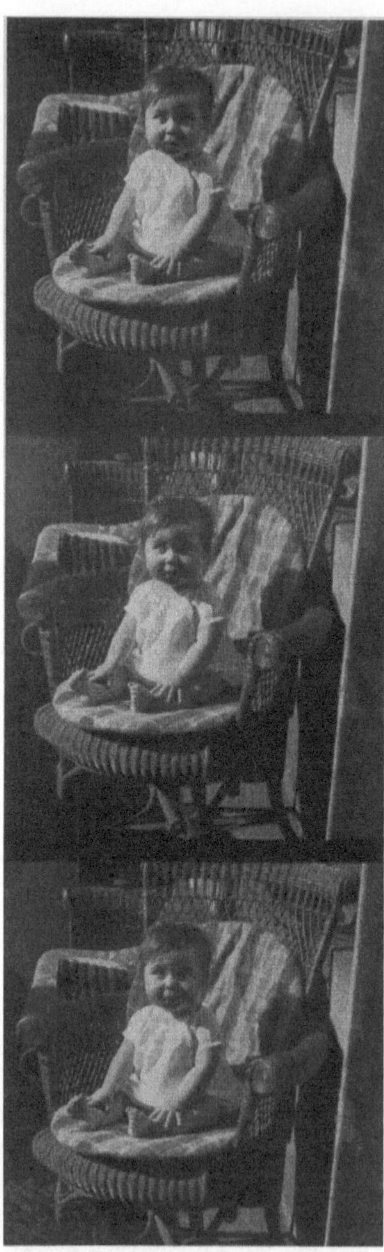

Abb. 51. In der Frühlingssonne
auf dem Balkon.

Das **Trockenlegen** muss häufig erfolgen und vollzieht sich so, dass zunächst die beschmutzten Windeln entfernt werden. Dann wird die Umgebung des Afters mit Wasser und Watte gewaschen, abgetrocknet und eingepudert. Mehle (Kartoffel-, Reismehl) sind als Säuglingspuder nicht zu benutzen, weil sie sich mit Urin zu einer Schmiere vermischen. Am geeignetsten sind leicht gefettete Mineralpuder, die unter den verschiedensten Namen in den Handel gebracht werden. Eingepudert werden zweckmäßig auch diejenigen Stellen, wo sich grössere Hautfalten bilden, z. B. am Hals. Bei empfindlichen Kindern und auch sonst, wenn sich die geringste Rötung zeigt, tut man gut, noch einen Schritt weiterzugehen und eine geeignete Salbe zu verwenden; als solche empfiehlt sich die in jeder Apotheke käufliche Zinkpaste.

Zur Pflege gehört auch, dass der Säugling ausreichend an die **frische Luft** kommt. Man kann Kinder vom ersten Tage ihres Lebens an, wenn das Wetter nur geeignet ist, ins Freie bringen. Ganz besonders im Sommer kann das nicht genug empfohlen werden. An heissen Tagen kann es dem Säugling nur von Nutzen sein, wenn er sich freistrampelt, so dass die Luft ungehindert an den Körper herantreten kann. Auch die Sonne braucht man nicht zu scheuen. Die empfindliche Haut des Kindes verbrennt allerdings leicht, so dass man im Anfang vorsichtig sein muss und das Sonnenbad nur auf wenige Minuten ausdehnen darf.

Die **Tageseinteilung** wird sich bei einem 5mal gefütterten Säugling zweckmäßig so gestalten, dass er gegen 7 Uhr morgens die erste Mahlzeit erhält. Zwischen 9 und 10 wird gebadet, im Anschluss daran wird zum zweiten Male gefüttert.

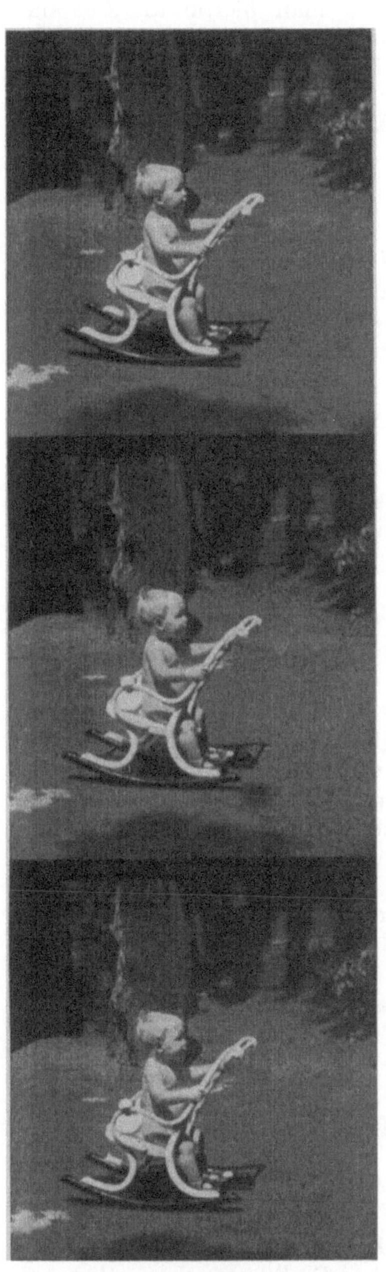

Abb. 52. Im Eppsteinschen
Schaukelstuhl.

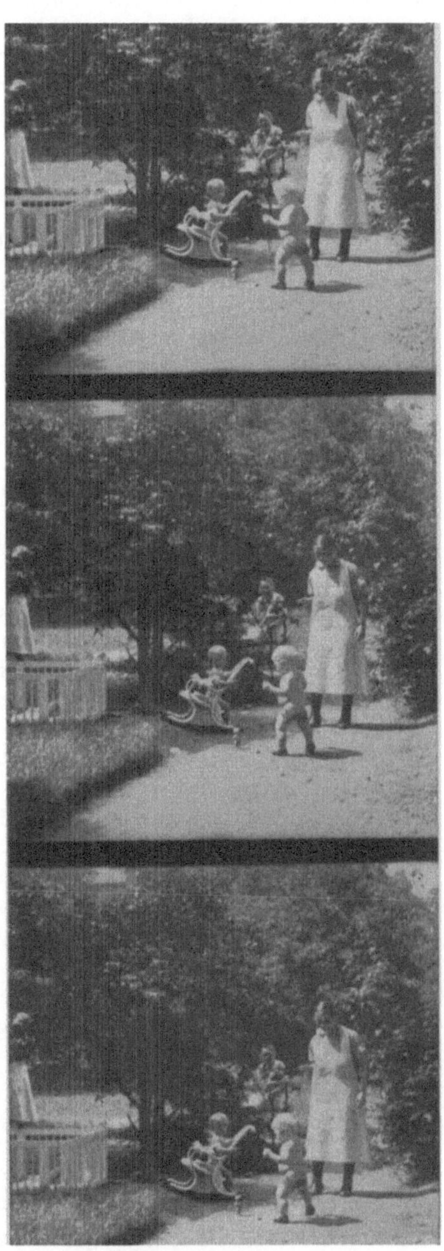

Abb. 53. Gartenbetrieb im
Hochsommer.

Die Mittagsstunden werden in der kälteren Jahreszeit für den Aufenthalt im Freien benutzt, im Hochsommer muss man hierfür die Zeit am Morgen und am Nachmittag wählen. Gegen 1 Uhr erfolgt die dritte Mahlzeit, zwischen 4—5 die vierte, zwischen 9—10 die letzte Mahlzeit. Nachts herrscht Ruhe, Nahrungszufuhr ist ausgeschlossen. Bei unruhigen, schlecht schlafenden Kindern kann es zweckmäßig sein, das Bad auf den Abend zu verlegen.

2. Die Erziehung des Säuglings.
(Sitten und Unsitten.)

Es klingt zunächst etwas befremdend, wenn man beim Säugling von Erziehung spricht, und doch kann schon in diesem frühen Alter vieles erreicht, vieles aber auch verdorben werden. Der Säugling muss zuerst an eine **gewisse Ordnung** gewöhnt werden. Er muss lernen, dass er nicht allein da ist, sondern dass auch der Wille anderer zu beachten ist. Die Entwicklung des Kindes muss gefördert und in geeignete Bahnen gelenkt werden.

Soll ein Kind vorwärts kommen, so muss es lernen, muss Erfahrungen sammeln. Dazu braucht es einen Lehrer. Aus sich heraus kann es manche Kenntnisse erwerben, vieles jedoch gar nicht lernen, oder doch weit langsamer, als wenn es entsprechend angeleitet ist.

Namentlich die **Entfaltung des Geisteslebens** wird aufgehalten, wenn man sich mit dem Kinde nicht beschäftigt. Selbst ein Kind von guter Veranlagung kann dann so zurückbleiben, dass es minderwertig erscheint.

Ähnlich ist es mit dem **Aufschwung der körperlichen Fähigkeiten.** Wenn man dem Säugling Gelegenheit gibt, Bewegungen zu üben, so wird er schneller Herr seiner Gliedmaßen. Ganz besonders die schwierigen Bewegungen, das Stehen, Laufen, werden viel schneller bei guter Anleitung erworben. Das hindert nicht zu sagen, dass die heutige Propagierung des „Säuglingsturnens" mindestens für gesunde Kinder überflüssig ist. Bei allem Respekt vor Sport und Leibesübungen, den Säugling soll man seinem natürlichen Bewegungsdrang überlassen. Anders ist es bei minderwertigen Kindern, die lassen sich fördern.

Die nötige **Sauberkeit** muss gegen den Ausgang des ersten Lebensjahres erworben werden. Planmäßige Übung führt früher oder später zum Ziel.

Warnen muss man davor, erzieherisch zu viel zu tun. Die dauernde Beschäftigung mit dem Kinde, der Versuch, ein frühkluges Kind zu schaffen, tut nicht gut. Schnell erzwungene Fortschritte können sich später bitter rächen. Noch selten sind aus Wunderkindern wirklich tüchtige Menschen geworden.

Die **Unsitten der Säuglingserziehung** bestehen zunächst in der sträflichen Unterlassung bewusster erzieherischer Einflüsse. Namentlich bei ersten Kindern, bei Stammhaltern gar, gehen die elterlichen Gefühle leicht mit dem Verstande durch. Was die Eltern nicht sündigen, das

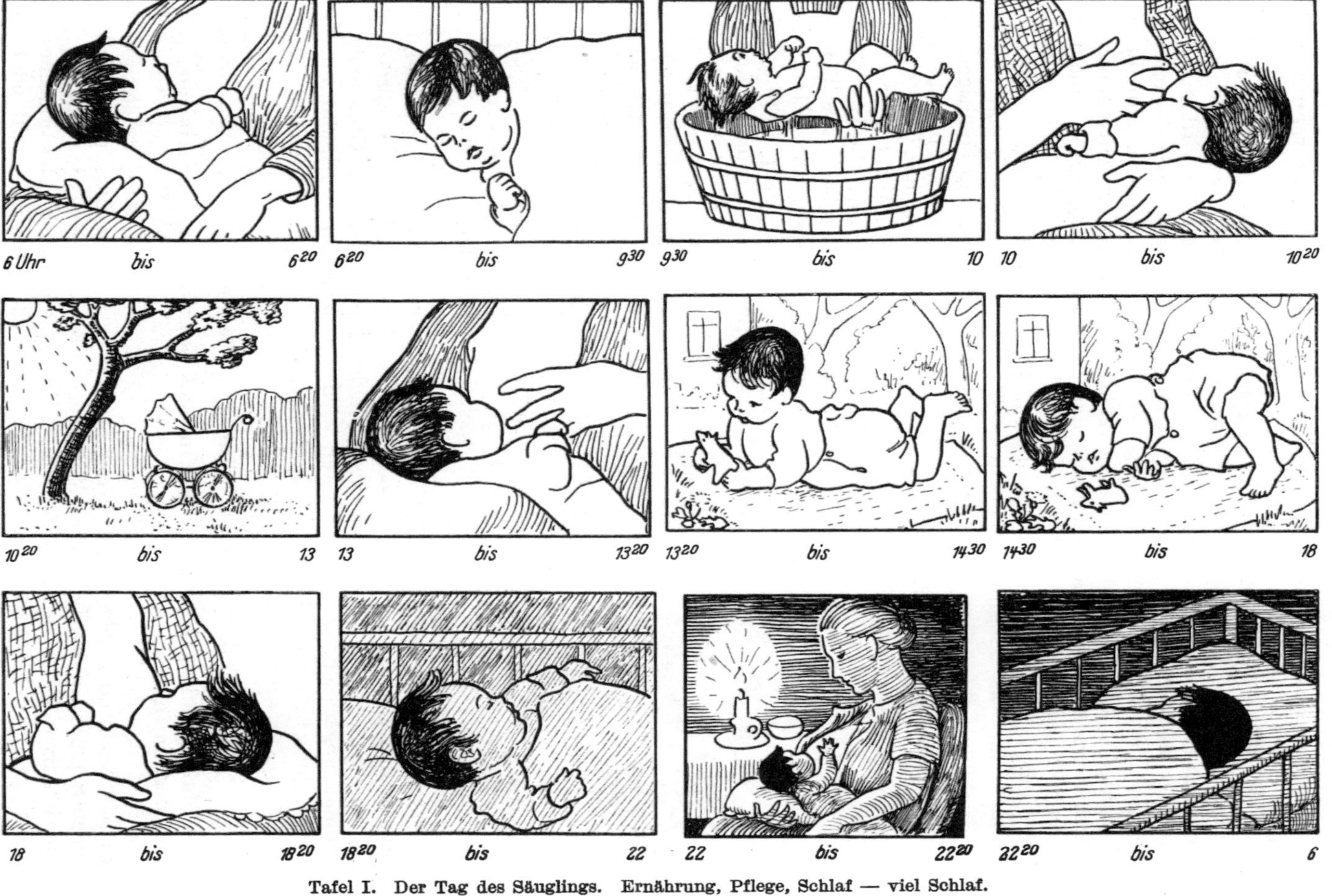

Tafel I. Der Tag des Säuglings. Ernährung, Pflege, Schlaf — viel Schlaf.

holen Grosseltern, Tanten usw. nach. Das Kind herrscht und tyrannisiert seine Umgebung, statt dass es von ihr geleitet wird.

In den ersten Monaten wird durch jene missverstandenen Bemühungen gefehlt, welche das Kind um jeden Preis beruhigen, es friedlich erhalten sollen. Eine bunte Sammlung von Mitteln wird hierzu benützt und wird von der Negermutter im dunkelsten Afrika ebenso angewendet wie von den kultiviertesten Frauen. Bald sucht man die Beruhigung durch Schaukeln in den jetzt allerdings unmodern gewordenen Wiegen zu erreichen, bald dadurch, dass man den Säugling an einem Schnuller saugen lässt. Will alles nichts helfen, so wird das Kind aufgenommen und solange herumgetragen, bis es schläft. Man vergisst immer, dass der Säugling irgendeinen Grund für seine Unruhe hat und dass es richtiger ist, diesen zu beseitigen, als ihn zu betäuben. Gut gepflegte, richtig ernährte und nicht verzogene Kinder sind Muster von Ruhe und Artigkeit und bedürfen keiner Beruhigungsmittel. Freilich ist es auch nicht richtig, die Kinder längere Zeit schreien zu lassen. Sie geraten in eine unnötige Aufregung. Angemessene Beruhigungsversuche sind angebracht.

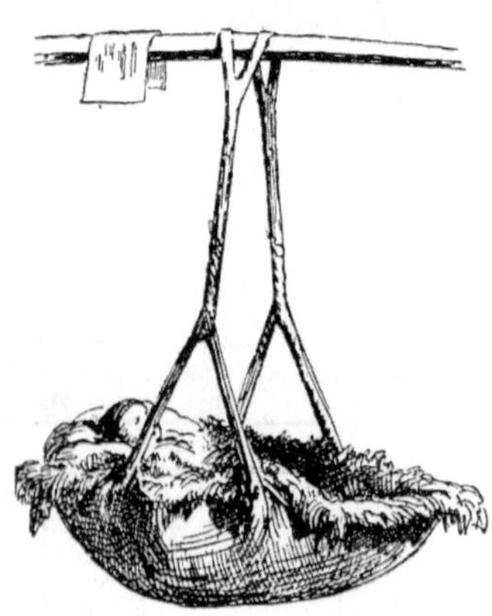

Abb. 54. Nordische Hängewiege. Schaukeln als Säuglingsberuhigung ist ein Brauch bei Völkern aller Art und Kultur.

Das Aufnehmen, Schaukeln des Säuglings hat den Nachteil, dass die Kinder sich daran gewöhnen. Sie verlangen die ihnen lieb gewordene Bewegung, wann es ihnen nur immer passt. Erfüllt man ihren ungnädig geäusserten Wunsch nicht sofort, so schreien sie solange, bis man nachgibt. Besonders missliche Verhältnisse treten dann ein, wenn die Kinder auch in der Nacht aufkommen. Wochen und Monate kann ein Erziehungsfehler den Eltern das Leben verbittern, ihnen die Nachtruhe rauben oder stören. Immer und immer wieder meldet sich das Kind. Ist das Übel erst einmal eingerissen, so ist es schwer wieder auszurotten, evtl. nur mit Hilfe eines kundigen Arztes.

3. Die Beobachtung des Säuglings.

Maßgebend ist der allgemeine Eindruck des Säuglings, die Haltung, das Benehmen. Die Art, wie ein Kind sich während des Wachens und während des Schlafes hält, ob es vergnügt oder missgestimmt ist, ob es sich leicht oder schwer aus seiner Stimmung bringen lässt, gestattet einen Schluss auf das Befinden. Man beachte weiter, wie es die Nahrung zu sich nimmt, ob es mit Eifer trinkt, ob es die Brust oder Flasche unwillig von sich weist, ob es nach der Mahlzeit gleich einschläft oder unruhig ist.

Was sich zahlenmäßig feststellen lässt, Gewicht und Temperatur vor allem, gibt feste Anhaltspunkte. Man kann sehen, ob das Gewicht dem Alter entspricht, ob es zu gross oder ob es zu klein ist, ob die Temperatur normal oder leicht erhöht oder ob sie geradezu fiebrig ist.

Der Puls ist beim Säugling so schwer zu fühlen, dass man ein sicheres Urteil nicht gewinnen kann. Den schlecht geschulten Beobachter erkennt man daran, dass er nach dem Puls fühlt.

Beim Betasten des Kindes erkennt man die Spannung der Gewebe, ob das Kind „derbes Fleisch" hat oder nicht. An der Fontanelle kann man fühlen, ob sie eingesunken oder gar erhöht ist, ob sie zu gross oder zu klein ist. Das alles sind Dinge, die man bei einer einmaligen Betrachtung in kurzer Zeit wahrnehmen kann.

Entsprechend der Wichtigkeit der Ernährung spielen auch die Entleerungen eine grosse Rolle. Man wird sehen müssen, ob sich das Kind oft nass macht oder nicht, ob die Zahl der Stühle vermehrt, wie ihre Beschaffenheit ist. Dem Speien ist Aufmerksamkeit zuzuwenden. Beim Husten ist es vergeblich zu erwarten, dass der Säugling etwas aushustet.

Hat man Gelegenheit, einen Säugling lange Zeit hindurch zu beobachten, vielleicht gar durch das ganze erste Lebensjahr hindurch, so ist es gut, eine Gewichtstabelle anzulegen. Man zeichnet ferner alle diejenigen Erscheinungen auf, welche einen Fortschritt in der Entwicklung erkennen lassen: das erste Lächeln, den Durchbruch des ersten Zahnes, den Zeitpunkt, wo das Kind das Aufstehen lernt, wann es die ersten Gehversuche macht u. dgl. Dinge mehr. Man hat dann ein Schriftstück in der Hand, welches jederzeit gestattet, sich den Gang der Entwicklung ins Gedächtnis zurückzurufen. Bei gesunden Kindern macht es Freude, bei kranken Kindern kann es dem Arzt wertvolle Anhaltspunkte geben.

XV. Die Pflege der Neu- und Frühgeborenen.

Der **Neugeborene** wird nach beendeter Geburt abgenabelt und gebadet. Er ist mit einem fetten, weisslichen Schleime bedeckt, welcher entfernt werden muss. Gelingt das im Bade nicht ohne weiteres, so kann mit Watte und Öl nachgeholfen werden. Der Nabel wird verbunden, und zwar so, dass der gallertige Nabelschnurrest mit einem austrocknenden Pulver (Dermatol, Xeroform, steriler Bolus) bestreut wird, dann wird er in Mull eingewickelt, und schliesslich wird eine Nabelbinde um den Leib gelegt. Bis zum Abfall der Nabelschnur (7—10 Tage) wird am besten nicht gebadet. Die Reinigung wird nur durch Abwaschen vollzogen. Hat sich die eingetrocknete Nabelschnur abgestossen und ist die Nabelwunde gänzlich verheilt, so ist es überflüssig, das Kind noch mit einer Nabelbinde zu plagen.

Die Brust erhält der Neugeborene 6—7mal. Schon nach 14 Tagen aber geht man zweckmäßig zu 5 Mahlzeiten über.

Frühgeburten erfordern besondere Maßregeln. Die erste Sorge gilt der Warmhaltung. Frühgeborene Kinder neigen so stark zur Abkühlung, dass man ohne erhöhte Schutzmaßnahmen nicht auskommt. Zunächst ist der Körper sorgfältig zu umhüllen. Man bedeckt ihn am besten allseitig mit einer Watteschicht, die man durch Binden oder umgeschlagene Windeln festlegen kann. Damit allein wird man aber in der Regel nicht auskommen. Man muss auch die Wärme in der Umgebung erhöhen, um der Ausstrahlung der Körpertemperatur vorzubeugen.

Zu diesem Zwecke hatte man früher Brutapparate, sogenannte Couveusen konstruiert. Die Einrichtung ist als überflüssig und veraltet zu betrachten. Für praktische Zwecke genügt stets die Verwendung von Wärmflaschen. Der Säugling wird inmitten von drei hufeisenförmig zusammengelegten Wärmflaschen gelegt. Das hat den Vorteil, dass das Frühgeborene die reine Zimmerluft atmet, und dass man jederzeit leicht nach ihm sehen kann.

Die Fütterung bietet insofern Schwierigkeiten, als die meisten Frühgeburten nicht soviel Saugkraft aufbringen, um direkt an der Brust zu trinken.

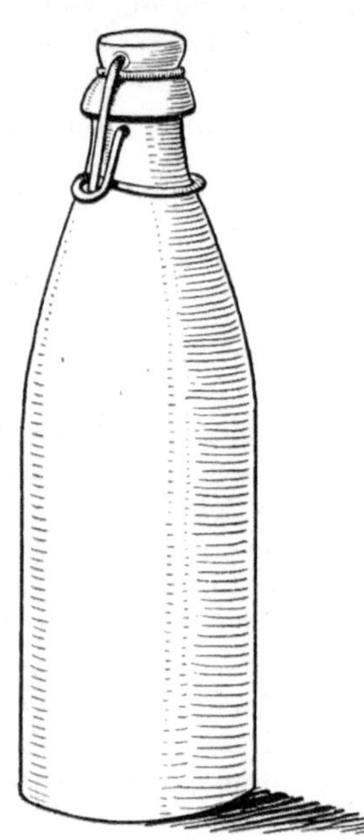

Abb. 55. Wärmkruke.
Verschluss ist sorgfältig zu sichern und Flasche muss noch in ein Tuch eingeschlagen werden.

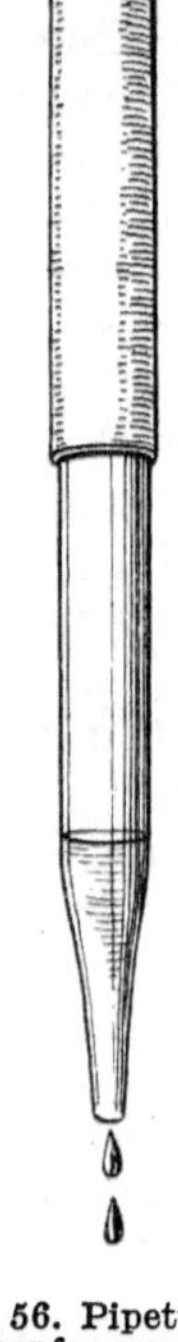

Abb. 56. Pipette zum Eintropfen von Milch bei schwachen Frühgeburten.

Dabei ist die Muttermilch für diese schwachen Kinder unentbehrlich. Führt das Saugen an der Brust nicht zum Ziele, so muss man Frauenmilch aus der Flasche füttern. Häufig genug ist auch das nicht möglich, so dass man zu besonderen Hilfsmitteln greifen muss. Man tropft die Milch durch die Nase oder durch den Mund tief in den Rachen des Kindes hinein. Am einfachsten bedient man sich hierzu einer Pipette oder Undine, wie sie auch zum Eintropfen ins Auge benutzt werden. In vielen Fällen ist es vorteilhaft, sich zunächst der Sondenfütterung (Arzt!) zu bedienen. Mit der zunehmenden Erstarkung des Frühgeborenen kann man einen kleinen Sauger benutzen, den man über ein kleines, als Milchbehälter dienendes Reagensglas zieht. Schliesslich wird man auch hiervon unabhängig und kann zur Ernährung an der Brust oder mit der gewöhnlichen Saugflasche übergehen. Schwierige Frühgeburten gehören in die moderne Kinderklinik.

XVI. Die Pflege des kranken Säuglings.
1. Die Beobachtung des kranken Säuglings.

Sinngemäße Unterstützung der ärztlichen Beobachtung ist eine wesentliche Aufgabe der Pflegerin. Der Arzt ist auf diese Mitarbeit angewiesen.

Allgemeinbefinden. Das Aussehen und Verhalten des Kindes ist zu beachten, ob es ruhig oder unruhig, ob es vergnügt oder mürrisch ist, ob es leicht weint, ob der Schlaf tief ist, oder ob er leicht gestört werden kann. Bedeutungsvoll ist der Bewegungsdrang, d. h. die Neigung des Kindes zu ausgiebiger Bewegung, zum Zappeln, Strampeln, bzw. das Fehlen dieses Dranges. Das Schreien des Kindes kann die verschiedensten Klangfarben aufweisen. Jeder einigermaßen Geübte vermag das ungezogene Brüllen des verzogenen Kindes wohl zu unterscheiden von dem kläglichen Wimmern oder dem schmerzhaften Schrei des kranken Kindes. Nimmt man hierzu noch das körperliche Aussehen des Kindes, die Hautfarbe, den Gesichtsausdruck, Schweissausbrüche u. a. m., so gewinnt man ein Bild vom Allgemeinbefinden.

Einen besonders wertvollen Anhaltspunkt gibt die **Temperaturmessung.** Zwar kann man mit der aufgelegten Hand ganz gut schätzen, ob die Körperwärme erhöht ist oder nicht, trotzdem wird sich immer empfehlen, die Höhe der Temperatur zahlenmäßig mit dem Thermometer festzustellen. Für den Säugling kommt nur die Messung im After in Frage. Man braucht hierzu ein Thermometer mit langem und dünnem Quecksilbergefäss. Es wird etwas eingefettet und dann langsam eingeführt. Beim Messen werden entweder in der Rückenlage beide Beine des Kindes nach oben genommen, oder aber man legt das Kind, besonders wenn es unruhig ist, auf die Seite. Die eine Hand regiert den Körper des Kindes, die andere führt den Thermometer ein und hält ihn unausgesetzt. Die

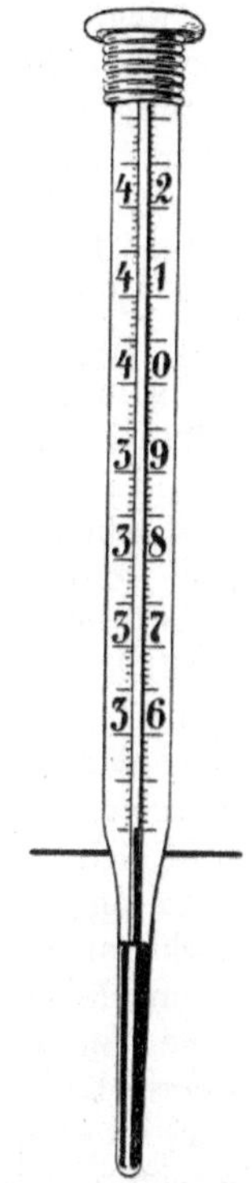

Abb. 57. Thermometer zur Messung im After. Das Instrument wird bis zu der durch den horizontalen Strich gekennzeichneten Stelle eingeführt; sonst erhält man zu niedrige Werte.

ganze Maßnahme hat offen und nicht unter der Decke zu geschehen. Es muss darauf geachtet werden, dass keine Unfälle vorkommen, denn schliesslich könnte ja doch einmal der Thermometer abbrechen. Wenn man aber gut aufpasst, wenn der Thermometer so elastisch angefasst wird, dass man den Bewegungen des Kindes folgen kann, so kommt nichts vor. Bei der dauernden Beobachtung eines kranken Kindes muss mindestens zweimal, früh und nachmittags, gemessen werden. Die Zahlen sind unter allen Umständen zu notieren und am besten in eine Kurve einzuzeichnen. Untertemperaturen — z. B. bei Frühgeburten —, welche mit dem gewöhnlichen Thermometer nicht zu erfassen sind, weil deren Einteilung nur bis auf 33—34° heruntergeht, müssen mit besonderen Thermometern ermittelt werden.

Bei den **Atmungsorganen** wird man darauf achten, ob sich die Atmung ruhig abwickelt, ob sie beschleunigt oder verlangsamt ist, ob sie regelmäßig oder unregelmäßig erfolgt. Die Zahl der Atemzüge wird am besten so gemessen, dass man eine Hand leicht auf die Brust des Kindes legt. Die Atmung ist beim Säugling recht beeinflussbar, so dass mäßige Beschleunigung und auch leichte Unregelmäßigkeit keine Bedeutung haben. Zu achten ist weiter darauf, ob die Atmung geräuschlos oder tönend ist, ob man bei jedem Atemzuge ein Röcheln oder einen pfeifenden Ton hört, oder gar ein schmerzhaftes Stöhnen. Die Art des Hustens kann sehr verschieden sein. Bald ist es nur ein leichtes Anstossen, bald ein trockener oder feuchter, mehr oder minder heftiger Husten. In anderen Fällen tritt er anfallsweise auf. Die Kinder husten solange, bis sie ganz blau im Gesicht werden, um schliesslich mit einem lauttönenden, tiefen Atemzuge wieder Luft zu holen (bezeichnend für Keuchhusten). Husten verbindet sich gern mit Erbrechen. Es gibt auch Zustände, bei denen die Atmung vorübergehend ganz aufhört, so z. B. beim Stimmritzenkrampfe, wo das Kind auf einmal keine Luft mehr bekommt, ängstlich um sich schlägt, bis im erlösenden Augenblicke die Stimmritze sich wieder öffnet und die Luft lauttönend einströmt. Anders sieht es wieder aus bei dem sogenannten „Wegbleiben" der Kinder. Im Anschluss an eine ärgerliche Erregung schreien die Kinder, werden blau und halten die Luft an, bis auch hier der Krampf sich plötzlich löst, so dass in kürzester Zeit die Atmung wieder in Ordnung ist (Wutkrämpfe). Ausdrücklich sei nochmals darauf aufmerksam gemacht, dass der Säugling nichts aushustet. Auswurf ist also von ihm nicht zu erhalten.

Die Beurteilung des **Herzens und des Kreislaufes,** welche bei allen ernsteren Krankheiten so wichtig ist, kann beim Säugling leider nur schwer durchgeführt werden. Der Puls nämlich, welcher sonst so ausgezeichnete Anhaltspunkte gibt, lässt sich kaum prüfen. Die Kleinheit der Pulsader, die Stärke des darüber liegenden Fettpolsters, die Unruhe des Kindes sind äusserst hinderlich. Man hüte sich daher vor Selbsttäuschungen. Die Herzkraft des Säuglings kann nur vom Arzte durch direkte Untersuchung des Herzens geprüft werden.

Beim **Nervensystem** kommt es hauptsächlich auf den Zustand des Bewusstseins und auf Störungen in der Muskulatur (Lähmungen, Krämpfe) an. Trübungen des Bewusstseins gibt es in allen Übergangsstufen vom einfachen Hindämmern bis zur schwersten Bewusstlosigkeit. In den leichten Zuständen sind die Kinder durch Aufnehmen, Rütteln u. dgl. schnell wieder wach zu bekommen, während sie in tiefer Bewusstlosigkeit auf nichts ansprechen. Lähmungen sind beim Säugling nicht allzu häufig. Sie erweisen sich in der schlaffen Haltung und Unbeweglichkeit des betroffenen Gliedes. Besonders deutlich sind sie beim jungen Säugling an den Armen zu erkennen. Diese werden normalerweise gebeugt gehalten; wenn sie gelähmt sind, liegen sie lang ausgestreckt. Ein herabhängender Arm muss immer den Verdacht der Lähmung erregen. Krämpfe können entweder so in Erscheinung treten, dass sich die Muskulatur für längere Zeit gleichmäßig zusammenzieht oder dass Zuckungen entstehen. Die Gliedmaßen werden oft in unnatürlicher Stellung festgehalten. Die mit Zuckungen einhergehenden Krämpfe sind die gewöhnlichen und in ihrer Art so deutlich, dass sie kaum geschildert zu werden brauchen.

Bei den **Verdauungsorganen** eröffnet sich die grösste Fülle von Beobachtungsmöglichkeiten. Zunächst ist die Art des Trinkens zu beurteilen. Der gesunde Säugling trinkt kräftig und mit Freude, der kranke Säugling ungern, lustlos. Er wendet sich von der Brust, bzw. der Flasche immer wieder ab und ist nur mit Mühe zum Trinken zu bringen. — Ein Teil des Getrunkenen wird vielfach wieder herausgegeben. Es ist darauf zu achten, wann, wieviel und mit welcher Heftigkeit gespieen, bzw. erbrochen wird. Vom einfachen Herauslaufen aus den Mundwinkeln bis zum explosionsartigen Erbrechen im Strahle kommen alle möglichen Übergänge vor. Der herausbeförderte Mageninhalt besteht entweder aus unveränderter oder geronnener Milch. Unter Umständen kann aber auch eine mehr wässrige Flüssigkeit entleert werden. Bei schweren Brechdurchfällen ist dem Erbrochenen öfters bräunliche, kaffeesatzartige Masse (durch Magensalzsäure verändertes Blut) beigemengt, oft ein Zeichen von übler Vorbedeutung. — Was sich jenseits des Magens im Darm bei der Verarbeitung der Nahrung abspielt, ist unserer unmittelbaren Beobachtung nicht zugänglich. Wir können erst wieder die Schlacken sehen und beurteilen. Der Betrachtung des Stuhles ist von jeher viel Aufmerksamkeit entgegengebracht worden. Um ihn unvermischt zu gewinnen, tut man gut, ihn von den Windeln in ein Schälchen zu übertragen. Häufig wird beim Einführen des Thermometers etwas Stuhl entleert. Er ist für die Besichtigung besonders geeignet, weil er mit den Tüchern nicht in Berührung gekommen ist. Zu beachten ist die Menge, Geruch, Farbe, Festigkeit; ob der Stuhl gleichmäßig oder zerfahren (gehackt) ist, ob er Schleim, Blut, Eiter enthält. Schliesslich kommt es noch darauf an, wann und wie oft Stuhlgang erfolgt, ob Schmerzen dabei vorhanden sind oder nicht.

Der **Urin** ist beim erkrankten Säugling insofern von Bedeutung, als sich durch die chemische und mikroskopische Untersuchung nicht nur ein Einblick in die Beschaffenheit der Blase, die Tätigkeit der Nieren, sondern auch bis zum gewissen Grade in den Stoffwechsel gewinnen lässt. Die Gewinnung und Aufbewahrung des Urins ist daher eine wichtige Aufgabe des Pflegepersonals. Oft gelingt es, eine Probe zu erhalten, wenn der Säugling ausgewickelt wird. Bei dieser Gelegenheit wird vielfach Urin abgegeben; hat man ein Gefäss (Reagensglas) bereit, so kann man leicht eine kleine Menge auffangen. Bei weiblichen Säuglingen verwendet man sonst den Katheter, bei männlichen wird

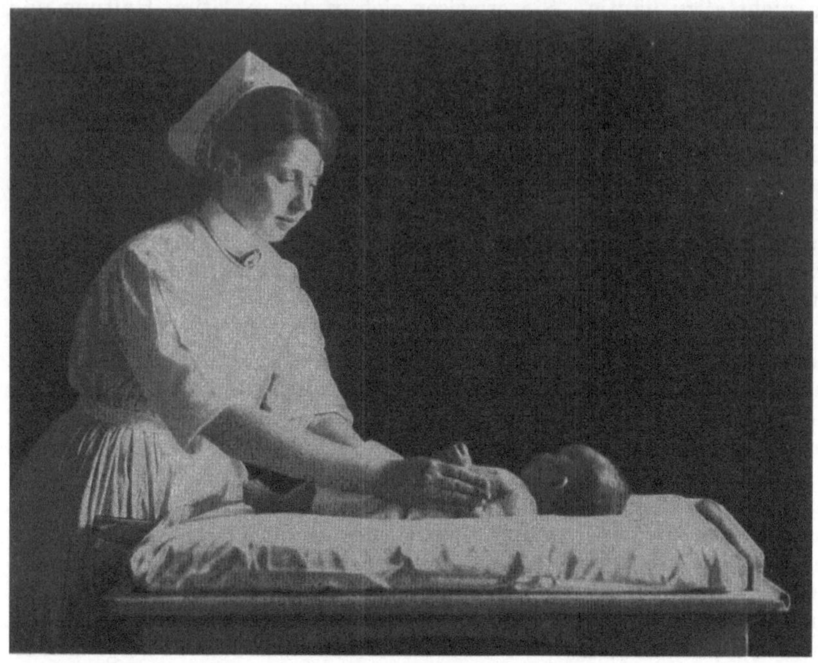

Abb. 58. Aufrichtung des Kindes zur Untersuchung (1). Die Schwester hält die Hände
des Kindes mit Daumen und Zeigefinger, ergreift den Kopf des Säuglings mit den übrigen
drei Fingern und richtet das Kind auf. (Hierzu s. Abb. 59.)

ein Reagensglas oder ein kleiner Kolben vorgebunden. Auch die einfache Tatsache, ob der Säugling sich oft oder nur wenig nass macht,
kann beachtlich sein.

2. Hilfeleistung bei Untersuchung und Behandlung.

Die Unterstützung des Arztes beginnt mit dem **Auskleiden des
Kindes.** Es muss schonend, gleichsam im Spiele, vorgenommen werden,
damit das Kind nicht unruhig werde. Unruhige Kinder werden einige
Zeit vor der Untersuchung freigemacht und dann nur lose zugedeckt.

Die **Hilfe bei der Untersuchung** beschränkt sich, solange das Kind
auf dem Rücken liegt, darauf, Arme und Beine nicht in störende
Berührung mit dem Arzte oder dessen Geräten kommen zu lassen.
Da und dort wird man einen Arm spielend festhalten oder ein Bein
herunterdrücken. Das Kind von vornherein festzuhalten, ist
ein gewöhnlicher Kunstfehler. Wenn der Säugling in seiner
Bewegungsfreiheit gehindert ist, wird er unruhig und lässt sich erst
recht schwer untersuchen. Will der Arzt am Rücken die Lungen
abhorchen, so muss das Kind aufgesetzt werden. Ältere Kinder können
auf den Arm genommen werden, was sich gar nicht umgehen lässt,
wenn sie ungebärdig sind. Jüngere Säuglinge, die noch keinen rechten

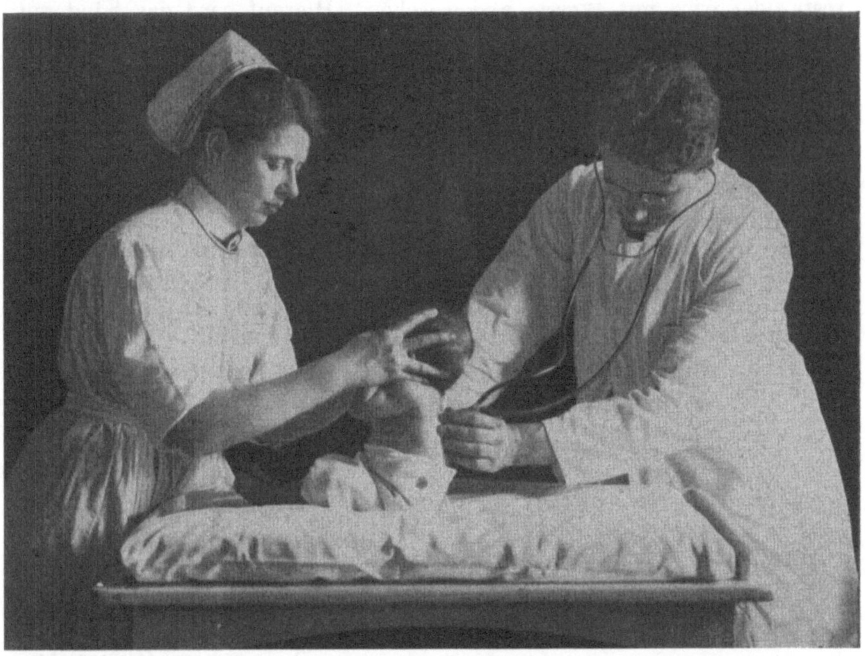

Abb. 59. Aufrichtung des Säuglings zur Untersuchung (2). Die Schwester hält die Hände des Kindes zwischen Daumen und Zeigefinger, mit den andern 3 Fingern den Kopf. Der Säugling bietet so dem Arzt den freien Rücken und ist gleichmäßig gestützt.

Halt haben, werden in der Weise aufgesetzt, wie es die Abbildungen 58 und 59 zeigen. Der Körper ist bei dieser Haltung überall gestützt, der Rücken ist gerade und für den Arzt vollständig frei. Hilfeleistung bei besonderen Verrichtungen wird in der Praxis besser gelernt als hier beschrieben.

Die Ausführung einer grossen Zahl von Behandlungsarten ist in die Hand der Schwester gelegt. Die Verabfolgung von Darmeingiessungen z. B., von Bädern, Packungen und dgl., von Medikamenten sowie das Anlegen mancher Verbände ist Schwesternsache.

Bäder. Bäder werden mit oder ohne Zusatz gegeben. Ihre Dauer pflegt nur in besonderen Fällen die Zeit von 10 Minuten zu überschreiten. Sie werden am besten so vorbereitet, dass das Frottiertuch auf dem Bett oder der Wickelkommode ausgebreitet und die (angewärmte) Wäsche zurecht gelegt wird. Dann erst kommt das Kind ins Bad —, wird hernach abgetrocknet und angezogen.

Salzbäder. Man rechnet gewöhnlich auf ein Kinderbad von 20—30 l ½—1 kg Salz (Seesalz, Stassfurther Salz und dgl.). Die Temperatur ist die gewöhnliche von 35⁰ C. Das Kind bleibt im Bade so lange wie verordnet ist (durchschnittlich 5—10 Minuten). Dann kommt es für kurze Zeit in ein gewöhnliches Wasserbad zum Abwaschen der Salzreste oder wird mit Wasser abgewaschen. Hierauf wird das Kind gut abfrottiert. Die Haut soll dabei lebhaft rot werden.

Sublimatbäder. Sie dürfen nicht in metallenen Wannen verabfolgt werden. Es sind solche aus Steingut, Email oder Holz zu benützen. Von den käuflichen Sublimatpastillen, welche 1 g Sublimat enthalten, wird gewöhnlich eine auf 10 Liter genommen, auf die volle Bademenge (20—30 Liter kommen also 2—3 Stück. Das Bad darf nicht zu kurz andauern. Unmittelbar danach wird das Kind abgetrocknet.

Bäder mit übermangansaurem Kali werden am besten so hergerichtet, dass von einer starken Lösung (½%) des violetten Salzes dem Bad soviel zugefügt wird, bis es hell weinrot ist. Zu beachten ist, dass die Lösung braune Flecken in die Wäsche macht.

Abgussbad. Das Kind wird in ein Bad von normaler Temperatur gesetzt. In einem Schnauztopf oder in einer Kanne wird kälteres Wasser etwa von 20—25⁰ bereitgehalten. Mehrfach wird nun das Kind aus dem Bade soweit herausgehoben, dass die Brust freiliegt. Auf sie wird dann ein kräftiger Guss von dem kälteren Wasser gegeben.

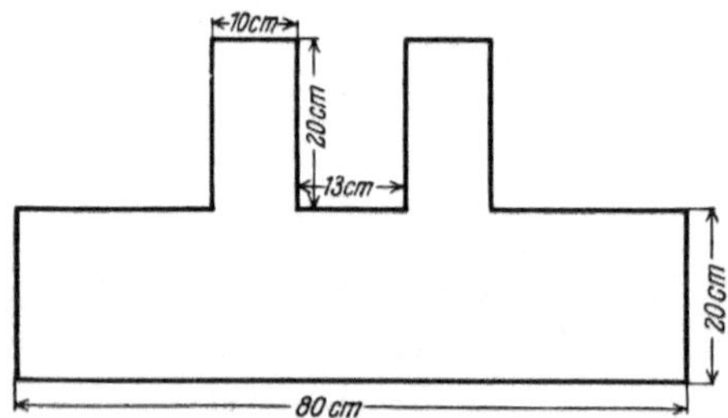

Abb. 60. Priessnitzumschlag. Das Kind wird so auf den Umschlag gelegt, dass der Kopf zwischen die beiden Zipfel kommt. Die Zipfel werden erst über die Schultern, die Seitenteile über den Rumpf geschlagen.

Wechselbad. Es werden zwei Badewannen (Eimer) bereitgestellt. Die eine enthält Wasser von ca. 40⁰ C, die andere von Zimmertemperatur. Das Kind wird abwechselnd von der einen in die andere Badewanne getaucht. Die gleiche Prozedur kann auch unter der Brause vorgenommen werden.

Kleiebad. Ca. 1 Pfund (½ kg) Kleie wird mit heissem Wasser einige Minuten aufgebrüht, bis sich ein dünner Brei gebildet hat. Er wird dem Badewasser zugesetzt. Am Ende des Bades lässt man die Kleie sich etwas setzen und wäscht das Kind mit dem oben stehenden Wasser ab. Noch besser ist es, die Kleie am Tage zuvor aufzukochen und über Nacht ziehen zu lassen.

Kamillenbad. 1—2 Hände voll getrockneter Kamillenblüten (Badekamillen) werden in einen Gazebeutel — etwa aus Verbandmull — gegeben und mehrere Minuten in das warme Bad gehängt. Wenn die Blüten sich gut mit dem warmen Wasser vollgesogen haben, wird der Beutel in das Bad ausgewunden. Schneller kommt man zum Ziel, wenn man eine Abkochung verwendet.

Eichenrindenbad. 1—2 Hände voll Eichenrinde lässt man mit 1 l warmen Wassers ca. eine Stunde stehen und dann etwa eine Stunde kochen. Die Abkochung wird durchgeseiht und dem Bade zugesetzt.

Heisses Bad. Das Kind wird in ein Bad von gewöhnlicher Badetemperatur gebracht. Durch mehrfaches Zugiessen von heissem Wasser, während das Kind von einer Hilfsperson vorübergehend herausgehoben wird, wird die Temperatur schnell auf 40—42⁰ gesteigert. Hierin bleibt das Kind 5—10 Minuten.

Priessnitzumschläge. Ein Tuch von geeigneter Form und Grösse wird in laues Wasser (20—30⁰) getaucht, ausgewunden und auf die betreffende Stelle am Körper des Kindes gelegt. Darauf kommt eine Lage wasserdichten Stoffes, Billroth- oder Mosettigbatist oder Guttaperchapapier. Das ganze wird mit einem Tuch oder einer Binde fixiert. Für den am meisten gebrauchten Umschlag um die Brust empfehlen sich Tücher von dem Zuschnitt, wie er auf der Abb. 60 dargestellt ist. Der breite Teil wird um die Brust gewickelt, die schmalen Zipfel werden über die Schultern geschlagen. Etwa alle 2—3 Stunden wird gewechselt, aber nur, wenn der Säugling wach ist. Bei empfindlichen Kindern wird die Haut vorher eingefettet.

Packung. (Zur Herabsetzung der Temperatur.) Auf das Bett oder auf die Wickelkommode wird zunächst eine wollene Decke gelegt, darauf kommt ein Laken, welches in Wasser von etwa 20—30⁰ eingetaucht und dann ausgewunden wird. Das Kind wird daraufgelegt, das Laken schnell

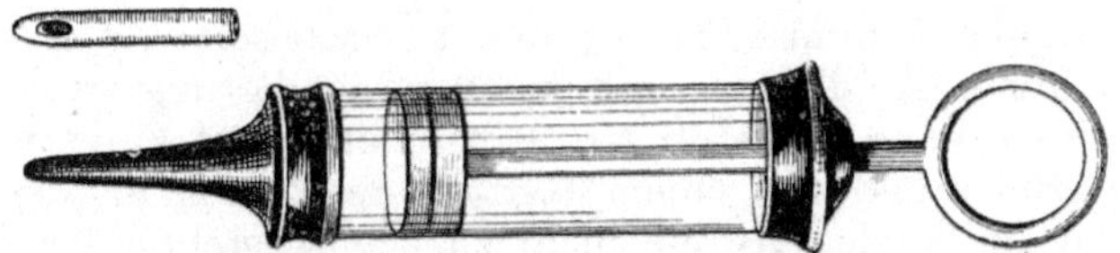

Abb. 61. Klystierspritze. Der Gummiansatz wird etwa bis zu dem Markierungsstriche über den Hartgummiansatz gezogen.

um den Körper des Kindes geschlagen, so dass auch die Arme mit einbegriffen sind, dann wird die wollene Decke lose herumgeschlagen. Noch sicherer ist es, zwei Laken zu nehmen, von denen das obere unter, das nächste über den Armen um den Körper geschlagen wird. In der Packung bleibt das Kind ca. ½ Stunde, wird dann abgetrocknet und frisch angezogen, oder es wird eine neue Packung angeschlossen.

Schwitzpackung. Sie wird in der gleichen Weise vorgenommen, nur dass zur Durchtränkung des Lakens heisseres Wasser verwendet wird. Man soll es so heiss nehmen, wie es nur irgendwie von der Hand ausgehalten wird, da sich das Laken beim Ausbreiten doch wieder etwas abkühlt. Die wollene Decke wird dann fest um das Kind gewickelt. Wenn nötig, werden noch Wärmflaschen zur Seite gelegt. Die Packung bleibt etwa eine Stunde liegen, so dass reichlich Schweissausbruch erfolgt. Auf den Kopf kann man eine kalte Kompresse oder eine Kühlschlange legen.

Senfpackung. In ca. 1 Liter Wasser werden 2 Hände voll Senfmehl eingeweicht, bis ein mäßig dicker Brei entstanden ist, dessen beissender Geruch Augen und Nase reizen muss. In diesen Brei wird ein waschbares Tuch von geeigneter Form und Grösse getaucht (Windel, Handtuch), etwas ausgewunden und das Kind darin eingeschlagen. Über das Leinentuch kommt eine wollene Decke. Dauer nach Verordnung, meist 3 bis 5 Minuten. Das Kind pflegt in der Packung unruhig zu werden oder zu schreien. Nach dem Auspacken wird schnell in warmem Bade oder durch Abwaschen der Rest des Senfpulvers beseitigt. Bei erfolgreichem Vorgehen ist das Kind an Brust und Rücken krebsrot.

Klysmen. Klysmen werden gegeben, um den Darminhalt zu entleeren, oder um Medikamente, Nährflüssigkeiten und dgl. vom Darme aufsaugen zu lassen. Zu beachten ist, dass die Flüssigkeit (für den Säugling) nicht mehr wie 30—50 ccm betragen darf, wenn sie im Darm gehalten werden soll. Als Instrument wird am besten eine Glasspritze mit Hartgummiansatz verwendet (Abb. 61). Die im Hausgebrauch viel benutzten Ballons aus Gummi sind unsauber und daher zu verwerfen. Als Ansatz für die Spritze dient ein weiches Gummirohr, etwa das Ende einer Sonde, welches über die harte Gummispitze gezogen wird. Das Darmrohr wird vorsichtig und langsam in den After 3—4 cm tief eingeführt und die Flüssigkeit langsam aus der Spritze entleert. Soll sie sicher im Darm behalten werden, so empfiehlt es sich, nachdem das Darmrohr wieder herausgezogen ist, die Gesässbacken ein paar Minuten zusammenzuhalten.

Manchmal wird die Zufuhr von Flüssigkeiten in den Darm auch langsam, tropfenweise, als sogenannter **Tröpfcheneinlauf** vorgenommen. Eine ganz dünne Gummisonde (sogenannte Nasensonde, d. h. eine Sonde, welche so dünn ist, dass sie behufs Magensondierung durch die Nase geleitet werden kann, Nélaton Nr. 9) wird etwa auf Fingerlänge in den After eingeführt und mit einem Heftpflasterstreifen an der Haut befestigt. An die Sonde wird ein nicht zu hoch gestellter Irrigator durch einen Verbindungsschlauch angeschlossen, aus ihm lässt man die Flüssigkeit so langsam in den Schlauch tropfen, dass etwa 30 Tropfen auf die Minute kommen. Zur Regelung der Tropfenfolge wird ein Glaszwischenstück eingeschaltet, an dem man die Tropfen beobachten und mit Hilfe eines Hahnes einstellen kann. Ein derartiger Tröpfcheneinlauf erstreckt sich auf mehrere Stunden und führt dem Körper 3—500 ccm Flüssigkeit zu.

Medikamente werden entweder eingegeben, in die Haut eingerieben oder unter die Haut gespritzt. Flüssige Medikamente werden dem Säugling am besten so beigebracht, dass man ihm in der Rückenlage den Mund durch seitlichen Druck auf die Wangen etwas öffnet und aus einem Löffel die Flüssigkeit vorsichtig in den Mund fliessen lässt, das Kind schluckt dann hinunter; Pulver müssen vorher mit Wasser und Zucker angerührt werden. Die Einspritzung von medikamentösen Flüssigkeiten unter die Haut geschieht mit sorgfältig sterilisierter Spritze und nach Reinigung der Haut mit Äther oder Benzin. Geeignete Stellen für die Injektion sind die Aussenseiten der Arme, beziehungsweise der Oberschenkel. Die Einstichstelle wird mit einem kleinen Stückchen Heftpflaster geschlossen.

3. Körperpflege des kranken Säuglings.

Alle Pflegemaßnahmen müssen beim kranken Säugling noch sorgfältiger und gewissenhafter vorgenommen werden als beim gesunden. Das Bad ist nur auf besondere ärztliche Verordnung wegzulassen. Die

Haut ist dadurch zu schonen, dass die Windeln häufig gewechselt werden. Gefährdete Stellen, insbesondere die Umgebung der Körperöffnungen, werden zweckmäßig durch Einsalben (Borsalbe, Zinkpaste) von vornherein geschützt. Bei langdauernden, schweren Krankheiten kann es selbst zum Wundliegen kommen. Die fraglichen Körperstellen (Hinterkopf und Fersen) werden am besten durch Unterlegen von Watteringen vor Schaden bewahrt.

Auch beim kranken Säugling ist es strengstens verboten, den Mund auszuwaschen. Durch das Vorhandensein von Schwämmchen (Soor) darf man sich nicht verleiten lassen, daran herumzuwaschen. Die Behandlung von Munderkrankungen erfolgt durch Aufstäuben von Pulvern und durch Ausspritzen mit Flüssigkeiten. Vielfach wird der Soor mit dem sogenannten Borsäureschnuller behandelt. Man schüttet auf ein sauberes Leinwandläppchen eine Messerspitze kristallisierte Borsäure und bindet dann das Läppchen zu einem kleinen Beutel zusammen, der die Borsäure enthält. Man gibt ihn dem Kind als Schnuller in den Mund. Nicht übermäßig empfehlenswert.

Besteht die Neigung zu Untertemperaturen, so ist durch Wärmflaschen der Abkühlung entgegenzuarbeiten. Als Wärmflaschen werden am besten gewöhnliche Kruken aus Steingut (Abb. 55) benutzt. Sie werden mit heissem Wasser gefüllt, mit einem Tuch (Windel, Handtuch) umwickelt, und dann dem Säugling an die Seite oder zu Füssen gelegt. Unter Umständen benutzt man drei hufeisenförmig zusammengelegte Wärmflaschen, in deren Mitte der Säugling kommt. Um Unfälle, Verbrennungen und Verbrühungen, zu vermeiden, muss immer geprüft werden, ob der Verschluss der Flasche festsitzt, und ob sie allseitig eingehüllt ist. Sehr zweckmäßig sind vollständig geschlossene Wärmflaschen aus Kupfer. Sie werden in heissem Wasser erwärmt und genau wie jede andere Wärmflasche verwendet. Ausfliessen ist unmöglich.

Grösste Aufmerksamkeit ist der Fütterung zuzuwenden. Wenn es sich um trinkschwache oder leicht brechende Kinder handelt, kann durch Sorgfalt viel erreicht werden (s. S. 90). Bei Appetitlosigkeit muss man dem Kind das Trinken so angenehm wie möglich machen. Die Temperatur der Nahrung, die Menge, die es auf einmal mag, muss in jedem einzelnen Falle ausgeprobt werden. Auch muss durch ein entsprechend grosses Loch im Sauger dafür gesorgt werden, dass sich das Kind nicht übermäßig anzustrengen braucht. Umgekehrt muss bei Neigung zum Brechen mit grosser Zurückhaltung vorgegangen werden. Das Trinken grösserer Mengen wirkt meistens schädlich. Kleine Portionen sind am Platze. Nach der Mahlzeit ist für besondere Ruhe zu sorgen. Vielfach ist auch richtig, das Kind nach der Mahlzeit ein paar Minuten aufrecht zu halten, bis sich die Luft aus dem Magen unter dem bekannten Geräusch entleert.

Besteht grosse Unruhe, so wird es oft nicht zu vermeiden sein, durch Herumtragen und dgl. dem Kinde entgegenzukommen. Man muss sich nur daran erinnern, wie leicht Angewöhnung eintritt. Bei wiederkehrender Gesundheit muss man zur Strenge zurückkehren.

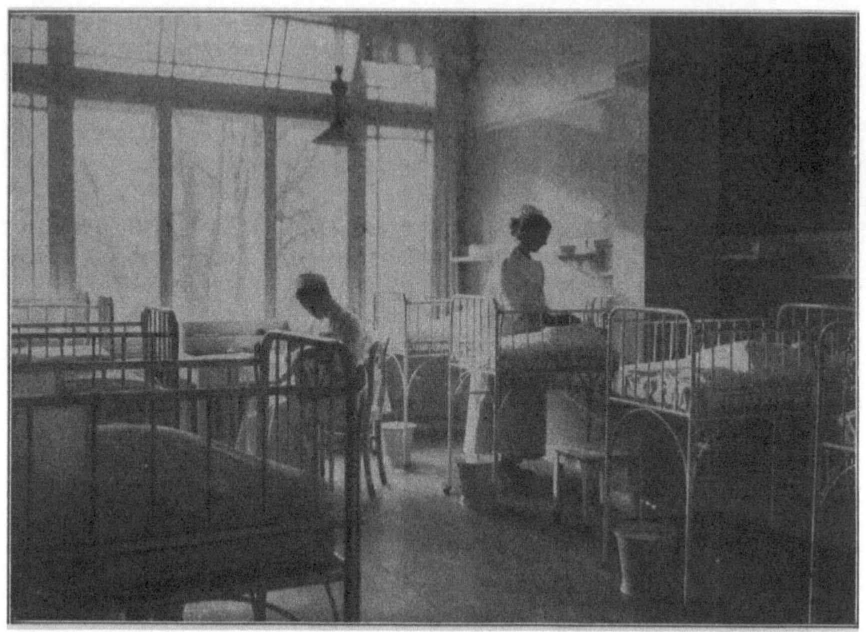

Abb. 62. Säuglingszimmer. Man sieht die zu jedem Bett gehörende Einzel-
einrichtung. Im Hintergrund (Abb. 63) Bade- und Wascheinrichtung.
(Säuglingsheim Dortmund).

Noch einmal sei aber betont, wie wichtig gerade in
Krankheitsfällen eine liebevolle und sorgfältige Pflege ist.
Sie kommt dem Kinde unmittelbar zugute, kürzt den Verlauf des Krankheitsprozesses und kann geradezu lebens-
rettend wirken.

4. Säuglingspflege in Anstalten.

Über Pflege von Säuglingen in Anstalten braucht man heute bei
der Fülle dieser Anstalten keine sehr grossen Ausführungen mehr
zu machen. Vielleicht ist es aber nicht überflüssig, gerade weil
es viele kleine und kleinste „Heime" gibt, darauf hinzuweisen, dass die
Massenpflege von Säuglingen viel grössere Anforderungen stellt, als die
Pflege von einzelnen Säuglingen. Unter ein gewisses Maß von Einrichtung
und Pflege kann man ungestraft nicht heruntergehen.

Nach wie vor bleibt es die Grundregel jeder Anstaltspflege, dass die
peinlichste Sauberkeit herrschen muss. Wenn die Pflegerin nicht darauf
eingestellt ist, jeden Säugling jederzeit als ansteckungsfähig und als
Träger von Infektionsstoffen zu betrachten, so wird sie ihre Pflicht
nicht hinreichend erfüllen können. Nichts darf von Bett zu Bett getragen
werden. Einrichtungsgegenstände sind peinlich zu trennen. Nach der
Beschäftigung mit jedem Säugling muss Reinigung der Hände erfolgen.
Es würde zu weit führen, alles anzuführen, was im einzelnen notwendig

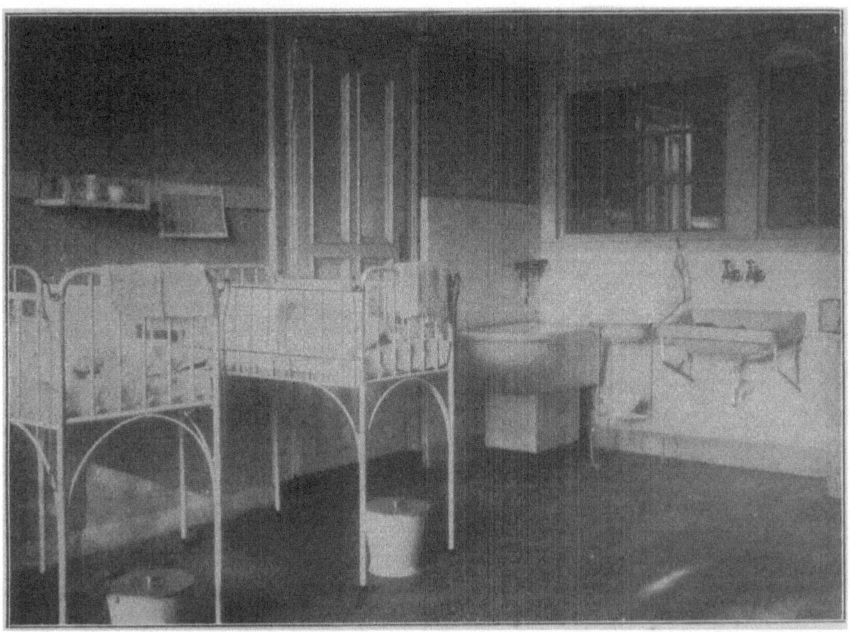

Abb. 63. Dasselbe Zimmer wie in Abb. 62 (Hintergrund).

ist. Die Hauptsache ist, dass nicht Einzelvorschriften sklavisch befolgt werden, sondern dass die Pflegerin über die Notwendigkeiten so im Bilde ist, dass sie ganz von selbst das Richtige tut, dass ihr die Asepsis der Pflege in Fleisch und Blut übergegangen ist.

Es soll nochmals nachdrücklich betont werden, dass die Einrichtung einer Anstalt für Säuglinge unter ein gewisses Niveau nicht herunter gehen darf. Wir müssen heute von einem Säuglingsheim oder dgl. verlangen, dass alle Einrichtungen getroffen sind, um Infektionen fern zu halten, oder, wenn sie doch einmal ausbrechen sollten, um sie schnellstens zu unterdrücken. Dazu gehört, dass jeder Säugling für eine gewisse Zeit nach der Aufnahme isoliert werden kann. Eine Anstalt ohne Quarantäne-möglichkeit ist überhaupt unzulässig. Auch muss Anschluss an eine Infektionsabteilung bestehen. Es muss die Möglichkeit vorhanden sein, im Falle einer Infektion die angesteckten Kinder sofort in eine für diese Zwecke hergerichtete Abteilung zu überweisen. Hat man derartige Einrichtungen, und führt man ausserdem noch den Betrieb so sauber und korrekt durch, wie es notwendig ist, so sind die Grundlagen für gedeihliches Arbeiten vorhanden. Andernfalls wird Geld unnütz vertan und den Kindern mehr geschadet als genützt. Wer auch immer ein Säuglingsheim einrichtet, muss sich dessen bewusst sein, dass solche Anstalten nicht billig sind, dass es kein leichtes Unternehmen ist. Nur auf Grund gründlichster, sachverständiger Erwägungen können die Einrichtungen getroffen werden.

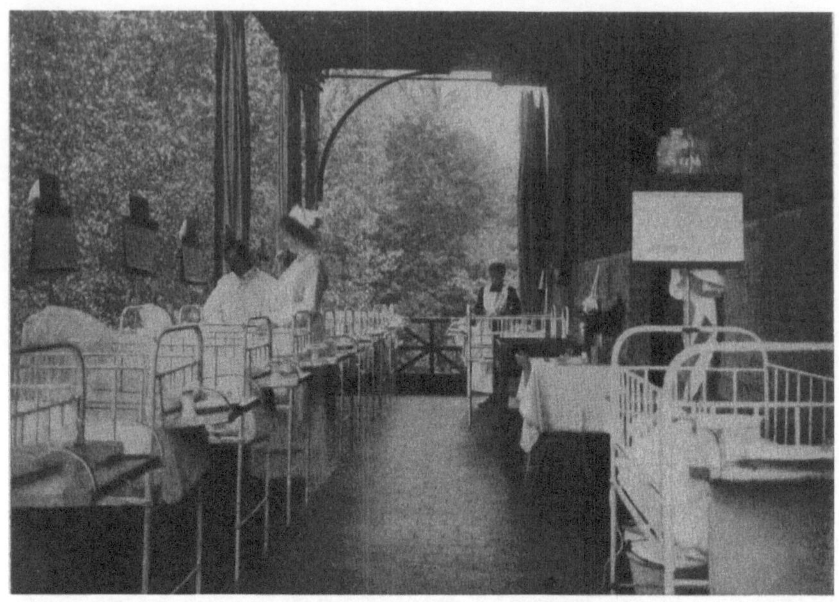

Abb. 64. Säuglinge auf der Liegehalle der Klinik. Die Freiluftbehandlung bringt
den Kindern sichtliche Vorteile.

In hohem Maße ist das Gedeihen des Säuglings in Anstalten auch
von Luft und Sonne abhängig. Man darf die Säuglinge nicht ständig
in ihren Zimmern lassen. Sowie die Witterung es erlaubt, müssen sie
auf die Liegehalle, in den Garten gebracht werden. Das ist ein anerkannter
Grundsatz der Anstaltspflege geworden.

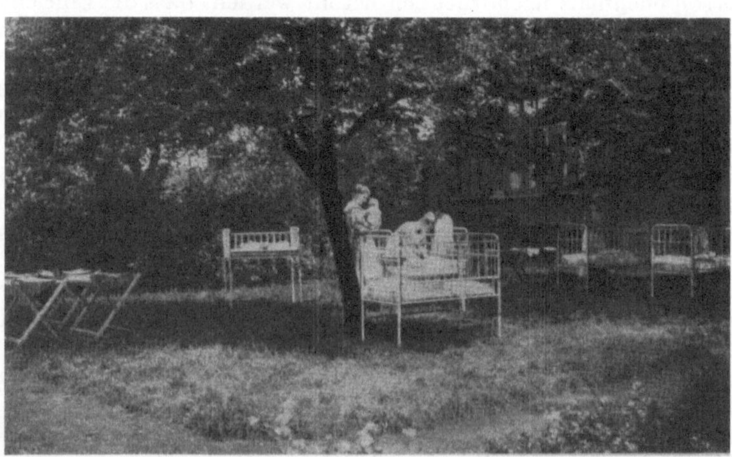

Abb. 65. Säuglingspflege im Sommer. Im Garten ist dem Säugling wohler
als im heissen Zimmer.

Nicht unerwähnt darf bleiben, wie ausserordentlich wichtig die Beobachtung des Säuglings und die Niederlegung dieser Beobachtungen in Kurven ist. Eine gut geführte Säuglingskurve muss so sein, dass der Arzt mit einem Blicke alles erkennen und ein Bild von dem Zustande des Kindes gewinnen kann. Alles was sich eintragen lässt, muss auch eingetragen werden: Temperatur, Gewicht, Art und Menge der Nahrung, Zahl und Beschaffenheit der Stühle, Erbrechen und dgl. Dabei muss es so übersichtlich aufgezeichnet sein, dass es mit einem Blicke zu erfassen ist. Ist das geschehen, so bietet die Kurve ein wichtiges Belegstück, welches auch nach Jahren immer wieder zeigt, worum es sich gehandelt hat, und das die wissenschaftliche Verwertung des Falles gestattet. Darum müssen die Kurven nicht nur richtig, sondern auch mit klarer, sauberer Handschrift geführt werden.

Die Säuglingsschwester muss sich darüber im klaren sein, dass ihre Stellung wesentlich anders ist als die einer Krankenschwester. Der Säugling kann nicht sprechen, auch das Kleinkind kann seinen Willen noch nicht zum Ausdruck bringen oder sein Befinden schildern. Die Schwester muss als Mittlerin zwischen dem Pflegling und dem Arzt stehen, muss den Arzt von allem unterrichten, was wissenswert ist. Damit vergrössert sich die Aufgabe und die Verantwortung wächst.

5. Verhalten bei Zwischenfällen.

Bei kranken aber auch bei gesunden Säuglingen können sich Zwischenfälle ereignen, welche zum sofortigen Eingriff nötigen, noch ehe der Arzt herbeigekommen sein kann. Wir sehen dabei von Unfällen, Verletzungen, Knochenbrüchen und dgl. ab, sondern beschränken uns auf solche Zufälle, welche von inneren Organen ausgehen. Von der Geistesgegenwart und von der Fähigkeit der Schwester, sachgemäß zu handeln, kann das Leben des Kindes abhängen.

Bei Neugeborenen, besonders bei Frühgeburten, kommt es vor, dass die **Atmung aussetzt (Asphyxie).** Die Kinder werden blau, im Gesicht und an den Händen. Sie gehen zugrunde, wenn die Atmung nicht sofort angeregt wird. Gewöhnlich genügt ein kurzes Beklopfen der Brust, um die Atmung wieder in Gang zu bringen. Das Kind holt Luft, schreit; die blaue Farbe macht sofort wieder einer rosigen Platz, und die Gefahr ist vorüber. In hartnäckigen Fällen muss künstliche Atmung gemacht werden, wenn einfachere Mittel nicht helfen. Auch das Wechselbad findet Verwendung (s. S. 116).

Es wurde schon darauf hingewiesen, dass das Befinden eines Säuglings sich **plötzlich zum Schlimmern** ändern kann (**Kollaps**). Namentlich bei atrophischen, blassen, abgemagerten Kindern erfolgt oft ein überraschender Zusammenbruch. Die Kinder werden schlaff, sehen gänzlich verfallen aus. Die Atmung wird leise, unregelmäßig, setzt wohl auch aus. Der Tod kann eintreten, wenn nicht schnell geholfen wird. Durch alle möglichen Reizmittel muss versucht werden, die Lebensfähigkeit der Organe wieder anzuregen. Für den Laien ist das nur in ganz beschränktem Maße möglich. Schnellste Zuziehung des Arztes ist erforderlich. Vor Eintreffen des Arztes kann man das Kind in ein heisses Bad, noch besser in ein heisses Senfbad bringen. An deren Stelle können auch heisse Tücher und eine Senfpackung treten. Ist Sauerstoff vorhanden, so kann er dem Kinde sofort gereicht werden. Dem Arzt stehen stärkere Mittel zur Verfügung. Mit den genannten Maßnahmen gelingt es häufig, den gefährlichen Zustand wieder zu beheben. Die Atmung wird tiefer und regelmäßig, die Haut färbt sich, das schlaffe regungslose Kind gewinnt wieder Leben.

Beim plötzlichen Auftreten von **Krämpfen** muss immer versucht werden, sie zu beseitigen. Ist gleichzeitig hohes Fieber vorhanden, so sucht man dieses durch eine oder mehrere kühle Packungen herabzudrücken. Bei normaler Temperatur kann man durch ein langes, warmes Bad oder durch eine warme Packung Linderung schaffen. Auf den Kopf kommt inzwischen eine kalte Kompresse oder noch besser ein Eisbeutel. Die Nahrungszufuhr wird gänzlich eingestellt. Da der Arzt Krämpfe meist mit medikamentösen Klysmen behandelt, so ist für das nötige Gerät Sorge zu tragen.

Blutungen sind selten, können aber immerhin eintreten. Namentlich bei Neugeborenen kommen Darmblutungen vor. Hier bleibt nur übrig, den Arzt schleunigst in Kenntnis zu setzen.

XVII. Die Zukunft des Säuglings.

Schwankende oder feste Gesundheit, Körperkraft und Begabung, ja selbst Charaktereigenschaften sind beim Säugling schon bis zu einem gewissen Grade erkennbar und können nach der einen oder anderen Richtung, oft sogar für das ganze Leben, entscheidend beeinflusst werden.

In der angeborenen Körperveranlagung des Säuglings sind namentlich zwei Abartungen wichtig und wurden auch schon früher erwähnt. Wir hatten dargelegt, dass die Neigung zu Gesichtsausschlägen, Katarrhen und Entzündungen mannigfacher Art auf eine Besonderheit der Körperveranlagung zurückzuführen sei. Ebenso hatten wir bereits gezeigt, dass die Zeichen nervöser Veranlagung beim Säugling oft zu finden sind. Leichter Schlaf, Zusammenzucken bei Geräuschen, Eigentümlichkeiten bei der Nahrungsaufnahme, leichte Ablenkbarkeit, vorzeitiges Erwachen des Intellektes legen oft genug Zeugnis davon ab, dass jene erhöhte Erregbarkeit des Nervensystems vorhanden ist, welche für die reizbare Schwäche der Nerven kennzeichnend ist. Was wird aus diesen Kindern? Bewahren sie die Zeichen ihrer Schwäche für alle Zeit? Von der Neigung zu Katarrhen wissen wir, dass sie in den ersten Lebensjahren immer mehr und mehr verschwindet, dass bis zum Beginn des schulpflichtigen Alters nicht mehr viel übrig zu sein pflegt. Diese Aussicht ist für die Eltern tröstlich, weil sie bei den häufigen Katarrhen, der Neigung zu Erkältungen und bei den quälenden, immer wiederkehrenden Gesichtsausschlägen aus der Unruhe nicht herauskommen. Der Ausblick, dass mit der Zeit von selbst eine Besserung eintritt, dass keine endgültige Schädigung für die Zukunft zu befürchten ist, gibt wenigstens eine Beruhigung für die Zukunft des Kindes. Umgekehrt ist es bei der nervösen Veranlagung. Zeigt sie sich schon beim Säugling, an den ja die aufreibende Last des Lebens noch gar nicht herangetreten ist, so ist anzunehmen und zu befürchten, dass mit zunehmender Belastung durch Erkrankungen, Ernährungsstörungen, durch die Schule, Fehler der Erziehung und dergleichen mehr eine Verschlimmerung herbeigeführt werden kann. Die Eltern müssen sich frühzeitig darüber klar werden, dass das Geschick des Kindes in hohem Maße von der Art der Lebensführung, von der Art der Erziehung abhängig ist. Ein nervös veranlagtes Kind kann zu einem brauchbaren und lebensfrohen Menschen herangezogen werden, kann sich aber auch durch verkehrte Erziehungsmaßregeln zu einem unglücklichen, lebensuntüchtigen Menschen entwickeln. Neben den Schwierigkeiten welche die Erziehung durch die nervöse Reizbarkeit und Empfindlichkeit zu machen pflegt, erwächst eine Hilfe dadurch, dass sich die Kinder durch geistige Regsamkeit auszuzeichnen pflegen.

Über die Aussichten, welche sich sonst aus der körperlichen und geistigen Veranlagung des Säuglings ergeben, soll hier nicht abgehandelt werden, weil man etwas Bestimmtes nicht recht sagen kann. Zarte und schwächliche Säuglinge entwickeln sich oft ungestört und werden zu kräftigen tüchtigen Menschen, während starke Säuglinge schon im zweiten und dritten Lebensjahre viel Schwierigkeiten und Sorgen machen können.

Von den Einflüssen, welche des Säuglings Heil oder Unheil auch über das Säuglingsalter hinaus bestimmen, ist die Ernährung bei weitem der wichtigste, wie es ja bei der grossen Abhängigkeit des Säuglings von der Nahrung nur natürlich ist. Ein Leben, frei von Störungen und gefördert durch zweckmäßige und richtige Ernährung, sichert den Säugling vor Krankheiten, ermöglicht ihm die rechtzeitige Entwicklung seiner körperlichen und geistigen Fähigkeiten und führt ihn damit widerstandsfähig und frisch in das Kleinkindesalter hinüber. Umgekehrt, wenn Ernährungsstörungen die Entwicklung aufhalten, den Säugling kümmerlich und empfindlich machen, so erreicht er das Kleinkindesalter in einem Zustande körperlicher Rückständigkeit und Widerstandslosigkeit, so dass er den besonderen Gefahren seines Alters eher erliegt. Keuchhusten, Masern, Diphtherie, Scharlach sind zwar auch für gesunde und kräftige Kinder oft verhängnisvoll, zum Würgeengel werden sie aber nur unter den schlecht und falsch genährten und verkommenen Kindern. Hier fallen ungezählte Opfer, die bei sorgsamer und vernünftiger Aufzucht des Säuglings hätten vermieden werden können. Aber selbst wenn wir von der groben Beeinflussung der körperlichen Widerstandsfähigkeit absehen, so zeigt sich bei der Auslese, welche mit jedem zunehmenden Jahre stattfindet, dass unter den körperlich tüchtigen und geistig frischen Menschen mehr solche sich befinden, welche in ihrer Jugend richtig, d. h. an der Brust, ernährt wurden. Unter den begabten Schulkindern, den kräftigen Rekruten und guten Turnern befinden sich stets ehemalige Brustkinder

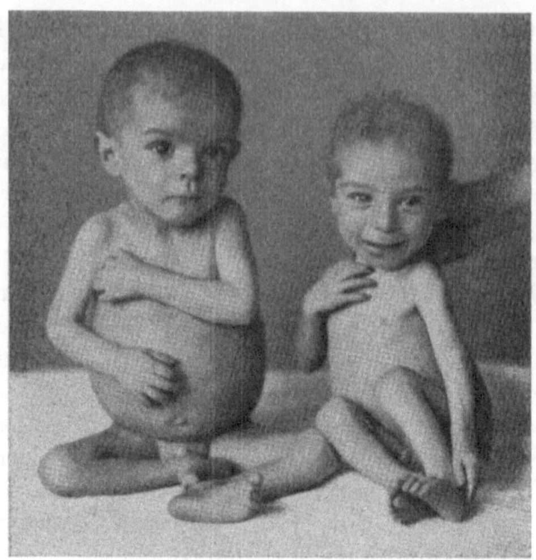

Abb. 66.

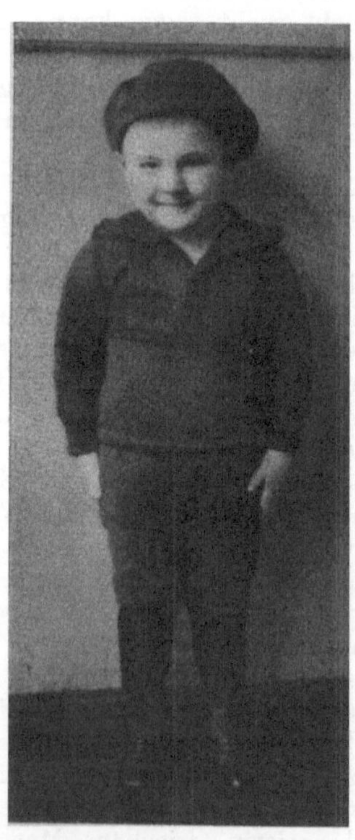

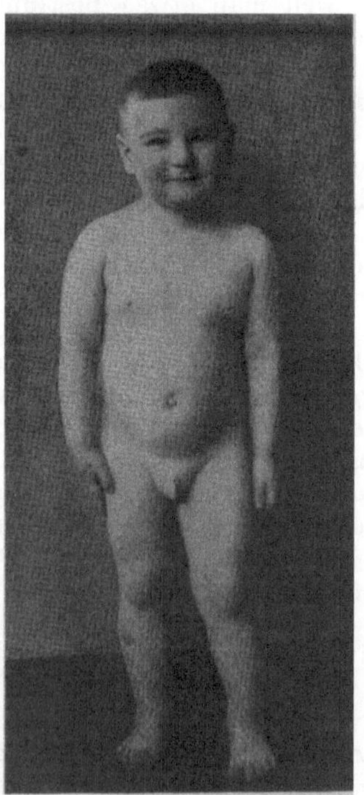

Abb. 67.   Abb. 68.

Das jüngere der elenden, abgezehrten Geschwister wurde im Alter von 1¹/₄ Jahren aufgenommen (66) und nach 3 Monaten in gutem Zustand entlassen. Im Alter von
4³/₄ Jahren stellte sich der Junge stramm und vergnügt wieder vor (67). Sein Körper
erwies sich als gut entwickelt (68).

in der Überzahl. Umgekehrt sammeln sich überall dort, wo die Schiffbrüchigen des Lebens in grosser Zahl zusammenkommen, in Heilstätten und Siechenhäusern jeder Art, ehemalige Flaschenkinder.

Krankheiten des Säuglingsalters werfen ihre Schatten unter Umständen noch tief in das weitere Leben hinein. Das kann und soll hier im einzelnen nicht besprochen werden. Hingewiesen sei nur noch einmal auf die früher erwähnten Folgen der Rachitis und hingewiesen sei auch noch auf die Folgen frühzeitiger Ansteckung mit Tuberkulose und Syphilis. Wie sehr das spätere Leben auch unter mehr zufälligen akuten Erkrankungen leiden kann, ist z. B. an Abb. 69 dargestellt.

Warnung und Mahnung auf der einen Seite, Sporn und Antrieb auf der anderen Seite sollen die vorstehenden Zeilen sein. Wer mit Säuglingen zu tun hat, muss und soll es wissen, dass ihm Leben, Gesundheit und Zukunft des Kindes anvertraut ist. Welch ein Jammer, wenn schon in den ersten Lebensmonaten Aussichten für das ganze Leben vernichtet, wenn dem jungen Erdenbürger schon Möglichkeiten geraubt werden und vermeidbares Unheil auferlegt wird; welche Freude andererseits, wenn es mit geschickter und zarter Hand gelingt, günstige Anlagen zu fördern, minder günstige in Schranken zu halten und so die Entwicklung in Bahnen zu leiten, welche für die Zukunft ein erspriessliches Wirken lebensfroher Menschen in sichere Aussicht stellen.

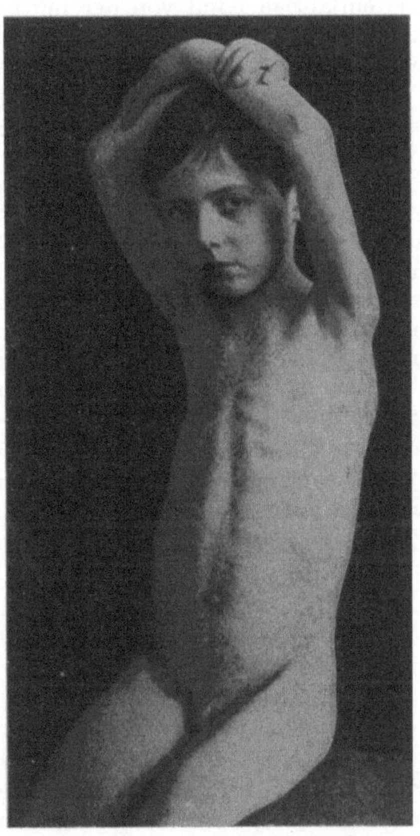

Abb. 69.

Verkümmerung der rechten Brust durch eitrige Rippenfellentzündung im 1. Lebensjahre. Es ist eine bleibende Einziehung der Brust und Schwäche der Lunge zurückgeblieben.

XVIII. Kleinkinderkunde.

1. Das Wesen des Kleinkindes.

Es ist ganz unmöglich zu sagen, wann die Säuglingszeit aufhört und die des Kleinkindes beginnt. Der erste Geburtstag, ein so schöner und feierlicher Tag er auch sein mag, kann nur als äusserer Anhaltspunkt gelten; sonst gibt es fliessende Übergänge. Die inneren Zusammen-

hänge sind etwa so: Die Säuglingszeit ist durch die überaus grosse
Abhängigkeit des Kindes von der Ernährung gekennzeichnet. Diese
Abhängigkeit ist schon im zweiten Vierteljahre beträchtlich geringer
und ist am Ende des ersten Jahres weitgehend geschwunden. War
der junge Säugling auf die Brust seiner Mutter angewiesen, so ist
das einjährige Kind von der mütterlichen Ernährung unabhängig und
kann mit einer gemischten Nahrung unter Benutzung von Kuhmilch
ohne besondere Gefahren aufgezogen werden.

Den nächsten Grad der Selbständigkeit muss das Kind dadurch
erreichen, dass es in seiner Beweglichkeit freier wird. Der Übergang
ins Kleinkindesalter ist durch die Erwerbung der aufrechten Haltung, des selbständigen Stehens und des Laufens
gekennzeichnet. Das ist für das frühe Kleinkindesalter, für das
zweite und dritte Lebensjahr, das Entscheidende. Das Kind entwächst
mit der zunehmenden Beweglichkeit immer mehr dem engen Kreise,
auf den es ursprünglich angewiesen war. Nehmen wir weiter hinzu, dass
mit der fortschreitenden Entwicklung des Körpers und des Verstandes,
mit der zunehmenden Fähigkeit, die Umwelt kennen zu lernen und zu
ihr Stellung zu nehmen, auch die erzieherischen Gesichtspunkte immer
mehr in den Vordergrund treten, so ergeben sich die besonderen Eigentümlichkeiten und Forderungen des Kleinkindesalters ohne weiteres.

Betrachtet man die Entwicklung des jungen Kindes von diesem
Gesichtspunkte aus, so ergeben sich drei Stufen:

 a) die Zeit vor der Geburt, wo das Kind enggebannt im mütterlichen
   Körper bis zur Lebensfähigkeit in der Aussenwelt heranreift;

 b) die Säuglingszeit, wo das Kind durch die Brusternährung und
   die grosse Hilfslosigkeit im engsten Zusammenhang mit der
   Mutter steht;

 c) das Kleinkindesalter, wo das Kind laufen gelernt hat und nun
   immer mehr Besitz von der Umwelt ergreift.

Ein grosser Teil der Fährnisse des Kleinkindes sind mit seinen
Eigentümlichkeiten verbunden. Je enger der Kreis, in dem sich ein
Mensch bewegt, um so geringer auch die Zahl von Schädlichkeiten,
welche ihn treffen kann. Kommt das Kind erst einmal aus dem Zimmer
auf den Flur, auf die Treppe, in den Garten, auf die Strasse, so kommt
es immer mehr mit unkontrollierten Menschen und Dingen in Berührung
und ist damit unberechenbaren Schädlichkeiten ausgesetzt.

2. Der Körper des Kleinkindes.

Im ersten Lebensjahre ist das Längenwachstum des Kindes sehr
stark. In den späteren Jahren wird es immer langsamer. Auf Perioden
des Stillstandes folgen solche schneller Streckung. Immer bleibt dem
Körper bei allem Fortschreiten noch seine kindliche Art. Die Rundlich-
keit der Formen, namentlich bei den Mädchen, bleibt erhalten. Nur in
den Zeiten lebhaften Wachstums kann eine gewisse Abmagerung eintreten. Der Brustkorb wächst vornehmlich nach der Breite zu. Der

Gesichtsausdruck wird immer bestimmter. Die Grösse des Gesichtsschädels im Verhältnis zum Gehirnschädel nimmt zu. Das Milchgebiss mit seinen 20 Zähnen ist mit zwei Jahren schon vollständig, und damit werden auch die Kieferknochen grösser und derber. Die Knorpelteile der Knochen verknöchern immer mehr. Diese Entwicklung findet zwar im Kleinkindesalter noch keinen Abschluss, geht aber weit voran. Der Schädel (Fontanelle) schliesst sich in der ersten Hälfte des zweiten Lebensjahres.

Längenmaße[1]).

Jahre	Mädchen	Knaben
Neugeboren	49	50
$^1/_2$	65	66
1	74	75
$1^1/_2$	79	80
2	84	85
$2^1/_2$	88	89
3	92	93
4	98	99
5	103	104
6	107	109

Auch die Leistungen gehen sinnentsprechend voran. Im Anfang des zweiten Lebensjahres wird das Kind sauber, d. h. es lernt, Stuhl und Urin zu halten. Das Bedürfnis der Entleerung wird gemeldet. Bei der Nahrungsaufnahme wird das Gebiss immer mehr in Anspruch genommen. Zuerst sind es nur die Schneidezähne, welche zum Abbeissen verwendet werden. Allmählich aber werden die Backzähne zum Kauen benutzt. Der Schlaf verkürzt sich. Der Nachtschlaf soll 10—12 Stunden betragen. Auch am Tage ist das Schlafbedürfnis noch so gross, dass eine etwa zweistündige Schlafpause eingeschoben werden muss.

Die Tätigkeit des Herzens verlangsamt sich, die Pulszahl geht allmählich herunter. Das besonders starke Wachstum des Brustkorbes gestattet den Lungen eine ausgiebigere Bewegung, und damit wird auch die Zahl der Atemzüge kleiner und dafür tiefer.

3. Die geistige Entwicklung.

Mit der Sprache verhält es sich folgendermaßen. In den ersten Monaten seines Lebens gibt der Säugling nur dem Gefühl der Unlust durch Schreien Ausdruck. In den späteren kommen hierzu noch gewisse unartikulierte Laute, meist mit dem Ausdrucke der Behaglichkeit. Das Kind beginnt zu lallen. Am Ende des ersten Lebensjahres, häufig aber erst am Anfang des zweiten, werden schon artikulierte Laute gebildet. Einfache Doppelsilben werden nachgesprochen. Allmählich tritt — noch im Laufe des zweiten Lebensjahres — das Kind in die Zeit des Nachsprechens ein. Immer mehr plappert es all das nach, was es hört, ohne zunächst den Sinn aufzufassen und von dem Sinne des Wortes Gebrauch

---

[1]) Nach Camerer, zusammengestellt von Pirquet.

zu machen. Schliesslich aber kommt es dahin, dass das Kind einzelne Worte benützt, um damit Wünsche, Bedürfnisse und dergleichen auszudrücken. Die nächste Entwicklungsstufe besteht darin, dass Worte aneinandergereiht werden. Zum Beispiel kommt es zur Satzbildung etwa der folgenden Art: **„Kind Milch haben"**. Eine weitere Stufe ist es schon, wenn gesagt wird **„Kind Milch haben will"** und sehr viel später, gewöhnlich erst im dritten Lebensjahre, ist das Kind soweit, dass es die Sätze nicht durch Nebeneinanderreihen der Worte bildet, sondern durch konstruktive Verbindung. Es sagt nun **„Kind will Milch haben"**, oder, was auch schon wieder einen Fortschritt bedeutet, **„ich will Milch haben"**.

Nachdem das Kind die Grundlagen der Sprache, der Verständigung, erlernt hat, benutzt es die Sprache auch, um sein Wissen und seine Vorstellung zu erweitern. Bisher hatte das Kind nur den allereinfachsten Anschauungsunterricht, hatte seine Umgebung, die Gegenstände des täglichen Gebrauches, Personen usw. kennen gelernt. Sinn und Zusammenhang der Geschehnisse blieb ihm fast ganz verschlossen. In dem Moment aber, wo das Kind die konstruktive Behandlung der Sprache erfasst hat, ist es auch fragefähig. Häufig schon im Anfange des dritten Jahres, oft erst gegen dessen Ende beginnt die Zeit, wo die Kinder durch unermüdliches Fragen sich über die Rätsel des Geschehens Aufschluss zu verschaffen versuchen. Damit ist die sprachliche Entwicklung des Kindes im wesentlichen beendet. Der Wortschatz ist zwar noch gering, die Möglichkeit der Satzbildung ist noch lange nicht abgeschlossen, aber das Kind beherrscht die Sprache soweit, dass es jeden für sein Alter sinngemäßen Gebrauch davon machen kann.

Die Erweiterung der Bewegungsfähigkeit leitet eine Epoche der Entwicklung ein, welche dem Kleinkindesalter eigentümlich ist und ihm sogar eine hierauf bezügliche Benennung verschafft hat. Das Kind kommt ins **Spielalter**. In der Tat sind die Kinder, wenn sie sich erst einmal bewegen können, von einem unerschöpflichen Spieldrange. Zunächst sind es nur die Hände, welche alles Erreichbare nehmen, erfassen, zerzausen und zerreissen. Ein Blatt Papier in der Hand des Kindes wird zum schönsten Spielzeug. Das Knistern beim Zusammenknüllen, das Zerreissen macht unerschöpfliche Freuden. Kann das Kind aber erst einmal gehen, so sucht es die Gegenstände seines Spieles auf. Alles, was ergriffen und bewegt werden kann, ist Spielzeug. Keine Puppe ist notwendig, kein künstlich hergerichtetes Spielzeug. Alle erreichbaren Gegenstände werden ergriffen, herumgetragen, verschleppt. Dem Werte der Gegenstände gegenüber herrscht vollste Verständnislosigkeit. Angst vor Gefahr kennt das Kind nicht. Es klettert, wirft sich vornüber, wirft sich hintenüber in dem sicheren Gefühl, dass es von seinen Beschützern gehalten wird. So ist es in seiner quecksilberigen Beweglichkeit und seiner spielerischen Lust ein Bild der Freude, gleichzeitig aber auch ein Gegenstand peinlichster Aufmerksamkeit. Fehlt die Überwachung, so sind kleine Unfälle an der Tagesordnung und die Zimmereinrichtung ist in ständiger Gefahr.

Gefühlsempfindungen treten gegen Ende des ersten Lebensjahres schon deutlich hervor, sind aber von geringer Tiefe. Sie haften in der Regel an demjenigen, welcher täglich mit dem Kinde umgeht, welcher es pflegt und füttert. Ob es die Mutter, oder eine Tante, oder eine Erzieherin ist, spielt keine ausschlaggebende Rolle. Mit dem Urinstinkt des Hilfslosen wendet das Kind seine Liebe und seine Zärtlichkeit demjenigen zu, welcher ihm behilflich ist. Die geringe Tiefe des Gefühls zeigt sich im schnellen Vergessen. Wenige Tage sind imstande, die Eindrücke zu verwischen und neue Personen als Lieblinge in den Vordergrund treten zu lassen.

In dem Maße, wie die geistige Entwicklung des Kindes sich vollzieht, in dem Maße, wie es aufmerken lernt, wächst auch seine Erziehungsfähigkeit. Es ist ganz erstaunlich zu sehen, wie fein die meisten Kinder selbst den Tonfall der Sprache verstehen. Ob man freundlich oder unfreundlich, ob man tadelnd oder drohend mit ihnen spricht, wird richtig empfunden und es tritt auch eine sinnentsprechende Reaktion ein. Selten wird es darum notwendig sein, durch starke Maßnahmen erzieherisch einzugreifen. Die von Eltern und Erziehern so häufig gebrauchten körperlichen Strafen sind gewöhnlich nur ein Ausfluss des Ärgers und der Nervosität. Schläge sind nicht notwendig, um einen erzieherischen Eindruck zu erzielen. Ein Klaps an der rechten Stelle wird natürlich für alle Zeiten ein richtiges und wichtiges Erziehungsmittel bleiben. Prügel jeglicher Art sind aber eine nutzlose Roheit, welche nur erzieherisches Unheil anrichten kann.

4. Die Ernährung des Kleinkindes.

Das Kleinkind ist von der Ernährung nicht annähernd so abhängig wie der Säugling. Die Grundsätze sind jedoch nicht mehr so übersichtlich wie im Säuglingsalter, wo es sich um eine immer gleichmäßige Milchernährung handelt. Beim Kleinkinde sind die Möglichkeiten mannigfacher. Seine Fähigkeit, sich auf alle möglichen pflanzlichen und tierischen Nahrungsmitteln einzustellen, ist viel grösser. Das führt sofort zu Missverständnissen. Befragt man Eltern, so kann man sie alle Tage und mit einem gewissen Stolz antworten hören: **das Kind isst alles.** Wenn auch ungezählte Kinder aus diesem Experimente ohne Schaden hervorgehen, so ergeben sich in sehr vielen Fällen doch Unzuträglichkeiten.

Selbstverständlich soll das Kleinkind mit zunehmendem Alter immer mehr an die normale Kost angepasst werden. Im zweiten und dritten Lebensjahre sind ihm aber noch viele Speisen minder zuträglich; andere müssen mit Maß verabfolgt werden. Darum ist es nicht ohne weiteres richtig, die Kinder am gemeinschaftlichen Tische teilnehmen zu lassen. Auch über die Nahrungsmenge, welche dem einzelnen Kinde zukommt, besteht grosse Unklarheit. Gewöhnlich übertreiben die Mütter in dem Sinne, dass sie den Nahrungsbedarf überschätzen.

Grundsätzlich richtig ist eine gemischte Kost. Einseitige Ernährung mit Milch, Fleisch, Eiern, wie sie früher in wohlhabenden Kreisen vielfach üblich war, ist durchaus zu verwerfen. Brot, Gebäck,

Gemüse, Obst, Brei aus Griess, Reis, Mondamin und dergleichen müssen in der Ernährung des Kleinkindes vorwiegen. Überhaupt muss betont werden, dass die Nahrung des Kleinkindes im Gegensatz zur flüssigen Säuglingsnahrung immer mehr eine „feste" Nahrung sein soll. Nicht „trinken" soll das Kleinkind, sondern „essen". Jede einseitige Ernährung ist zu verwerfen. Mussten wir früher gegen die einseitige Bevorzugung von Milch und Eiern kämpfen, so haben wir nun eine überwertige Bevorzugung der Bananen. Dabei wird der hohe Nährwert der Bananen, etwa gleich dem der Kartoffeln vergessen. Bei „schlecht essenden" Kindern hört man dann häufig dass sie drei, vier und noch mehr Bananen am Tage essen. Unter solchen Umständen ist es kein Wunder, wenn sie andere Nahrung verweigern. Also sparsam sein mit Bananen, nicht der Reklame derer folgen, welche Bananen zu verkaufen wünschen.

Im Rahmen unserer Betrachtungen wird es richtig sein, die wichtigeren Nährstoffe bzw. Nahrungsmittel einzeln zu besprechen, um über ihre Bedeutung Klarheit zu gewinnen. Der Speisezettel ergibt sich dann ganz von selbst.

a) Milch. Die Kuhmilch ist in der Ernährung junger Kleinkinder noch nicht zu entbehren. Bis zum dritten, vierten Lebensjahre ist etwa $\frac{1}{4}$—$\frac{1}{3}$ Liter am Tag wünschenswert. In der Milch allein ist aber nicht der Segen der Ernährung begründet. Viele Mütter sind der Meinung, dass ihr Kind gedeihen würde, wenn es nur recht reichlich Milch bekäme. Das ist ein Trugschluss. Mehr wie $\frac{1}{3}$ Liter ist bei geregelter Ernährung weder notwendig noch nützlich.

b) Eier. Die Eier sind ein Nahrungsmittel von hohem Nährwerte, insbesondere sind sie reich an Eiweiss und Fett. Der Nährwert ist jedoch nicht so gross wie man es sich vorstellt. Er ist etwa doppelt so gross, wie der von Milch. Da ein Ei im Durchschnitt 50 bis 60 g wiegt, so ist der Nährwert eines Eies etwa gleich dem von $\frac{1}{10}$ Liter Milch. Was dem Ei seine hervorragende Stellung verschafft, ist gar nicht so sehr die Erkenntnis von seinem hohen Nährwerte, als sein Wohlgeschmack und seine küchentechnische Bedeutung. Mit Hilfe des Eies lassen sich eine grosse Zahl von wohlschmeckenden Speisen herstellen. Das Ei ist beim Kinde beliebt. Früher war es eine Art von Glaubenssatz, dass das Kind jeden Tag ein Ei haben müsse, das aber ist übertrieben. Im zweiten Lebensjahre sind Eier noch durchaus entbehrlich, und von da an soll man mehr als zwei bis drei Eier in der Woche nicht verwenden. Mütter sollen daran denken, dass das Kind auch nicht immer gleich ein ganzes Ei haben muss. Ein Teil davon tut es auch.

c) Fleisch. Das Fleisch ist ein wertvolles, konzentriertes Nahrungsmittel. Für seine Beliebtheit ist der Wohlgeschmack entscheidend. Man kann es in Form eines feinen Breies schon mit dem vollendeten ersten Lebensjahre verabfolgen. Vom zweiten Lebensjahre an ist seine Verabreichung durchaus wünschenswert. Es gelingt zwar ohne weiteres, Kinder rein vegetarisch aufzuziehen, Vorzüge sind damit aber nicht verbunden.

d) Gemüse. Das Gemüse ist für das Kleinkind ein Hauptteil seiner Nahrung. Gemüse und Obst sind die Träger wichtiger Nährstoffe,

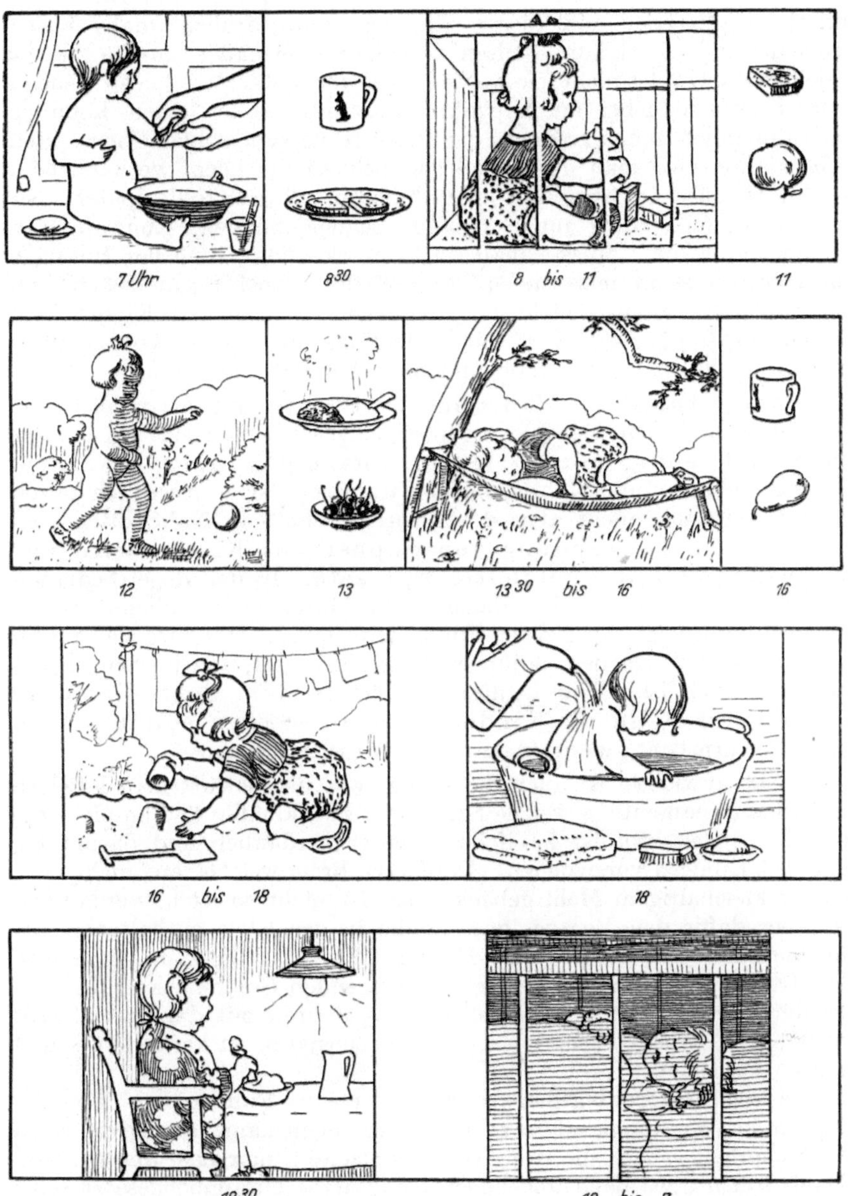

Tafel II. Der Tag des Kleinkindes. Tageseinteilung, Pflege, Ernährung, Schlaf.

darunter jener schon früher erwähnten Ergänzungsnährstoffe (Vitamine), welche, obwohl gering an Menge, doch für ein ungestörtes Aufwachsen unerlässlich sind. Versucht man, Kinder ohne pflanzliche Nahrungsmittel aufzuziehen, und dieser Versuch wurde früher unabsichtlich gemacht, als man Milch, Fleisch und Eier übermäßig einschätzte, so gedeihen die Kinder nicht, sie werden blass und welk. Mit den steigenden Jahren kann man bei der Auswahl der Gemüse weiter gehen, kann sie auch allmählich immer gröber in der Zubereitung verabfolgen. Im zweiten Lebensjahre wird man gut tun, sich noch an die leicht verdaulichen, jungen Gemüse zu halten: Spinat, Möhren, Blumenkohl, später aber kann man auch ruhig junge Erbsen, Schneidebohnen, Kohlrabi und dergleichen geben. Musste man sie beim Säugling durch ein Haarsieb streichen, so kann man sie später mit der Gabel zerquetschen und schliesslich kann man nicht nur, sondern soll man die Kinder zum Kauen anhalten. Spätestens mit Vollendung des zweiten Lebensjahres ist das Milchgebiss vollständig und muss benutzt werden.

Zubereitung der Nahrung. Da beschäftigt uns vor allem die Frage, inwieweit man die Nahrung flüssig oder fest geben soll. Zunächst ist es notwendig, einige Worte über die Suppen zu sagen. Suppen stellen dünne Nährlösungen dar, welche sich wesentlich durch ihren Geschmack, nicht aber durch ihren Gehalt an Nährstoffen auszeichnen. Die Verwendung von Suppen für Kinder wird nur in Ausnahmefällen gerechtfertigt sein. In der Regel bedeuten sie nur eine Belastung des Magens und führen zu reichlicher Harnabscheidung infolge der grossen Flüssigkeitsmenge. Das wird sich um so störender geltend machen, je jünger die Kinder sind, und je weniger fest ihre Sauberkeit ist. Wir kommen also zu dem Schlusse, dass Suppen nur dann an Kinder gegeben werden sollen, wenn ein bestimmter Zweck damit verfolgt wird.

Nicht unwichtig ist auch die Frage, was für Gebäck man Kindern geben kann, namentlich welche Sorte Brot zweckmäßig und empfehlenswert ist. Weissbrot ist zweifellos leichter verdaulich und darum bei jüngeren Kindern vorzuziehen. Dunkleres Brot, welches aus mehr oder minder kleiehaltigem Mehl gebacken ist, ist nicht so leicht verdaulich, hat aber dafür den Vorzug, dass es die in der Kleie enthaltenen Ergänzungsnährstoffe hat. Viele Kinder lieben das dunklere, gesäuerte Brot (Roggenbrot) auch wegen seines anregenden Geschmackes. Immerhin dürfte es geboten sein, nicht vor 1½ Jahren mit dunklerem Brot anzufangen. Vom vollendeten zweiten Lebensjahre an kann man schon dreister vorgehen.

Es ist ausserordentlich schwierig, einen Einheitsplan für die Ernährung von Kleinkindern zu entwerfen, doch kann man soviel wohl mit Sicherheit sagen: die drei Hauptmahlzeiten, morgens, mittags und abends sollen etwa nach folgenden Grundsätzen zusammengesetzt sein:

1. Frühstück: Milch mit Zwieback oder Weissbrot.

2. Mittagessen: Gemüse mit Kartoffel- oder Reisbrei und Fleisch.

3. Abendessen: Milchbrei von Griess, Reis u. dgl.

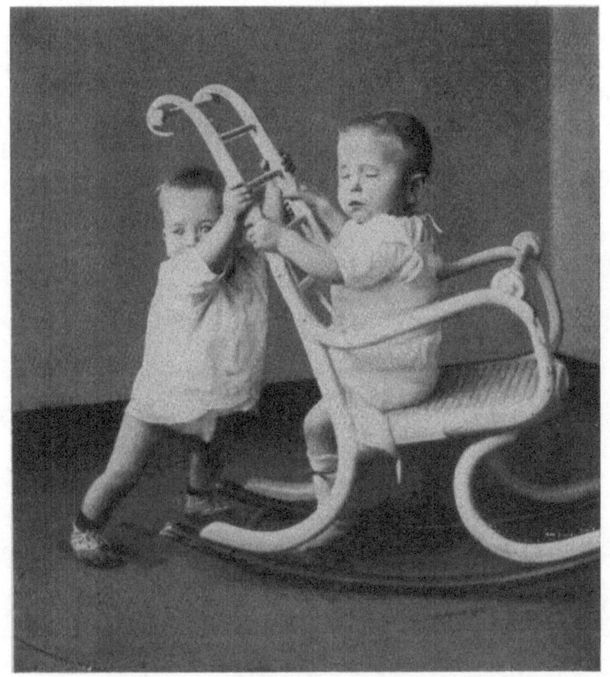

Abb. 70. Epsteinscher Schaukelstuhl.

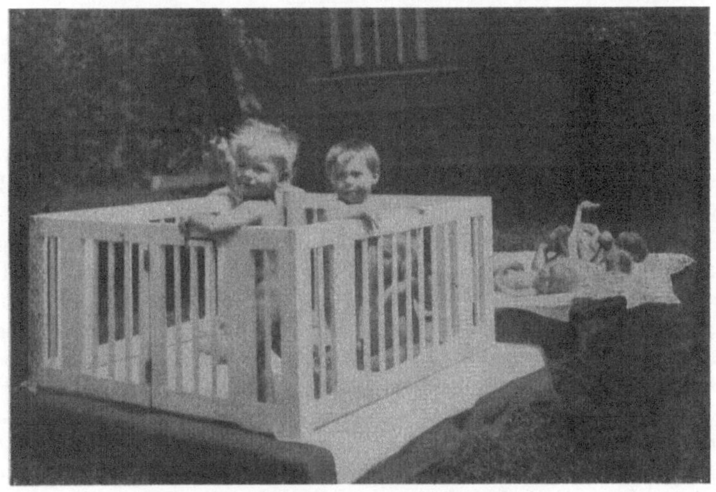

Abb. 71. Sonnenbad im Schutzpferch.
(Säuglingsheim Dortmund.)

Als Ergänzung kommen noch die Zwischenmahlzeiten hinzu, welche keinen grossen Umfang haben sollen. Vormittags gibt es Butterbrot mit Obst, nachmittags etwas Milch mit Zwieback oder Kakes. Es ist jedoch zu beachten, dass die so angegebene Einteilung gewissermaßen nur das Gerüst der Ernährung darstellt. Man wird je nach dem Alter abwandeln und ergänzen müssen. Zugabe von Obst, Kompott, Marmelade, Eiern, Puddings, Eierspeisen, Butterbrot mit und ohne Belag u. dgl. mehr kommt in Frage.

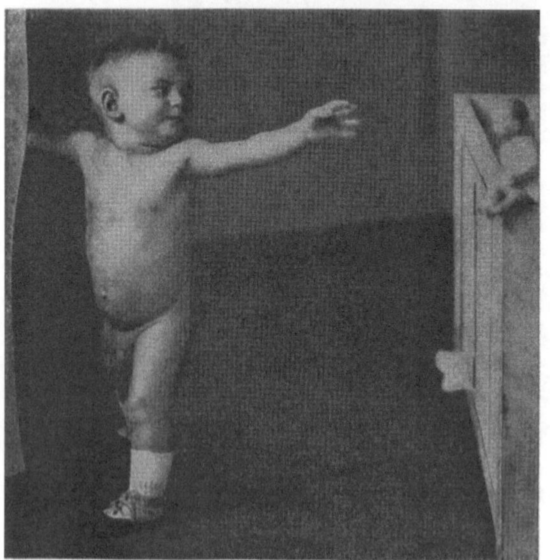

Abb. 72.   Rumpf seitwärts dreht! (Einjähriger gesunder Knabe.)

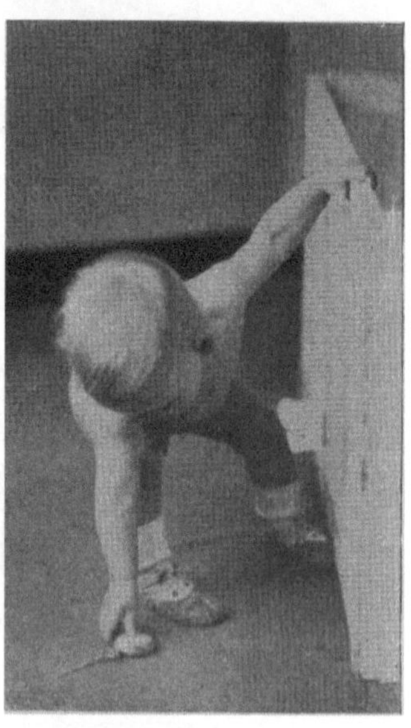

Abb. 73.   Rumpf vorwärts beugt! (Einjähriger Knabe).

5. Die Körperpflege des Kleinkindes.

Für das körperliche Wohlbefinden ist das Bad ebenso wichtig wie während der Säuglingszeit. Auch beim Kleinkinde bedeutet es nicht nur eine Reinigungsmaßregel, sondern eine Anregung der Haut. Vielfach besteht die Sitte, das Bad mit Beendigung des ersten Lebensjahres seltener werden zu lassen. Wenn man die Mütter befragt, aus welchem Grunde sie ihre Kinder nicht mehr täglich baden, so sagen sie natürlich nicht, dass es unbequem oder lästig sei. Sie antworten in der Regel, das Bad „schwäche" doch die Kinder und zehre an ihrem Körper. Selbstverständlich ist das nicht der Fall. Ebensowenig wie das Bad dem Säugling schadet, ebensowenig schadet es dem Kleinkinde. Es ist durchaus wünschenswert, dass die löbliche Sitte des täglichen Badens sich über das Säuglingsalter hinaus fortpflanzt und zur allgemeinen Sitte in jedem Lebensalter wird. Gewiss wird es mit der zunehmenden Grösse des Kindes immer schwieriger und kostspieliger, ein warmes Bad zu bereiten, doch kann man sich mit reichlichem

Abwaschen sehr gut behelfen. Das Kind wird in ein flaches Gefäss, z. B. ein flaches Waschfass, gesetzt oder gestellt, mit warmem Wasser abgegossen, abgeseift und auf diese Weise gereinigt und gebadet. Ein wirkliches Vollbad braucht nicht alle Tage bereitet zu werden.

Ebenso wichtig wie das Wasserbad sind Luft- und Sonnenbäder. Im Sommer soll man damit beginnen, die Kinder daran zu gewöhnen, der Luft und der Sonne nackend ausgesetzt zu werden. Im Gebrauche von Sonnenbädern muss man anfangs vorsichtig sein. Wenn man Kinder, wie das missverstandenerweise auch bei kranken Kindern oft geschieht, während der glühenden Sommerhitze stundenlang der Sonne aussetzt, so kann man sich keinen Vorteil davon versprechen. Dahingegen ist es nützlich, wenn man die Kinder viertelstundenweise durch die Sonne bestrahlen lässt. In den Großstädten, wo die Menschen von der Natur sehr abgedrängt werden, ist die Rückkehr zur Natur mit allen Mitteln anzustreben.

Auch eine gewisse körperliche Übung ist dem Kleinkinde schon dienlich. An sich ist das Kind mit seinem starken Bewegungsdrange selbst bemüht, alle Fähigkeiten seines Körpers zu entwickeln, doch kann man durch gewisse spielerische Übungen erfolgreich nachhelfen. Der Epstein sche Schaukelstuhl (s. Abb. 52 u. 70) ist das

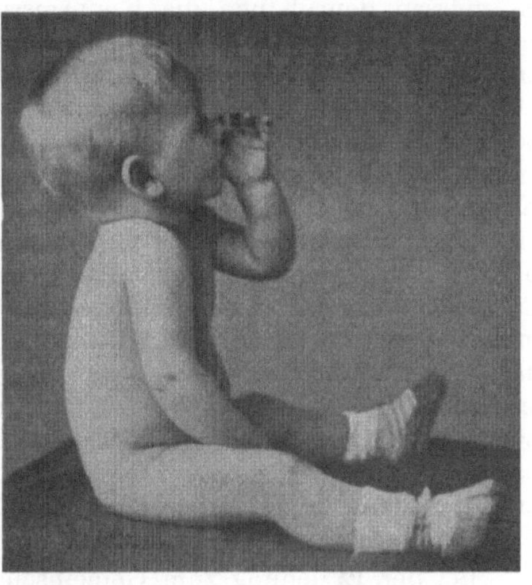

Abb. 74. Ruhehaltung eines gesunden einjährigen Knaben. In der „bequemen" Haltung des Ausruhens erschlaffen auch die Rückenmuskeln.

schönste Beispiel dafür, wie man im Spiele den Körper stärken und gerade die wichtigsten Muskeln üben und fördern kann, die nämlich, welche dem Körper seine aufrechte Stellung geben. Der Mensch wird ja als Vierfüsser geboren und muss erst lernen, aufrecht zu sitzen und zu gehen. Hierzu braucht er vor allen Dingen eine gute und kräftige Rückenmuskulatur. Sie übt sich im Schaukelstuhle, sie kann noch weiter gefördert werden durch Streckung des Rückens in der Bauchlage, durch Fassen nach vorgehaltenen Gegenständen u. a. m. (s. Taf. V).

Die Vorperiode und Anfangszeit des Laufens bedingt, dass das Kind kriecht. Die Kriechzeit ist als Vorbereitung des Laufens und für die Gymnastik durchaus erwünscht. Im Sinne der körperlichen Pflege erwächst aber die Notwendigkeit, darauf zu achten, dass das Kind nicht Unsauberkeiten oder gar Krankheitskeime vom Boden aufnimmt. Fast alle Kinder stecken die Finger in den Mund, besonders wenn sie vom Herumkrabbeln ermüdet sind (Abb. 74). Es ist also darauf zu achten, dass die Finger häufig gesäubert werden, und dass der Boden einwandfrei sei. Am besten ist es, wenn man die Kinder in einem Schutzpferch (s. Abb. 71) hält und ein sauberes Laken unterlegt. Durch Schmierinfektionen vom Boden aus kommen Infektionen, insbesondere auch mit Tuberkulose vor.

6. Erziehung.

Bei der Erziehung des Kleinkindes steht anfänglich noch das Körperliche durchaus im Vordergrunde. Mit der Entwicklung der Sprache aber, mit der Möglichkeit der Verständigung müssen alle jene Bestrebungen einsetzen, welche wir schlechthin als Erziehung bezeichnen. Es müssen dem Kinde die Kenntnisse vermittelt werden, welche es erwerben muss, und es muss dem Zusammenleben mit anderen Menschen angepasst werden. Bei der Sprache ergibt sich die Nachhilfe von selbst. Das Kind kann nur dadurch sprechen lernen, dass es nachspricht. Hierbei ist es wichtig, dass man ihm eine richtige Sprache zur Nachahmung anbietet. Man darf nicht in der Kindersprache mit den Kindern verkehren, sondern muss im Gegenteil durch richtiges Vorsprechen das Erwerben einer guten Sprachbildung begünstigen. Ist das Kind erst einmal so weit, dass es Sätze bilden kann, ist es erst einmal ins Fragealter eingetreten, so muss man seinen Fragen nach Möglichkeit Genüge tun. Es ist zuzugeben, dass das Fragen des Kleinkindes ausserordentlich lästig werden kann. In Unkenntnis der betrüblichen Tatsache, dass das Wissen des Menschen begrenzt ist, fragen kleine Kinder oft mit ihrem „warum" und „weshalb" nach Dingen, welche sich schwer beantworten lassen. Es ist nicht richtig, auszuweichen oder ärgerlich zu werden, sondern man muss die Fragen durch die Antwort auf ihr natürliches Maß zurückführen.

Bei der Erziehung zum Gemeinschaftsmenschen ist die Anpassung in den Familienrahmen der erste Schritt. Das Kind muss daran gewöhnt werden, seine Eltern bzw. Erzieher als eine freundschaftliche Macht zu betrachten, welche über ihm steht. Das Zerrbild, welches wir so häufig beim einzigen Kinde sehen, muss unbedingt vermieden werden. Es ist nicht angängig, dass das Kind zum Gebieter wird und der Umgebung seine Laune aufdrängt. Vielmehr ist es richtig, wenn das Kind freundlich, aber nachdrücklich daran gewöhnt wird, den Willen Erwachsener zu achten. Die naiv-egoistischen Triebe, welche jedem Kinde von Natur aus innewohnen, müssen sanft, aber entschieden unterdrückt werden. Durch Tadel, durch Lob und Belohnung muss das Kind zum Gehorsam gebracht werden. Eltern, welche sich durch ihre kleinen Kinder tyrannisieren lassen, werden später keinen Dank ernten.

Der Gesichtskreis des Kleinkindes ist naturgemäß beschränkt. Nur langsam soll er sich weiten. Daran muss der Erzieher denken. Er darf das Kind nicht vorzeitig in seinen Gedankenkreis hineinziehen. Das grosse Sicherheitsventil der kindlichen Seele, gleichzeitig die Quelle seiner schönsten Reize, ist seine Unbefangenheit. Sie zu erhalten ist ein wichtiges Erziehungsproblem. Wer das Bewusstsein des Kindes vorzeitig weckt, wer Gedanken, Empfindungen vorzeitig aus dem Dunkel des Unterbewusstseins löst, schadet dem Kinde, macht es minder reizvoll, altklug und vorlaut.

Die Erziehung des Kleinkindes müsste eigentlich sehr viel umfangreicher und eingehender behandelt werden. Sie wird hier jedoch nur soweit berücksichtigt, wie es für die gesundheitsgemäße Aufzucht des Kindes notwendig ist. Gute Gesundheit ist von guter Erziehung abhängig. Niemals kann man das besser erkennen, als bei den verzogenen Kindern, welche unvernünftig Widerstand auch dann leisten, wenn es zu ihrem Besten ist. Gewöhnlich kann der Arzt schon beim Eintritt des Kindes in sein Sprechzimmer erkennen, ob er es mit einem erzogenen oder mit einem verzogenen Kinde zu tun hat. Das erzogene Kind ist auch mit fremden Menschen freundlich oder doch wenigstens nicht unfreundlich. Verzogene Kinder verhalten sich Fremden gegenüber ablehnend bis zum brüllenden Eigensinn. Ist das Kind krank, so können dadurch für die Untersuchung und Behandlung die allergrössten Schwierigkeiten erwachsen. Ebenso ist es bei der Ernährung. Wenn das Kind nicht gewöhnt ist, einem erzieherischen Druck willig zu gehorchen, so wird es alles ablehnen, was ihm nicht besonders angenehm ist, und das kann unter Umständen zur Gefährdung der Gesundheit führen. Namentlich bei nervösen und empfindlichen Kindern, deren Verlangen nach Nahrung erheblich herabgesetzt zu sein pflegt, kann es soweit kommen, dass die Nahrungsaufnahme durchaus ungenügend wird.

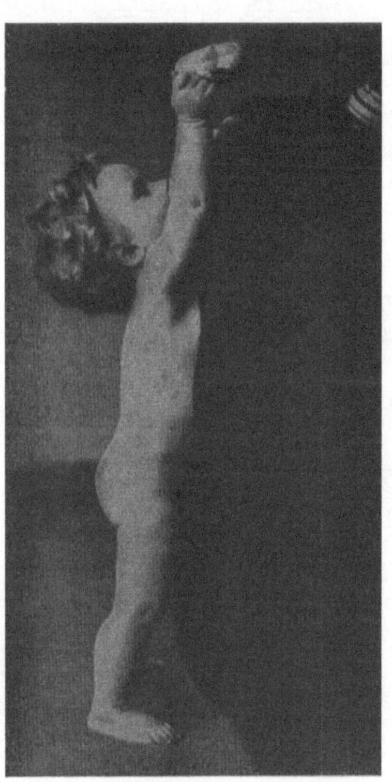

Abb. 75. Rückenstreckung durch Holen eines Spielzeuges vom Tisch.

Wieviel die Erziehung für die Ernährung ausmacht, kann man erkennen, wenn man die Kinder aus ihrer Umgebung herausnimmt. Auch sehr nervöse, verzogene Kinder, schlechte und wählerische Esser werden zu artigen und doch wenigstens leidlich essenden Kindern, wenn sie dem Einflusse schlechter Erzieher entzogen werden. Gerade bei den schwierigen Kindern sind aber die Eltern auch meist schwierig und wirken damit wieder ungünstig auf die Kinder ein.

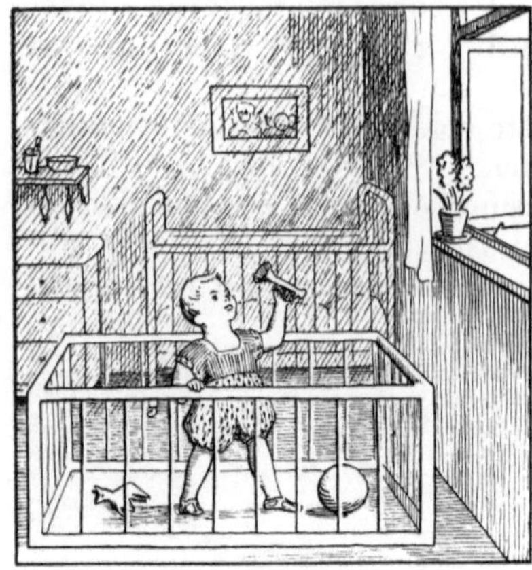

Abb. 76.

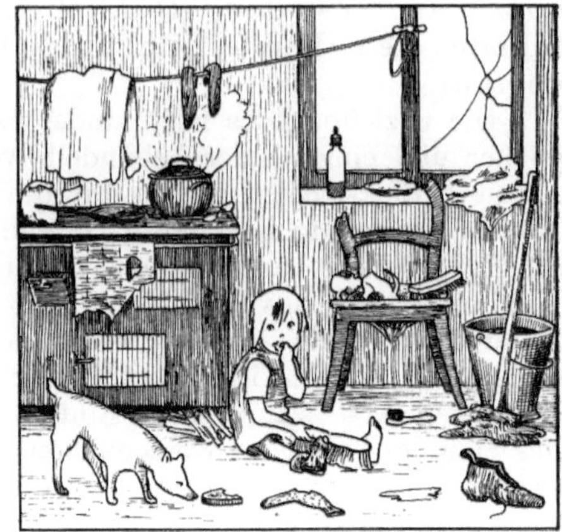

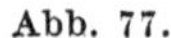

Abb. 77.

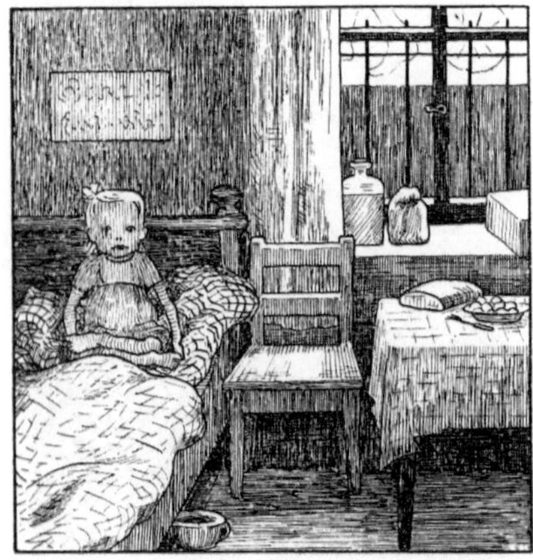

Abb. 78.

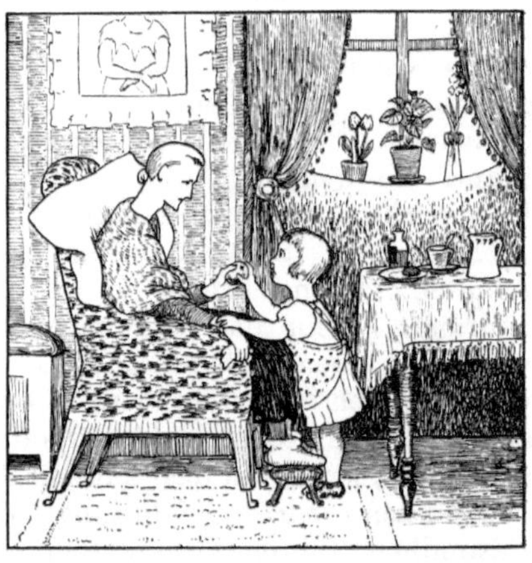

Abb. 79.

Abb. 76—79. Das Milieu des gepflegten (76), des vernachlässigten (77), des rachitischen (78), des tuberkulösen Kindes (79).

7. Krankheiten.

Die Besonderheiten der Krankheiten des Kleinkindesalters liegen wesentlich in ihrer grossen Empfänglichkeit für Infektionen aller Art und dem verhältnismäßig schweren Verlauf, welchen sie in diesem Alter nehmen. Im frühen Kleinkindesalter ist es dann noch eine krankhafte Störung des Wachstums, welche durch ihre ungeheure Verbreitung in den Vordergrund des Interesses tritt, die sogenannte „englische Krankheit" oder Rachitis. Auch Erkrankungen der Verdauungs- und Atmungsorgane zeichnen sich noch durch Häufigkeit und die Eigenart des Verlaufes aus.

Die „englische Krankheit" äussert sich darin, dass die Knochen der
Kinder weich bleiben oder weich werden, dass ihre Muskulatur, in vielen
Fällen wenigstens, überaus schlaff ist. Die Weichheit der Knochen
in Verbindung mit der Schlaffheit der Muskulatur raubt
dem Körper seinen festen Halt. Verkrümmungen, Verunstaltungen
der Knochen, Zurückbleiben im Wachstum machen sich sinnfällig geltend.

Die Verbreitung der Rachitis ist ausserordentlich gross. Leichtere
Zeichen kann man bei aufmerksamer Beobachtung fast bei allen
jüngeren Kindern der großstädtischen, ärmeren Bevölkerung nachweisen.
Schwere Erkrankungen sind jetzt verhältnismäßig selten. Immer noch
stellen sie einen erheblichen Teil derjenigen Kinder dar, welche dem
Arzt der Krüppelfürsorge vorgestellt werden.

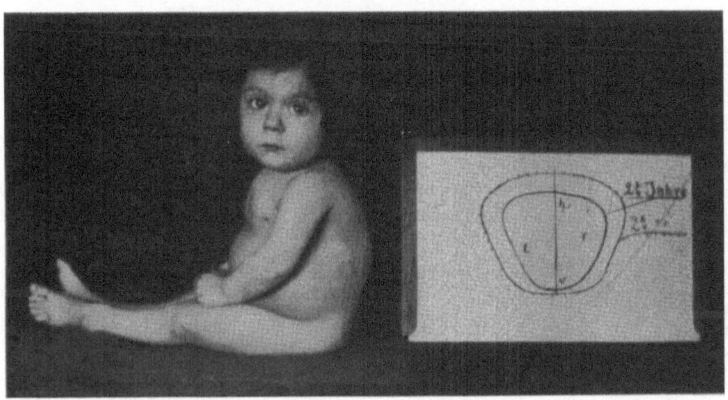

Abb. 80. 2¹/₂ Jahre altes Mädchen mit schwerer Rachitis. Es kann nicht stehen! Sitzen
kann es nur mit krummem Rücken, in Buddhastellung, und auf die Arme, zur
Entlastung des Rückens, gestützt. Die Verkleinerung und Verkrüppelung des Brustkorbes
geht aus der Umrisszeichnung hervor. Die äussere Linie gehört einem normalen Kinde.

Die englische Krankheit beginnt in der Regel nicht
vor Vollendung des ersten halben Jahres und hat ihre
Blütezeit im zweiten Lebensjahre. Nur in schweren Fällen
trifft man auch frischere Erkrankungen im 3., 4. Lebensjahre oder
noch später. Bei den Säuglingen pflegt sich die Entstehung der
englischen Krankheit so anzukündigen, dass die Kinder im ganzen
unruhig und schlecht gestimmt werden, zum Schwitzen neigen, namentlich
auch am Hinterhaupte. Man findet dann schon Störungen des Knochen-
wachstums. Am Hinterhaupte z. B. sind papierdünne Stellen, die sich
beim Betasten eindrücken lassen. Die Nähte des Schädels und die
Fontanelle schliessen sich nicht rechtzeitig. Der Durchbruch der
Zähne verzögert sich sehr stark. Im 8., 10. Monat sind gewöhnlich
noch keine vorhanden. Brechen sie erst einmal durch, so folgen sie
weit langsamer aufeinander, als das sonst der Fall ist. Die Armknöchel
verdicken sich. Diese Verdickungen wurden früher vielfach und werden
gelegentlich heute noch als „doppelte Glieder" bezeichnet. Eine ähnliche
Verdickung findet sich an der Stelle, wo der knorpelige Teil der Rippen
in den knöchernen übergeht. Man fühlt oder sieht an der Vorderfläche

des Brustkorbes eine ganze Reihe von kleinen Vorwölbungen. Diese
Reihe von Vorwölbungen wird als „rachitischer Rosenkranz" bezeichnet.
    Macht die Rachitis Fortschritte, so stellen sich noch weitere
Knochenveränderungen ein. Der Schädel gewinnt durch das unregel-
mäßige Wachstum der platten Schädelknochen ein viereckiges Aussehen.
Der Schluss der Fontanelle kann sich bis ins dritte, unter Umständen
sogar bis ins vierte Lebensjahr verzögern. Allmählich treten dann auch
noch solche Verunstaltungen auf, welche durch den Druck des Körpers
entstehen. Der Rücken kann von der schlaffen Muskulatur
nicht gerade gespannt werden. Die Wirbelsäule an sich ist
ein elastischer und beweglicher Stab. Ihre Form erhält sie dadurch,
dass von allen Seiten Muskeln angreifen und durch ihren Zug die

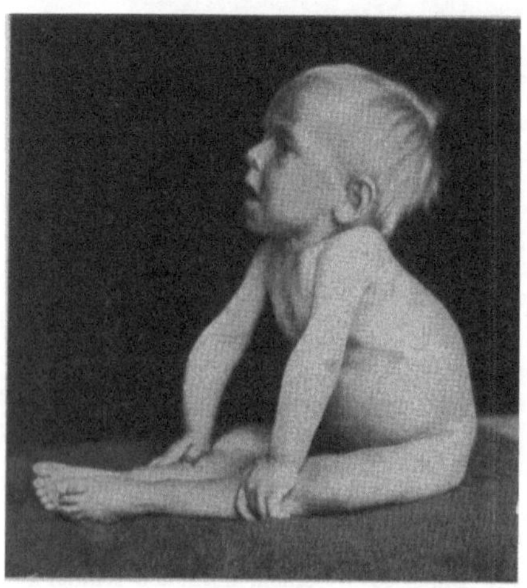
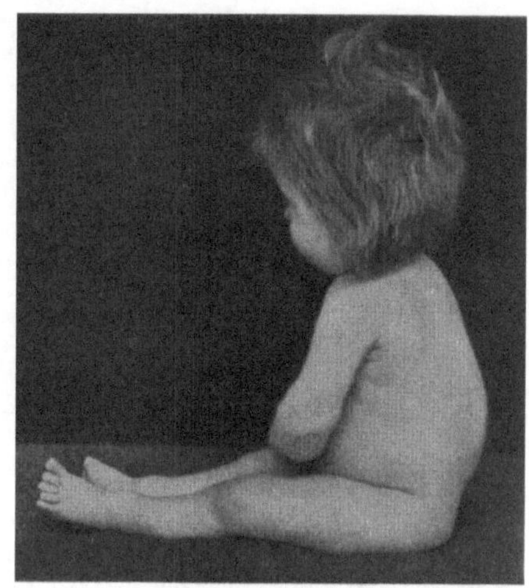

Abb. 81.   Abb. 82.

Abb. 81. Schwerste Rachitis. Kind von 4 Jahren, kann weder stehen noch gehen. Auch
der Rücken kann nicht aufrecht gehalten werden. Das Kind kann nur sitzen, wenn es
sich mit den Armen stützt. Abb. 82. Rachitischer Sitzbuckel. 2^1/$_4$ jähriges Kind.

Wirbelsäule versteifen und ihr Form geben. Es ist das ähnlich so,
wie der Mastbaum eines Schiffes oder wie ein Funkenturm durch ge-
spannte Seile in seiner Lage gehalten wird. Die Folge der geminderten
Spannung in der Rückenmuskulatur ist, dass die Kinder verspätet sitzen
lernen und beim Sitzen einen krummen Rücken machen. Hält das eine
Zeitlang an, so bildet sich ein richtiger Buckel, der Sitzbuckel der
Rachitiker. Er befindet sich fast immer am unteren Teile der Wirbelsäule. Beim Stehen und Laufen bilden sich die bekannten Verkrümmungen
und Verbiegungen der Beine. Entweder handelt es sich nur um einfache
O- oder X-Beine, oder aber es können auch alle möglichen anderen
schweren Verbildungen eintreten. Häufig genug lernen die Kinder
jahrelang nicht laufen, sondern sitzen nur. Auch das fällt ihnen schwer.
Sie erleichtern sich die Sitzhaltung, indem sie die Beine übereinander
schlagen, sich damit eine breitere Sitzfläche schaffen, und indem sie die

Wirbelsäule durch Aufstützen der Arme entlasten. Die mit übereinander geschlagenen Beinen sitzenden Kinder (Buddhastellung) mit ihren aufgestützten Armen geben ein ausserordentlich charakteristisches Bild der schweren Rachitis. In dieser Haltung verbiegen sich übrigens auch die Arme dadurch, dass sie den Druck des Oberkörpers aushalten müssen.

Von grösster Bedeutung ist, dass auch die Knochen des Rumpfes ausserordentlich stark unter der Rachitis leiden können, am Brustkorb sowohl wie am Becken.

Der Brustkorb der Kinder bleibt klein und gestattet der Lunge infolgedessen nicht ein ausreichendes Maß von Entfaltung. Hierzu kommt noch, dass die weichen Rippen bei jedem Atemzuge angesaugt werden, und dass sich auf diese Weise der Brustkorb vollständig verbildet. Es entsteht eine sogenannte Hühnerbrust. Hierdurch wird die Entfaltungsmöglichkeit der Lunge immer mehr vermindert und schliesslich kommt es dahin, dass die Kinder überhaupt nicht mehr richtig atmen können. Werden sie nun genötigt, etwa durch eine fieberhafte Erkrankung, ihren Atmungsapparat stärker in Anspruch zu nehmen, so kann er diesen Anforderungen nicht mehr genügen und die Kinder gehen an Atemmangel zugrunde. Dass sich in der allgemein beengten Lunge sehr leicht auch Katarrhe und Entzündungen aller Art festsetzen, ist selbstverständlich. Wir wissen ganz sicher, dass die Rachitis für die Entstehung und den Verlauf entzündlicher Er-

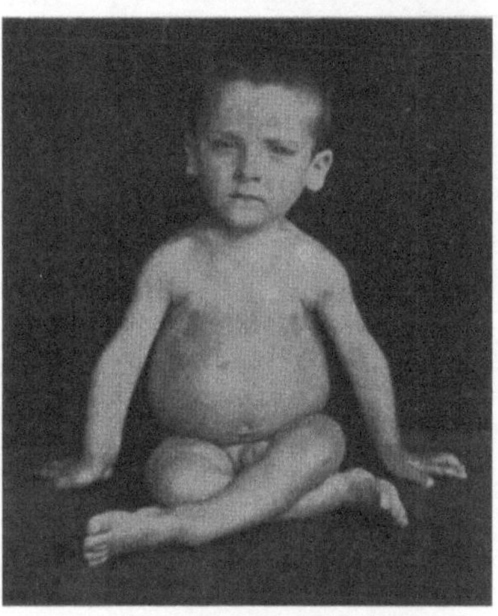

Abb. 83. Rachitischer Knabe von 4 Jahren, kann noch nicht stehen. Sitzt in Buddhastellung mit krummem Rücken.

krankungen der Atmungsorgane von ausschlaggebender Bedeutung ist. Indirekt ist die Rachitis also für Leben und Gesundheit der Kleinkinder eine wichtige Störung.

An den Knochen des Beckens treten die Auswirkungen der englischen Krankheit erst spät in Erscheinung. Es kann jedoch gar nicht eindringlich genug betont werden, dass die Zusammendrückung des Beckens in der Kinderzeit sich vielfach nicht wieder ausgleicht. Handelt es sich um Frauen, so können bei Entbindungen ernstliche Schwierigkeiten erwachsen. Der grösste Teil der schweren Geburten bei engem Becken ist auf Rachitis in der Jugend zurückzuführen.

An dieser Stelle soll noch darauf aufmerksam gemacht werden, dass während der Blütezeit der englischen Krankheit, d. h. in der Zeit wo die Knochen weich werden und sich verbiegen, die Kinder stark durch Schmerzen geplagt sind. Die Knochenhaut, d. h. die den Knochen unmittelbar umschliessende dünne Haut, ist sehr schmerzempfindlich. Durch die Biegung der Knochen und die dabei entstehende Spannung werden Schmerzen, oder doch wenigstens Unbequemlichkeiten erzeugt. Die Kinder sind infolgedessen sehr verdriesslicher Stimmung und sie geraten in die grösste Aufregung, wenn man sich ihnen nähert. Sie fürchten angefasst zu werden, aufgenommen zu werden, wobei sich ihre Schmerzen ja ganz natürlicherweise verstärken müssen. Das Bild des unzufriedenen, missgestimmten, leicht schwitzenden Rachitikers ist so charakteristisch, dass man den Zustand gewöhnlich auf den ersten Blick erkennen kann.

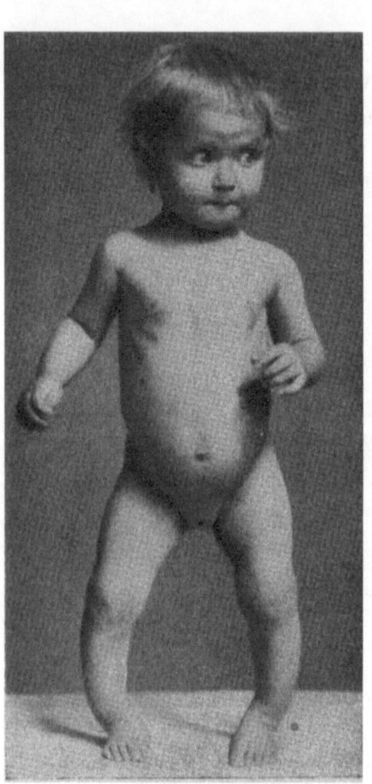

Abb. 84.
2¹/₄ Jahre altes Mädchen mit O-Beinen und dementsprechend unsicherem Gange. Gesichtsausdruck darum ängstlich.

Wir müssen nun versuchen, uns ein Bild von dem Zustandekommen der Krankheit zu machen. Sie ist eine ausgesprochene Proletarierkrankheit. Bei Wohlhabenden kommt sie nur selten und dann nur in leichten Formen vor. Das weist auf die allgemeine Bedeutung ungünstiger Lebensverhältnisse hin. Klimatische Einflüsse sind lebhaft diskutiert worden. Tatsache scheint zu sein, dass bei den Naturvölkern die Rachitis so gut wie unbekannt ist, d. h. allerdings nur, solange sie sich unter ihren natürlichen Lebensbedingungen befinden. Unter den Negern Nord-Amerikas z. B. ist die Krankheit ausserordentlich verbreitet.

Die Art, wie die Rachitis auf dem Wege der ungünstigen Lebensverhältnisse entsteht, ist in den letzten Jahren weitgehend geklärt worden. Die erste frappierende Tatsache war, dass die Rachitis durch Bestrahlung mit ultravioletten Strahlen (Quarzlampe) schnell zu heilen ist. Noch überraschender war es, dass auch die Bestrahlung der Nahrung zum selben Ziele führt. Es musste also geschlossen werden, dass der Körper für sein ungestörtes Wachstum, insbesondere für das Knochenwachstum einen Stoff braucht, welcher seine Wirksamkeit erst durch Bestrahlung erhält. Weitere Forschung hat gezeigt, dass dieser Körper fettähnlich ist. Es ist auch gelungen, ihn fabrikmäßig herzustellen, so dass er nunmehr rezeptmäßig verordnet werden kann. Die Wirkung auf den rachitischen Körper tritt schnell und überzeugend ein. Wir kommen daher zu der Auffassung, dass die Rachitis entweder dann entsteht, wenn die Nahrung den wachstumanregenden Körper nicht enthält, oder wenn er (in der Haut) durch Mangel an Belichtung nicht in seine tätige Form übergeführt werden kann. Nicht alle Rätsel der Rachitisentstehung sind so gelöst, aber doch ein grosser Teil.

Für die Heilung der Krankheit ergeben sich die Schlüsse von selbst. Gute Lebensverhältnisse, Zufuhr von Luft und Licht, Sauberkeit und Pflege, richtige Ernährung, müssen nach wie vor angestrebt werden. Hinzu tritt aber nunmehr als mächtige Waffe jener isolierte, käufliche Körper, welcher als medikamentöses Heilmittel aus der Apotheke zu beziehen ist. Der Knochen, welcher die Fähigkeit des Kalkansatzes verloren hatte, gewinnt sie wieder und schnell schwinden alle Zeichen der Krankheit. Wahrscheinlich lässt sich auf dem gleichen Wege auch

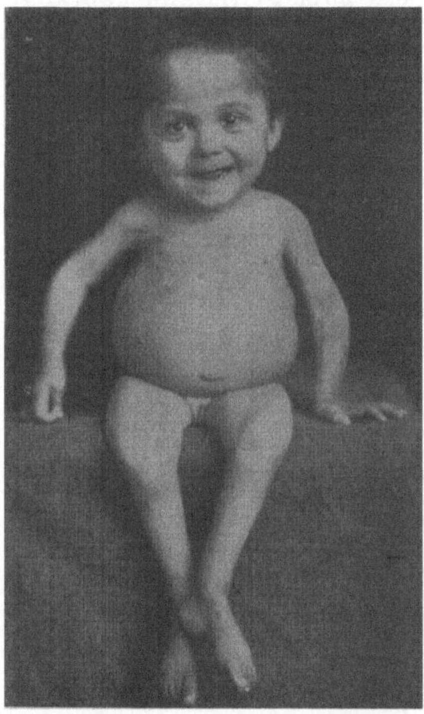

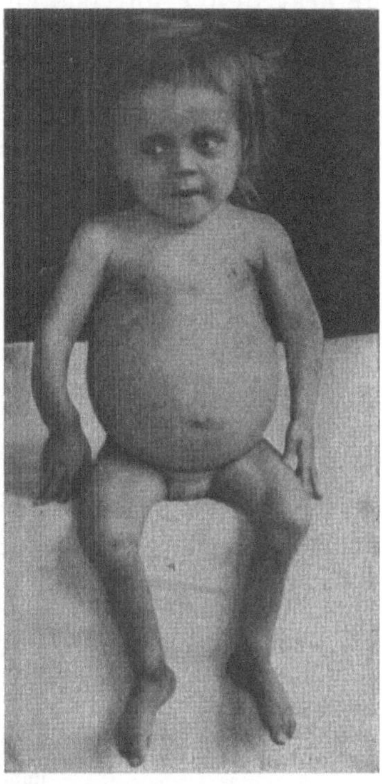

Abb. 85. 3³/₄jähriger Rachitiker.   Abb. 86. 3jähriger Rachitiker.

Sie können weder stehen noch laufen. Daher auch der Mangel an Waden. Die Brust ist seitlich eingefallen, der Bauch gross. Die Unterarme sind verkrümmt durch das Aufstützen behufs Entlastung der Wirbelsäule.

Vorbeuge treiben, doch sind hierüber die Akten noch nicht geschlossen. Sicherer und menschlich richtiger ist die Vorbeuge auf dem Wege des natürlichen und richtigen Lebens. Unsere Bestrebungen nach dieser Richtung dürfen keinesfalls nachlassen. Man wird die Kinder aus den Mietskasernen der Großstädte möglichst ins Freie bringen, wird sie durch sorgfältige Körperpflege, durch Luft-, Sonnenbäder und dergleichen mit den natürlichen Heilfaktoren in Verbindung bringen. Auch die Reform der Kleinkinderernährung muss propagiert werden. Sie ist in der breiten Masse der Bevölkerung durchaus nicht auf dem wünschens-

werten Stande. Die Verwendung von Gemüse, Obst ist zu verbreitern.
Hierzu rechnen wir nicht die Bananen, welche ein sehr kohlehydrat-
reiches Nahrungsmittel darstellen, und welche sich dank einer hemmungs-
losen Reklame einer durchaus übertriebenen Verwendung erfreuen.
Unser heimisches Obst ist für unsere Zwecke brauchbarer. Ist die
Heilung erst eingetreten, so muss bedacht werden, wie etwaige Verkrümmungen und Verbiegungen zu beseitigen sind.

.Leichtere Verbiegungen und Verkrümmungen gleichen
sich mit dem Wachstum ganz von selbst aus, wenn man
nur erst den rachitischen Prozess zum Stillstand gebracht

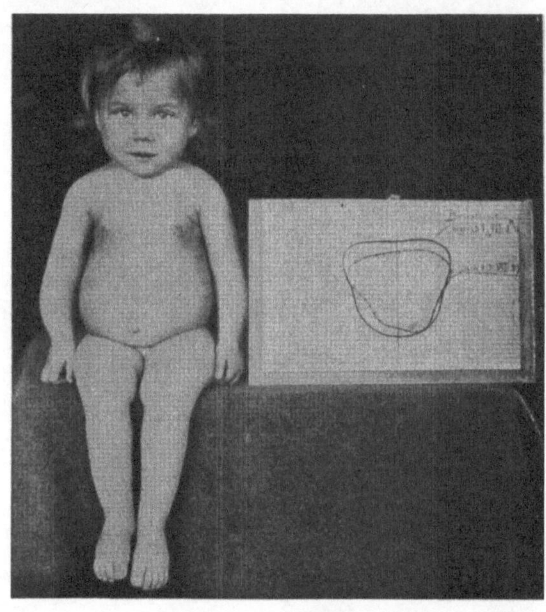

Abb. 87. Das Kind ist 3 Jahre alt und von schwerer Rachitis genesen. Der Brustkorb
hat sich im Laufe von 8 Monaten gemäß den beiden Linien gebessert. Die Beine sind
immer noch formlos.

hat. Darum wird man mit orthopädischen und operativen Eingriffen
sehr sparsam sein.

Eine sehr schlimme Komplikation bei hochgradigen Fällen
von Rachitis ist das allgemeine Zurückbleiben des Wachstums. Die
Kinder gehen oft jahrelang nicht voran, und es besteht bei schweren
Fällen die Gefahr, dass ihr Wachstum nie wieder ganz normal wird.

Unsere heutige Kenntnis von den Ursachen der Rachitis berechtigt uns zu der Hoffnung, dass wir vor dem Ende dieser Proletarier-
seuche stehen. Denken soll man aber immer daran, dass es besser ist
das Heil- und Vorbeugungsmittel aus dem unerschöpflichen Born des
natürlichen Lebens, als aus der Apotheke zu beziehen. Es ist ein
schwacher Trost sonst, wenn die Rachitis schwindet, die
Mietskaserne aber bleibt.

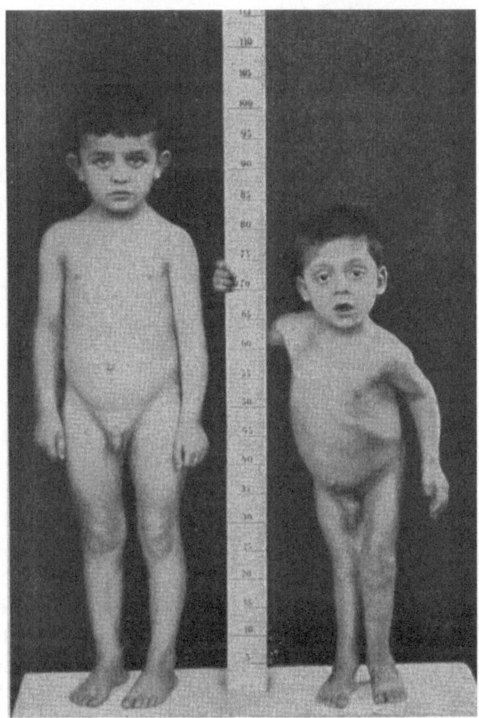

Abb. 88. Rachitischer, missgestalteter Zwerg, 5¹/₂ Jahre alt, mit gleichalterigem, leidlich entwickeltem Vergleichskind.

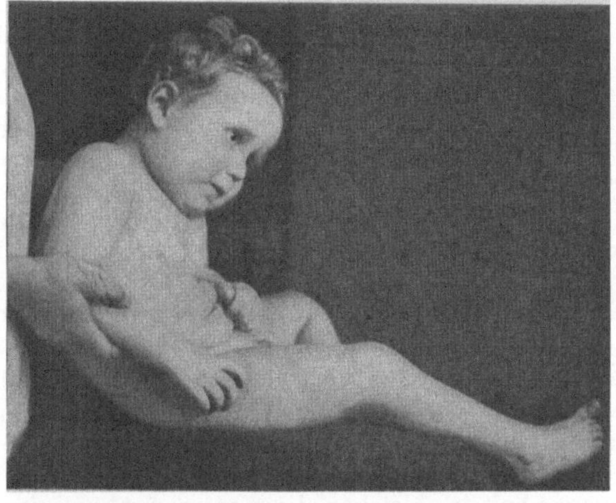

Abb. 89. 3 Jahre alter Knabe, der infolge Idiotie nicht sitzen kann, sondern haltlos in sich zusammenfällt. Das Bild ist ganz anders wie bei der rachitischen Schlaffheit.

10*

8. Infektionskrankheiten.

Die typischen Infektionskrankheiten des Kindesalters spielen im Säuglingsalter kaum eine Rolle, eine wesentlich grössere im frühen Kleinkindesalter. In diesem Zeitraum sind die Kinder sehr empfänglich für die Infektionen und werden dadurch schwer gefährdet. Eine wesentliche Aufgabe der Fürsorge für Kleinkinder besteht darin, sie nach Möglichkeit vor Ansteckungen zu behüten, damit sie diesen Krankheiten erst in einer Zeit verfallen, wo der Körper schon widerstandsfähig geworden ist.

Masern.

Die Erkrankung an Masern trifft fast jedes Kind. Sie gelten allgemein als eine harmlose Kinderkrankheit, und vielfach besteht in Familien der Brauch, nicht erkrankte Kinder mit Absicht mit den erkrankten zusammenzubringen, damit die Familie auf einmal durchmasert werde. Ganz so harmlos sind die Masern aber doch nicht. Namentlich im frühen Kleinkindesalter verlaufen sie oft recht schwer und können durch Hinzutreten von Lungenentzündung sogar einen tödlichen Ausgang nehmen. Verhängnisvoll werden die Masern, und das ist im Hinblick auf die Fürsorge sehr wichtig, bei elenden Kindern, bei Kindern, welche in ihrer körperlichen Widerstandsfähigkeit herabgesetzt sind. Unterernährung, mangelnde Pflege, englische Krankheit bereiten den Boden für eine

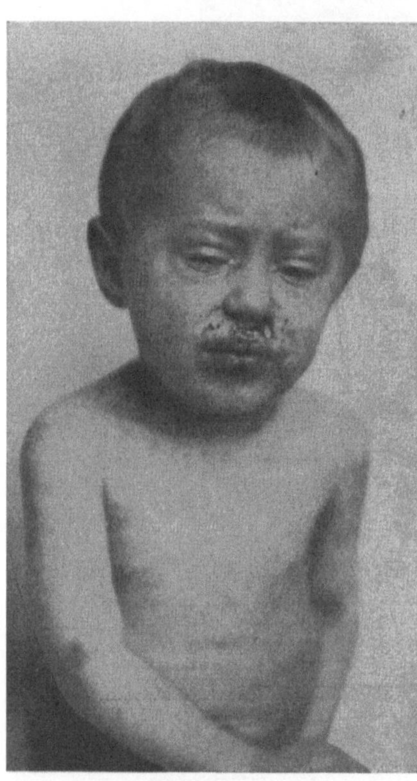

Abb. 90. Das „katarrhalische Gesicht" bei Masern. Beginnender Ausschlag, Schnupfen, Bindehautentzündung.

hohe Sterblichkeit. 20—30% aller Befallenen können an den „harmlosen" Masern zugrunde gehen. Bei kräftigen, wohlgenährten Kindern nimmt die Krankheit allerdings fast stets einen leichten Verlauf.

Der Erreger der Masern ist nicht bekannt. Er muss jedoch ausserordentlich flüchtig sein, denn die Ansteckung mit Masern erfolgt so leicht wie kaum bei einer anderen Infektionskrankheit. Schon in dem Vorstadium, d. h. noch ehe der Ausschlag überhaupt sichtbar geworden ist, erfolgt die Übertragung. Eine Berührung ist hierzu nicht notwendig. Die blosse Anwesenheit im gleichen Zimmer genügt, um ein noch nicht durchgemasertes Kind mit fast absoluter Sicherheit anzustecken. Die

Ansteckung geht durch die Luft. Wenn in einer Anstalt, in Kindergärten, Kinderhorten, Schulen und dergleichen sich ein Kind mit ausbrechenden Masern befindet, so werden in der Regel alle Kinder angesteckt, welche Masern noch nicht gehabt haben.

Die Zeit von der Ansteckung bis zum Ausbruch der Masern beträgt 12—14 Tage.

Das Krankheitsbild entwickelt sich so, dass mit leichtem Fieber sich zunächst katarrhalische Erscheinungen einstellen. Schnupfen, Augenentzündung, verbunden mit einer gewissen Gedunsenheit des Gesichtes, sind für das Vorstadium der Masern kennzeichnend. Nachdem es wenige Tage angehalten hat, erreicht die Temperatur eine grössere Höhe, und dann stellt sich der Ausschlag ein. Er tritt gewöhnlich zuerst am Kopf auf, mit besonderer Vorliebe hinter den Ohren, und befällt binnen 24 Stunden mehr oder minder den ganzen Körper. Die einzelnen Flecke sind gross, hellrot, vielgestaltig, fliessen oft zusammen. Sie sind nicht oder nur ganz wenig erhaben. Diese Fleckung in Verbindung mit den Katarrhen, namentlich den entzündeten, lichtscheuen Augen, geben ein so charakteristisches Bild, dass es schwer verkannt werden kann, wenn man es einmal gesehen hat.

Mit dem Ausbruch des Ausschlages ist der Höhepunkt der Krankheit überschritten, die Abblassung erfolgt binnen wenigen Tagen, die Temperatur nimmt ab, und die Kinder treten in die Genesung ein. Während des Ausschlages und des Fiebers ist das Allgemeinbefinden stark gestört, bessert sich aber mit dem Abklingen des Fiebers schnell wieder.

Komplikationen können mannigfach auftreten. Schwächliche Kinder werden durch die Gewalt des Ansteckungsgiftes, rachitische Kinder durch die erhöhte Inanspruchnahme der leistungsunfähigen Lunge zugrunde gerichtet. Lungenentzündungen treten in der Regel auch nur bei geschwächten Kindern auf und bilden darum eine stets ernst zu nehmende Komplikation. Was es sonst noch gibt an Erkrankungen der Ohren, des Kehlkopfes und dergleichen ist so selten, dass es hier nur eben erwähnt zu werden braucht. Es muss jedoch vor allen Dingen darauf hingewiesen werden, dass Masern auf Tuberkulose verschlimmernd wirken können. Immer wieder erlebt man es, dass Kinder, welche scheinbar ganz gesund waren, nach den Masern nicht abfiebern wollen, und dass sich schliesslich die Zeichen einer allgemeinen tuberkulösen Erkrankung herausstellen. Diesen Zusammenhang hat man sich so vorzustellen, dass die Kinder einen kleinen, wenig bedeutenden tuberkulösen Herd in sich beherbergen. In seinem natürlichen Heilbestreben wurde dieser Herd durch die Masern gestört, wurde zum Aufflammen und zur Ausstreuung des tuberkulösen Ansteckungsstoffes gebracht. Der Körper wird durch die Masernerkrankung in einen Zustand versetzt, der seine normale Widerstandskraft gegen die Tuberkulose lähmt. Auch diese Tatsache ist ein Grund, die Masern nicht allzu harmlos zu nehmen. Tuberkulös infizierte Kinder sind namentlich unter der ärmeren Bevölkerung schon im Kleinkindesalter zahlreich. Die Möglichkeit, dass sie die Masern gut überstehen, dann aber an der aufflammenden Tuberkulose schwer erkranken, ist doch recht bedenklich.

Über die Behandlung der Krankheit wird grundsätzlich nichts gesagt, wichtiger ist für uns die Vorbeugung. In diesem Sinne ist die strenge Überwachung aller Anstalten und sonstigen Versammlungsorte für Kleinkinder notwendig. Kindergärten, Kinderluftbäder, Schulen bedürfen einer besonderen Aufmerksamkeit. Aber auch Bäder- oder Kurorte, welche gern von Eltern mit ihren Kindern aufgesucht werden, öffentliche Parks und dergleichen, sind mit einem gewissen Misstrauen zu betrachten.

In der neueren Zeit haben wir ein ausserordentlich wichtiges Schutzmittel durch Degkwitz kennen gelernt. Es hat sich nämlich herausgestellt, dass das Blutserum von Masernrekonvaleszenten Schutzstoffe in reichem Maße enthält. Wenn man derartiges Serum Kindern in den ersten Tagen nach der erfolgten Ansteckung einspritzt, so gelingt es, den Ausbruch der Krankheit zu verhüten. Die Anstaltsverhütung der Masern ist dadurch wesentlich vereinfacht worden. Auch in den Familien wird es sich da und dort empfehlen, kleinere Kinder durch eine Schutzimpfung vor dem Ausbruch der Masern zu bewahren. Eine Milderung des Krankheitsverlaufes wird schon dadurch erzielt, dass man, gleichfalls kurz nach der Ansteckung 10—20 ccm Blut vom Erwachsenen einspritzt. Es enthält noch hinreichend Schutzstoffe aus der Maserninfektion der Kindheit, um den Krankheitsverlauf abzuschwächen.

Die Altersverteilung der Masern ist so, dass man mit ihnen in den ersten drei bis vier Lebensmonaten kaum zu rechnen hat. Im Verlaufe von Epidemien sieht man zwar auch solche Kinder kurz fieberhaft erkranken, zur Ausbildung der vollen Krankheit kommt es jedoch nicht. Vom 5.—6. Monat an sind die Kinder jedoch sehr empfänglich für Masern, so dass schon von diesem Zeitpunkte an Schutzmaßnahmen zu ergreifen sind.

Scharlach.

Die Erkrankung an Scharlach tritt an Häufigkeit weit hinter den Masern zurück. Bei der Mehrzahl aller Kranken handelt es sich zudem um Kinder des Schulalters. Nur eine Minderzahl von Kleinkindern erkrankt. Dafür aber ist der Scharlach ernster aufzufassen. Die Krankheit kann von vornherein einen schweren Verlauf nehmen, kann sich aber auch bei scheinbar harmloser Art durch Spätkomplikationen noch sehr unangenehm gestalten.

Die Ansteckung mit Scharlach erfolgt nicht durch die Luft. Der Erreger des Scharlachs haftet am Körper des Patienten, wahrscheinlich im Rachen. Die Hautschuppen scheinen nicht so wichtig für die Übertragung zu sein, wie man früher wohl angenommen hat. Die rechtzeitige Isolierung des Scharlachkranken genügt fast stets, um ihn für seine Umgebung unschädlich zu machen.

Die Erkrankung an Scharlach erfolgt gewöhnlich urplötzlich. Die Kinder fühlen sich auf einmal krank, elend; sehr häufig erbrechen sie auch. Nur kurze Zeit bleibt man darüber im unklaren, was vorliegt. Dann entwickelt sich ausserordentlich schnell der charakteristische

Scharlachausschlag. Im Gegensatz zu den Masern handelt es sich hier um winzig kleine, dicht aneinanderstehende rote Tüpfelchen. Sie stehen so dicht beieinander, dass die Haut auf der Höhe des Ausschlages gleichmäßig rot aussieht. Im Gesicht pflegt die Umgebung von Mund und Nase frei zu bleiben. Die Warzen der Zunge schwellen stark an und werden lebhaft rot. Es entwickelt sich die sogenannte Himbeerzunge. Mit der Hauterkrankung des Scharlachs ist stets eine mehr oder minder ausgedehnte Erkrankung der Mandeln und des Rachens verbunden. Von leichter Rötung bis zur schweren und allerschwersten Halsentzündung treten alle Übergänge auf. In den mittelschweren, zahlreichsten Fällen sind die Mandeln stark gerötet und geschwollen und auf ihrer Oberfläche von einem schmierigen, weisslichen Belage bedeckt. Dieser Belag hat Ähnlichkeit mit dem Diphtheriebelag, ist aber für den Kundigen ohne weiteres als nichtdiphtherisch zu erkennen.

Die Temperatur pflegt mittlere Höhen zu erreichen und, solange der Ausschlag dauert darauf festzustehen, um dann schliesslich langsam wieder abzusinken. Ein gewöhnlicher Scharlach geht in etwa 8 Tagen vorüber, in schwereren Fällen kann die Entfieberung auch länger auf sich warten lassen. Das Krankheitsgefühl ist in der Regel sehr lebhaft und die Rekonvaleszenz tritt auch nicht so leicht und so schnell wie bei den Masern ein.

Mit dem Abblassen des Scharlachausschlages setzt eine Schuppung der Haut am ganzen Körper ein. Diese Schuppung pflegt besonders charakteristisch und deutlich an den Händen und Füssen zu sein, wo die Haut sich in mehr oder minder grossen Fetzen ablöst. Am Körper ist es mehr eine kleienförmige Abschilferung der Oberhaut. Dieses Abschuppen der Haut kann wochenlang andauern.

Die erste Krankheitswoche ist gewöhnlich die der frischen, akuten Erscheinungen. In der zweiten klingen sie ab, in der dritten treten dann die gefürchteten Nachkrankheiten des Scharlachs auf. Es ist gänzlich unberechenbar, in welchem Maße sie kommen. In manchen Epidemien treffen sie fast jeden, in anderen wieder gehören sie zu den grössten Seltenheiten. Am geläufigsten und harmlosesten sind die Drüsenschwellungen, welche sich am Kiefer und am Halse bilden. Unter erneutem Anstieg der Temperatur schwellen die Lymphknoten am Halse — unter Umständen — ganz gewaltig an. In einzelnen Fällen vereitern sie, in der Mehrzahl der Fälle bilden sie sich unter langsamem Abflauen des Fiebers wieder zurück. Am schwersten sind die Nierenentzündungen zu nehmen. Sie künden sich dadurch an, dass der Harn spärlich und dunkel wird. Er gewinnt allmählich eine Farbe, welche von der des Himbeerwassers bis zum schmutzigen Braun schwanken kann. Diese Farbe beruht auf dem Vorhandensein von Blut im Urin. Gleichzeitig treten Schwellungen auf, welche besonders charakteristisch im Gesicht sind. Namentlich die verdickten und gedunsenen Augenlider geben dem Gesicht der Kinder eine besondere Note. Die Untersuchung des Harns lässt jetzt erkennen, dass die Störung recht gross sein muss. Die Ausscheidung von Eiweiss ist reichlich, und auch andere Zeichen von Nierenentzündung werden gefunden.

Nur in seltenen Fällen führt die Nierenentzündung beim Scharlach zu akuter, ernster Lebensbedrohung. Gewöhnlich klingt sie verhältnismäßig schnell ab, bleibt dann noch eine Zeitlang in geringem Maße nachweisbar, um schliesslich zu verschwinden. In einem Bruchteil der Fälle geht sie aber in einen chronischen Zustand über und bleibt dann eine ernstliche Belastung fürs ganze Leben.

Der gesamte Verlauf des Scharlachs ist so, dass die Mehrzahl aller Erkrankungen, auch wenn nachträgliche Komplikationen eintreten, wieder in volle Genesung übergeht. Manche Kinder aber bieten von vornherein ein ganz schweres, mit Vergiftungserscheinungen verbundenes Krankheitsbild. Der Ausschlag hat dann von vornherein

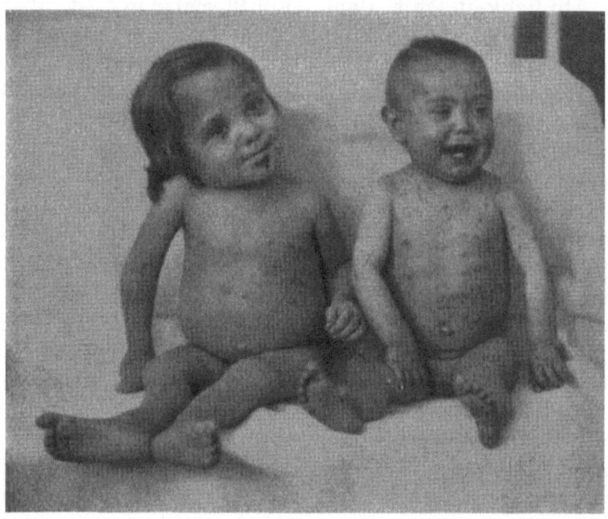

Abb. 91. Zwei Kinder mit frischen Windpocken. Das ältere ist ausserdem schwer rachitisch. Das jüngere zeigt die bunte Verteilung der Windpocken über den ganzen Körper.

eine düstere, rot-bläuliche Färbung, die Herztätigkeit ist schlecht, das Bewusstsein ist getrübt, das Fieber sehr hoch. In diesen Fällen ist das Leben gefährdet. Im Gegensatz hierzu gibt es dann wieder ganz leichte Fälle, welche überhaupt ohne Ausschlag verlaufen, die sich nur durch eine Halsentzündung zu erkennen geben. Die besondere Art dieser Halsentzündung wird gewöhnlich erst klar, wenn in der dritten Woche sich die typischen Nachkrankheiten des Scharlachs einstellen.

Die Ansteckungsdauer des Scharlachs, d. h. die Zeit von der Entstehung bis zum Ausbruch der Krankheit, beträgt etwa 2—5 Tage. Über die Verhütung wurde schon weiter oben das nötige gesagt. Für die Heilung der schweren Fälle kommt neuerdings ein Serum (Dick) in Betracht, welches ausserordentlich gute Dienste leistet. In schweren Fällen sollte es immer benützt werden.

Windpocken, Schafpocken u. dgl.

Die Windpocken stellen eine verhältnismäßig harmlose Erkrankung dar. Oft sind die Kinder so wenig krank, dass sie herumlaufen, und dass man ihnen ausser der Hautveränderung eigentlich nichts Besonderes anmerkt. In seltenen Fällen wird die Erkrankung bösartig. Es können sich tiefgehende Geschwüre bilden, welche mit starker Narbenbildung ausheilen.

Der Erreger der Krankheit ist nicht bekannt. Die Übertragung geschieht leicht, und zwar nicht allein durch Berührung, sondern vor allem auch durch die Luft. Wenn in einem Zimmer einer Anstalt auch nur ein einziger Fall von Windpocken vorkommt, so werden gewöhnlich alle andern von der Krankheit ergriffen. Die Übertragungszeit beträgt knapp drei Wochen, d. h. es vergehen von dem Tage der Ansteckung bis zum Ausbruch der Krankheit etwa 16—20 Tage.

Die Erkrankung äussert sich so, dass zunächst kleine rote Flecke am Körper auftreten, welche etwas erhaben sind. Auf diesen Flecken bildet sich dann ein kleines längliches Bläschen von weisslicher Farbe, in ausgeprägten Fällen mit einer Delle in der Mitte. Man sieht im verkleinerten Maßstabe also ungefähr das, was man an jeder Impfpustel beobachten kann. Nach wenigen Tagen trocknen die Pusteln ein, es bildet sich ein kleiner Schorf, welcher abfällt. Gewöhnlich hinterbleiben keine Narben. Manchmal aber, auch in nicht sehr schweren Fällen, bleiben doch Narben zurück.

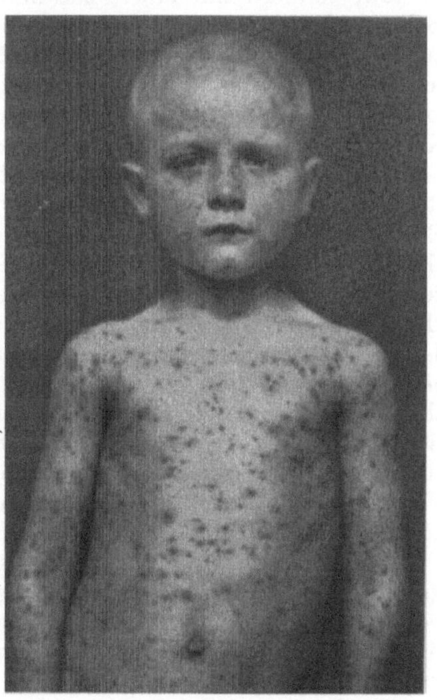

Abb. 92.
Stark ausgebildete Windpocken.

Die allgemeinen Krankheitserscheinungen sind, wie gesagt, gering, doch tritt am Anfang fast immer Fieber auf.

Komplikationen sind fast nie vorhanden.

Es empfiehlt sich, die Kinder während der ersten Tage etwas vorsichtig zu halten, um auch die geringe Möglichkeit eines schlimmeren Verlaufes wirksam zu verhüten.

Diphtherie.

Die Diphtherie ist eine Krankheit, welche zumeist ihren Sitz im Rachen und Hals hat.

Der Erreger ist ein kleines Stäbchen, der Diphtheriebazillus. Er ist mit der grössten Leichtigkeit nachweisbar, so dass die Diagnose im Zweifel durch den Bazillennachweis gesichert werden kann.

Der Lieblingssitz der diphtherischen Erkrankung ist der Rachen. Gewöhnlich tritt die Erkrankung so auf, dass die Kinder blass und unlustig werden und über Schmerzen im Halse klagen. Wenn man in den Mund hineinsieht, so erblickt man auf den Mandeln einen weissgrauen Belag. Im Gegensatz zu den gewöhnlichen Halsentzündungen hat man es nicht mit vereinzelten Stippchen und Fleckchen zu tun, sondern mit einem zusammenhängenden und fest anhaftenden Belage. In bösartigen Fällen kann sich der diphtherische Belag stark ausdehnen, kann die gesamten Weichteile des Rachens ergreifen. Noch schlimmer ist es, wenn die Erkrankung ihren Weg nach unten nimmt und die Luftwege befällt; dann entsteht das gefürchtete Bild der Kehlkopfdiphtherie (Krupp, Bräune).

Der Kehlkopfdiphtherie braucht nicht immer eine Erkrankung des Rachens vorauszugehen. Sie kann ganz allein für sich zustande kommen. Ein rauher, bellender Husten kündet das kommende Unheil an. Er allein pflegt so charakteristisch zu sein, dass der Kundige über die vorliegende Erkrankung nicht im Zweifel ist. Sehr schnell, namentlich bei kleineren und vor allen Dingen auch nervösen Kindern, stellen sich dann Beengungserscheinungen heraus. Die Luft kann den Kehlkopf nicht ungehindert passieren, die Öffnung ist zu klein, und so entstehen alle Zeichen einer Kehlkopfverengerung. Die Einatmung wird von einem ziehenden Geräusch begleitet. Die Kinder werden ängstlich, aufgeregt. Die Gesichtsfarbe wird blass mit einem Stich ins bläuliche. Von den Zeichen leicht behinderter Atmung bis zur schwersten Atemnot können sich alle möglichen Übergänge herausstellen.

Bleibt die diphtherische Erkrankung auf dem Kehlkopf beschränkt, so geht es noch an. In ganz schweren Fällen aber schreitet sie immer weiter nach unten, befällt die Luftröhre und schliesslich auch die Bronchien. Die Atemnot wird damit immer grösser und lässt sich immer schwerer beheben.

Die Diphtherie kann ausser dem Rachen und den oberen Atmungswegen auch alle Schleimhäute und sogar die Haut ergreifen. Im Vergleiche zu den Erkrankungen des Rachens und Kehlkopfes ist das aber selten.

Beim Säugling wird mit Vorliebe die Nasenschleimhaut befallen. Die Nasendiphtherie äussert sich in Gestalt eines Schnupfens mit wässrigblutigem Ausflusse. Verdächtiger Schnupfen beim Säugling ist immer auf Diphtherie zu untersuchen.

Die Erkennung der Diphtherie bietet nur wenig Schwierigkeiten. Wer sich daran gewöhnt, Kindern immer dann in den Mund zu sehen, wenn sie irgendwie unpässlich sind, wird eine beginnende Diphtherie nicht übersehen. Im Einzelfalle wird es natürlich oft schwer sein, zu entscheiden, ob es sich um eine einfache Halsentzündung oder um Diphtherie handelt. Auch beim Kehlkopfhusten wird man nicht immer sagen können, ob es sich um eine harmlose Entzündung oder um eine diphtherische handelt. In Zweifelsfällen ist der Arzt immer geneigt, das Schlimmere anzunehmen, und zwar deswegen, weil die Behandlung der Diphtherie recht sicher ist, und um so sicherer, je früher man zugreift. Die Behandlung besteht in der Einspritzung des sog. **Diphtherieheilserums**. Dieses Serum wird so hergestellt, dass Pferden das Gift von Diphtheriebazillen in langsam steigender Dosis eingespritzt wird. Es bildet sich dann im Blute des Pferdes ein Gegengift. Wenn die Pferde genügend giftfest gemacht sind, so wird ihnen eine grosse Menge Blut entnommen und das Serum dieses Blutes stellt das Heilserum dar. Es wird staatlich geprüft und kontrolliert und kommt in bestimmter Dosierung in den Handel. **Spritzt man dieses Serum frühzeitig und in hinreichender Menge ein, so tritt fast stets Heilung ein. Die Hauptsache ist aber, und das soll hier noch einmal ausdrücklich betont werden, dass die Einspritzung frühzeitig** vorgenommen wird. Bei Kehlkopfdiphtherie muss dafür gesorgt werden, dass die Kinder hinreichend Luft bekommen. Zu diesem Zwecke wird in schweren Fällen entweder eine Tube in den Kehlkopf eingesetzt (Intubation) oder es muss, wenn das nicht hinreichend wirksam ist, schliesslich zum Luftröhrenschnitt gegriffen werden. Bei rechtzeitiger Serumbehandlung lassen sich diese unerwünschten Eingriffe vermeiden.

Die Ansteckung mit Diphtherie erfolgt nur durch unmittelbare Übertragung der Bazillen. **Anhusten ist das gefährlichste.** Diphtheriegefährdete Menschen kann man durch Serumeinspritzung für kurze Zeit (2—3 Wochen) unempfänglich machen. Neuerdings ist man dazu übergegangen, Kinder gegen Diphtherie durch Einspritzung eines Mittels zu schützen, welches den Körper zur Bildung von Schutzstoffen anregt. Voraussichtlich wird man von dieser Art des Schutzes immer mehr Gebrauch machen.

Die Zeit von der Übertragung bis zum Ausbruch der Krankheit beträgt nur wenige Tage.

Der Diphtheriebazillus sondert ein sehr starkes Gift ab, welches für das Herz schädlich ist. Wenn die Kinder schon in voller Rekonvaleszenz begriffen sind, kommt es manchmal noch zu ganz plötzlichen Todesfällen, welche auf Schädigung des Herzens zurückzuführen sind. Eine weitere Nachwirkung der Diphtherieinfektion besteht im Auftreten von Lähmungen, namentlich am Auge und im Rachen. Die Augenlähmung äussert sich so, dass die Fähigkeit der Anpassung des Auges an verschiedene Entfernung verloren geht. Die Kinder können dann nur in die Weite richtig sehen, nicht aber in die Nähe. Die Schlundlähmung wird gewöhnlich daran erkannt, dass die Kinder sich verschlucken, und dass ihnen die Nahrung (Milch) wieder zur Nase herausfliesst. Diese Lähmungen gehen ausnahmslos zurück; nur in ganz seltenen Fällen werden grössere Teile des Körpers gelähmt.

Keuchhusten.

Vom Keuchhusten (Stickhusten) gilt hinsichtlich seiner Werteinschätzung ähnliches wie von den Masern. Er wird gewöhnlich für eine harmlose Kinderkrankheit genommen, die mehr oder minder lästig ist, und die ertragen werden muss. Demgegenüber muss von vornherein betont werden, dass der Keuchhusten doch eine ganz erhebliche Lebensgefährdung bedeuten kann. Bei Säuglingen, namentlich in den ersten Monaten, rechnet man mit einer beträchtlichen Sterblichkeit. Sind die Kinder erst einmal 8, 9 Monate alt, so ist die Gefährdung nicht mehr so gross. Dafür erwachsen neue Gefahrenquellen bei den schlechtgenährten rachitischen Proletarierkindern, für die der Keuchhusten an sich und durch seine Komplikation mit Lungenentzündung verhängnisvoll wird.

Die Empfänglichkeit für Keuchhusten besteht in jedem Alter. Schon in den allerersten Tagen ihres Lebens können Kinder angesteckt werden. Die Übertragung erfolgt durch unmittelbares Anhusten von Kind zu Kind. Es ist also nicht so wie bei Masern und Windpocken, wo der Ansteckungsstoff auf weitere Entfernungen durch die Luft getragen wird, sondern es ist eine verhältnismäßig enge Berührung notwendig.

Der Zeitraum von der Ansteckung bis zum Ausbruch der Krankheit beträgt etwa 5—10 Tage. Ansteckungsfähig sind die Kinder namentlich im Beginn der Krankheit, späterhin ist es nicht mehr so arg.

Der Keuchhusten ist dadurch ausgezeichnet, dass die Kinder Hustenanfälle erleiden derart, dass sie, ohne von neuem Atem holen zu können, einen Hustenstoss nach dem andern ausüben (Staccatohusten). So kommt es, dass sie nach einiger Zeit atemlos sind. Das Gesicht wird hochrot, die Augen quellen vor, Speichel und Schleim fliessen aus dem Munde, und schliesslich, wenn sie schon anfangen das blaue Aussehen der Atemnot zu bekommen, erfolgt ein tiefer befreiender Atemzug. Der befreiende Atemzug geht mit einem deutlich ziehenden Geräusch einher. Diese Hustenanfälle mit dem nachfolgenden Ziehen sind so charakteristisch, dass ein Anfall gar nicht verkannt werden kann. Die Feststellung der Krankheit wird dadurch leicht, wenn sie erst einmal ausgebildet ist. Bedauerlicherweise ist gerade in dem ansteckungsfähigen ersten Teile der Krankheit dieser charakteristische Husten noch nicht vorhanden. Zunächst hat man nur das Bild eines ganz gewöhnlichen Bronchialkatarrhs mit dem dazu gehörigen Husten. Erst allmählich stellen sich die Anfälle ein. Ihre Zahl kann recht verschieden sein. Manchmal sind es nur verhältnismäßig wenige, oft aber werden die Kinder durch schnell aufeinander folgende Anfälle ausserordentlich geplagt. Die Plage ist für Kinder und Eltern auch darum besonders gross, weil die Anfälle mit besonderer Vorliebe in der Nacht kommen.

Auf seiner Höhe bleibt der Keuchhusten in leichteren Fällen drei bis vier Wochen und klingt dann allmählich ab. Die Anfälle werden milder, werden seltener und verschwinden schliesslich ganz.

Das Krankheitsbild des Keuchhustens wird nicht nur durch die Infektion bedingt, sondern in sehr starkem Maße auch durch die nervöse Eigenart des Kindes. Empfindliche, nervöse Kinder bekommen viel heftigere Anfälle, ziehen leichter, d. h. wenn die Hustenstösse auch gar nicht sehr zahlreich sind, und, was am wichtigsten ist, behalten den Husten sehr lange. Der Husten wird bei ihnen gewissermaßen zu einer schlechten Angewohnheit, von der sie oft viele Monate lang nicht ganz frei werden.

Von den Begleiterscheinungen des Keuchhustens ist die häufigste, dass die Kinder im Anschluss an die Anfälle brechen. Husten und Brechen liegen beim Kinde immer sehr nahe beieinander und die heftigen Hustenstösse des Keuchhustens lösen das Erbrechen besonders leicht aus. Der Schaden ist nicht gross, weil die Kinder gleich nachher wieder ungestört von neuem essen. Bei jüngeren Säuglingen ist eine gefürchtete Komplikation das Auftreten von Krämpfen. Diese Krämpfe bedeuten immer eine Lebensbedrohung. Am schlimmsten aber ist es, wenn im Verlaufe des Keuchhustens eine Lungenentzündung auftritt, und sie kommt am ehesten bei schwächlichen, rachitischen Kindern vor. Die Sterblichkeit dieser Kinder ist gross.

Die Behandlung des Keuchhustens vermag nicht sehr viel zu leisten. Wir haben kein sicheres Mittel dagegen. Eine Anzahl von Mitteln wird empfohlen, keines aber ist imstande, einen sicheren Einfluss auszuüben. Sehr schwierig, darum aber um so bedeutungsvoller ist die Pflege bei den jüngeren Kindern. Sind die Kinder erst älter, so richten sie sich beim Anfall ganz von selber auf und entgehen damit der Gefahr, von dem sich im Munde ansammelnden Schleim einen Teil wieder in die Lunge hinein-zuziehen und dort Entzündungen auszulösen. Jüngere Kinder, die sich noch nicht selbständig aufrichten können, müssen dauernd überwacht und beim Anfall aufgerichtet werden, sonst steigert sich die Gefahr, dass eine Lungenentzündung hinzutritt. Sehr wesentlich für die Pflege ist die Vorsorge für gute Luft. Zimmer sind reichlich zu lüften. Die Kinder müssen am Tage ins Freie gebracht, aber selbstverständlich von anderen Kindern ferngehalten werden. Klimawechsel ist erwünscht, aber schwer durchführbar, da niemand Kinder mit Keuchhusten auf-nehmen will. In der Klinik kürzt man die Dauer der Krankheit durch Freiluftbehandlung stark ab.

Verhängnisvoll ist es, dass die aufmerksame Pflege des Keuch-hustens viel Zeit erfordert. Gerade im Proletarierhaushalt aber wird es daran sehr häufig mangeln. Man könnte sich leicht damit helfen, dass man die Kinder der Infektionsabteilung eines Kranken-hauses überweist. Die Möglichkeiten hierzu sind aber gering, da diese Abteilungen Keuchhusten ohne Komplikationen im allgemeinen nicht aufnehmen und wohl auch nicht aufnehmen können, weil sonst ausser-ordentlich grosse und kostspielige Abteilungen bereitgestellt werden müssten. Liegen die häuslichen Verhältnisse besonders schlimm, so wird aber doch unter allen Umständen versucht werden müssen, durch Gestellung von Hauspflege oder durch Überführung in ein Kranken-haus Abhilfe zu schaffen.

Tuberkulose.

Je älter das Kind wird, und je mehr es mit anderen Menschen in Berührung kommt, um so mehr ist es der Gefahr der Ansteckung mit Tuberkulose ausgesetzt. Unter den Kleinkindern befinden sich infolgedessen schon weit zahlreichere, welche auf Tuberkulin reagieren, als im Säuglingsalter.

Die Gefährdung des Kindes durch tuberkulöse Infektion nimmt mit den Jahren ab. Es ist aber gerade für das Kleinkindes-

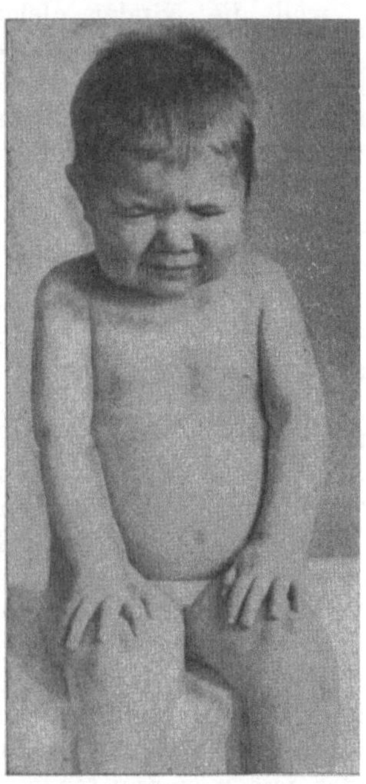

Abb. 93.
3jähriges Mädchen. Lichtscheu
infolge skrophulöser Augenentzündung.

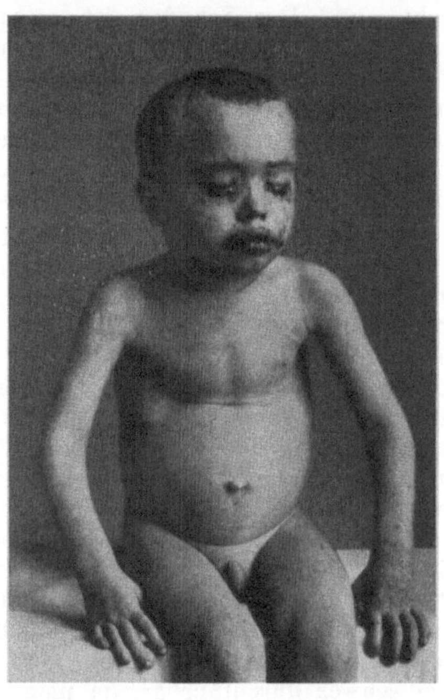

Abb. 94.
Skrophulöses Gesicht. Entzündete Augen,
geschwollener Mund, Gesichtsausschlag
summieren sich zum Bilde der Skrophulose.

alter charakteristisch, dass hier die Tuberkulose noch zu den sehr gefährlichen Krankheiten zählt. Man muss sich vorstellen, dass die Ansteckung gewöhnlich so verläuft, dass sich zunächst ein kleiner Herd in der Lunge bildet, von dem aus die Lymphknoten an der Lungenwurzel befallen werden. Es entsteht dann die sogenannte Bronchialdrüsentuberkulose. Hierbei bleibt es glücklicherweise in einer sehr grossen Zahl der Fälle. Gerade unter den Kleinkindern neigt die Tuberkulose aber zur Ausbreitung. Tuberkelbazillen treten ins Blut, und nun stehen die verschiedensten Möglichkeiten offen.

In den milderen Fällen ist es so, dass sich tuberkulöse Herde in Knochen und Gelenken bilden. Es kommt zu mehr oder minder ausgedehnten Zerstörungen, welche nur schwer heilen. Gewöhnlich bedarf es ausgedehnter klimatischer Kuren, um dieser lokalen tuberkulösen Erkrankung Herr zu werden. Heilungsmöglichkeit ist aber vorhanden, und zu weiteren tuberkulösen Erkrankungen pflegt es dann auch nicht zu kommen.

Ganz anders ist es aber, wenn es zu einer starken Ausbreitung der Tuberkelbazillen kommt. Dann wird der ganze Körper gewissermaßen auf einmal durchseucht. Die Tuberkelbazillen siedeln sich dann in allen Organen an, mit Vorliebe in den Lungen und noch mehr in den weichen Hirnhäuten. Die Lungen werden von ungezählten kleinsten Knötchen durchsetzt, an den Hirnhäuten bilden sich auch Knötchen und Ausschwitzungen.

Die tuberkulöse Hirnhautentzündung ist eine der häufigsten Todesursachen des Kleinkindes. Sowie die Hirnhäute ergriffen sind, gibt es eine Heilung nicht mehr. Die Anfangserscheinungen der Krankheit sind sehr unbestimmt. Kopfschmerzen, Verdriesslichkeit leiten das Bild gewöhnlich ein. Häufig steht Erbrechen im Vordergrund des Bildes, so dass ein verdorbener Magen oder etwas ähnliches angenommen wird. Sehr schnell aber steigern sich die Erscheinungen, das Bewusstsein trübt sich, die Kinder liegen apathisch da. Gelegentliche Krämpfe erschüttern den Körper, und ca. 2—3 Wochen nach Beginn der Krankheit tritt der Tod ein. Es ist eines der entsetzlichsten Bilder, welches man beim Kinde überhaupt zu sehen bekommt. Man steht mit gebundenen Händen da und kann nur Versuche der Heilung machen.

Die Gefährdung der Kinder im frühen Kleinkindesalter durch Tuberkulose ist so gross, dass die Todesfälle einen beachtlichen Prozentsatz ausmachen. Es gehört daher mit zu den Aufgaben der Behütung kleiner Kinder, sie vor der Tuberkulose zu bewahren. In diesem Sinne sind diejenigen Menschen, welche mit Kindern zu tun haben, sorgfältig zu sichten. Insbesondere solche Persönlichkeiten, welche beruflich mit Kindern zu tun haben, Hausangestellte, Schwestern, Kindergärtnerinnen u. dgl. müssen ganz sicher tuberkulosefrei sein. Auch Infektionen durch die Milch kommen vor und machen dann meistenteils Darm- und Bauchfellerkrankungen. Nur saubere und einwandfreier Milch darf verabfolgt werden.

Eine besondere Erscheinung, welche mit der Tuberkulose im engsten Zusammenhange steht, ist die sogenannte Skrophulose. Begünstigt durch die tuberkulöse Infektion, entwickeln sich äusserst hartnäckige Entzündungen an der Schleimhaut des Auges, der Nase und der Haut selbst. Sie geben dem Gesicht durch die entzündeten Augen, die Verdickung der Nase, der Lippe ein sehr eigentümliches und charakteristisches Aussehen. Häufig sind auch ausgedehnte Drüsenschwellungen am Halse damit verbunden.

Verschiedene Infektionen.

Ausser den bisher beschriebenen Infektionskrankheiten gibt es noch eine Reihe von anderen, die von geringerer Bedeutung und die für das Kindesalter nicht besonders charakteristisch sind. In den letzten Jahren hat sich die Ruhr lästig geltend gemacht. Die Ruhr der jungen Kinder ist eine sehr gefährliche Krankheit. Ihre Erscheinungen sind dieselben wie beim Erwachsenen. Gehäufte, schleimige, eitrig-blutige Stühle bilden das hauptsächlichste Erkennungszeichen. Die Überweisung an ein Krankenhaus ist der Infektionsgefahr und schwierigen Pflege wegen das einzig Richtige.

9. Bedeutung und Bekämpfung der Infektionskrankheiten.

Zunächst müssen wir noch einmal darauf hinweisen, dass die Infektionskrankheiten für die Kinder in der Regel um so gefährlicher sind, je jünger die Kinder sind, und in je schlechterem Zustande sie

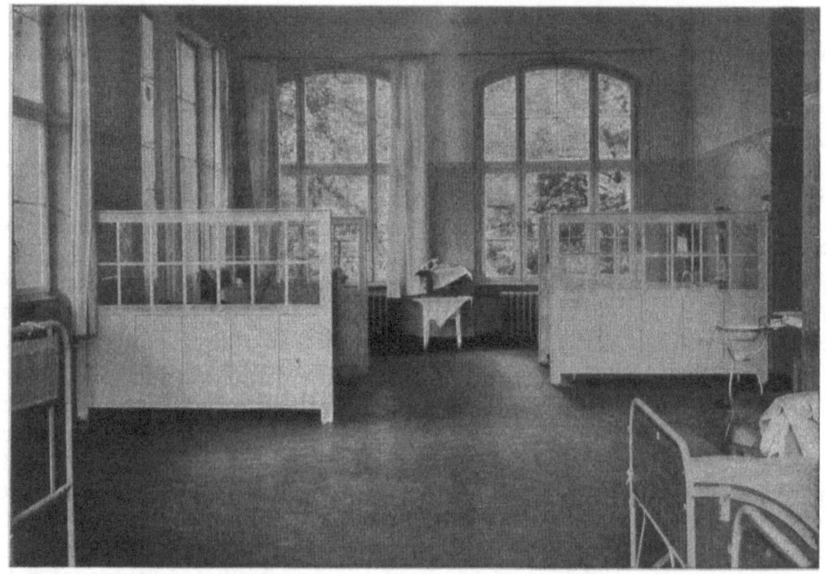

Abb. 95. Boxenabteilung der Kinderklinik. Die offenen Boxräume dienen zur Trennung leicht verdächtiger und wenig infektiöser Kinder. Zur Abtrennung gröberer Infektionen (Masern, Windpocken) würden sie nicht geeignet sein.

sich befinden. Die fürsorgerische Aufmerksamkeit wird also dahin gehen müssen, die Infektionen von elenden und jungen Kindern fernzuhalten. Durch Vorsicht bei Einzelfällen, vor allem in Zeiten von Epidemien, wird man Erfolge erzielen können. Eine sehr wesentliche Rolle spielt auch die Bekämpfung der Rachitis, weil gerade die rachitischen Kinder den Masern und dem Keuchhusten besonders leicht erliegen. Nicht dringend genug kann aber darauf aufmerksam gemacht werden, dass die Aufnahme in eine geeignete Krankenanstalt die besten Ergebnisse zeitigt. Der Widerstand gegen die Krankenhausbehandlung muss mit allen Mitteln bekämpft werden, und es muss dahin gewirkt werden, dass geeignete Abteilungen eingerichtet werden, wo sie noch nicht vorhanden sind. Bekämpfung ansteckender Krankheiten ohne gute und

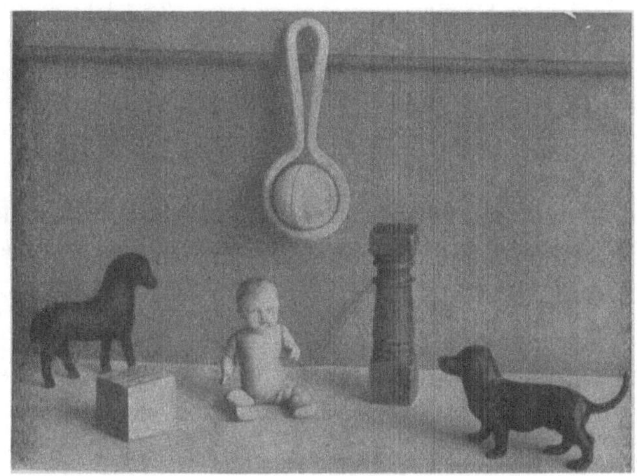

Abb. 96. Zweckmäßiges Spielzeug ist fest, rund, abwaschbar und so gross, dass es weder in Mund noch Nase gesteckt werden kann.

fachgemäße, d. h. durch geeignete Kinderärzte geleitete Anstalten ist gar nicht möglich. Nirgends steht die „geschlossene Fürsorge" so im Mittelpunkte, wie bei der Bekämpfung der Infektionen im Kleinkindesalter.

10. Schlusswort.

Von der Eigenart des Kleinkindesalters, von der Art wie man ihr gerecht werden soll, liesse sich noch viel sagen, doch durfte der Umfang

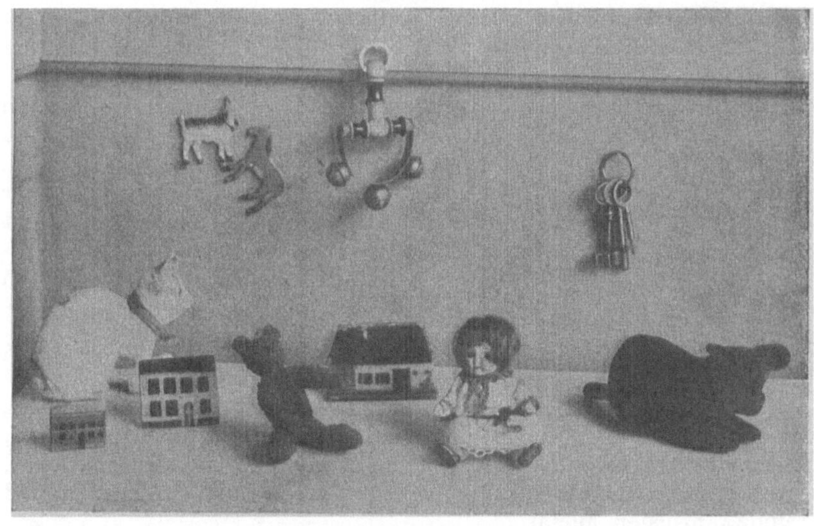

Abb. 97. Schlechtes Spielzeug hat entweder spitze Kanten, färbt ab, schmutzt leicht oder lässt sich zerzupfen. Der Bär aus Badegummi wird mit dem schmutzigen Badewasser in den Mund genommen.

des Buches nicht über Gebühr vermehrt werden. Zu leicht mischen sich auch schon die pädagogischen Gesichtspunkte den gesundheitlichen bei. Das Spiel des Kindes, seine Übung und Erziehung durch das Spiel könnte ein Buch allein füllen. Hier soll nur noch ein bildlicher Hinweis auf die Spielzeugsünden vom gesundheitlichen Standpunkte gebracht werden.

Die Entwicklung der körperlichen und geistigen Fähigkeiten von der Geburt bis zum vollendeten zweiten Lebensjahre.

Für das Verständnis des Säuglings und des jungen Kindes ist die Kenntnis von den Fortschritten, welche in der körperlichen und geistigen Entwicklung erfolgen, unerlässlich. Wir müssen uns in jedem einzelnen Falle Rechenschaft darüber ablegen, ob man es mit einem Kinde zu tun hat, welches körperlich und geistig den Anforderungen seines Alters entspricht. Gewisse Merkmale werden in den Lehrbüchern angeführt und sind jedem geläufig, welcher sich viel mit Kindern beschäftigt.

Das zunehmende Interesse an dem jungen Kinde lässt es uns wünschenswert erscheinen, die hauptsächlichsten Phasen des körperlichen und geistigen Werdens bildlich darzustellen, um das immerhin schwierige Einleben und Einfühlen in das junge Kind zu erleichtern, um die vorhandenen Tabellen und Zahlen zu illustrieren.

Wir haben drei Bildreihen entworfen, von denen die erste (Taf. III) sich im wesentlichen auf die kanonmäßige Grössenentwicklung bezieht. Selbstverständlich ist hierbei auch das Heranwachsen der körperlichen und geistigen Funktion soweit berücksichtigt, wie es sich in der Haltung und in dem Gesichtsausdrucke widerspiegelt.

Die zweite Reihe (Taf. IV) bringt die Grössenverhältnisse als Nebensache, die Entwicklung der Funktionen, der körperlichen wie der geistigen, als Hauptsache.

Die dritte Reihe (Taf. V) schliesslich stellt eine Zahl von älteren und neuen Übungen dar, welche der Entwicklung der Haltung und Bewegung, insbesondere der Kräftigung der Rückenmuskulatur dienen sollen. Für jedes Kind ist der Übergang vom Vierfüsser zum Zweifüsser eine Quelle von Störungen, insbesondere auch im Zusammenhange mit der so allgemein verbreiteten Rachitis. Es erschien uns daher wünschenswert, nicht nur zu zeigen, wie das Kind heranwächst, sondern wie man dieses Heranwachsen durch kleine Hilfen in der einfachsten Weise unterstützen kann.

Tafel III.

Auf gleicher Grundlinie, um den Grössenvergleich zu erleichtern, sind dargestellt der Neugeborene, der Säugling im ersten, zweiten, dritten, vierten, fünften, sechsten, achten, zehnten und zwölften Monat, sowie das Kind im fünfzehnten, achtzehnten, einundzwanzigsten und vierundzwanzigsten Monat.

Das Längenwachstum vollzieht sich in dieser Zeit so, dass das Kind im ersten Lebensjahre etwa die Hälfte seiner Anfangslänge hinzu

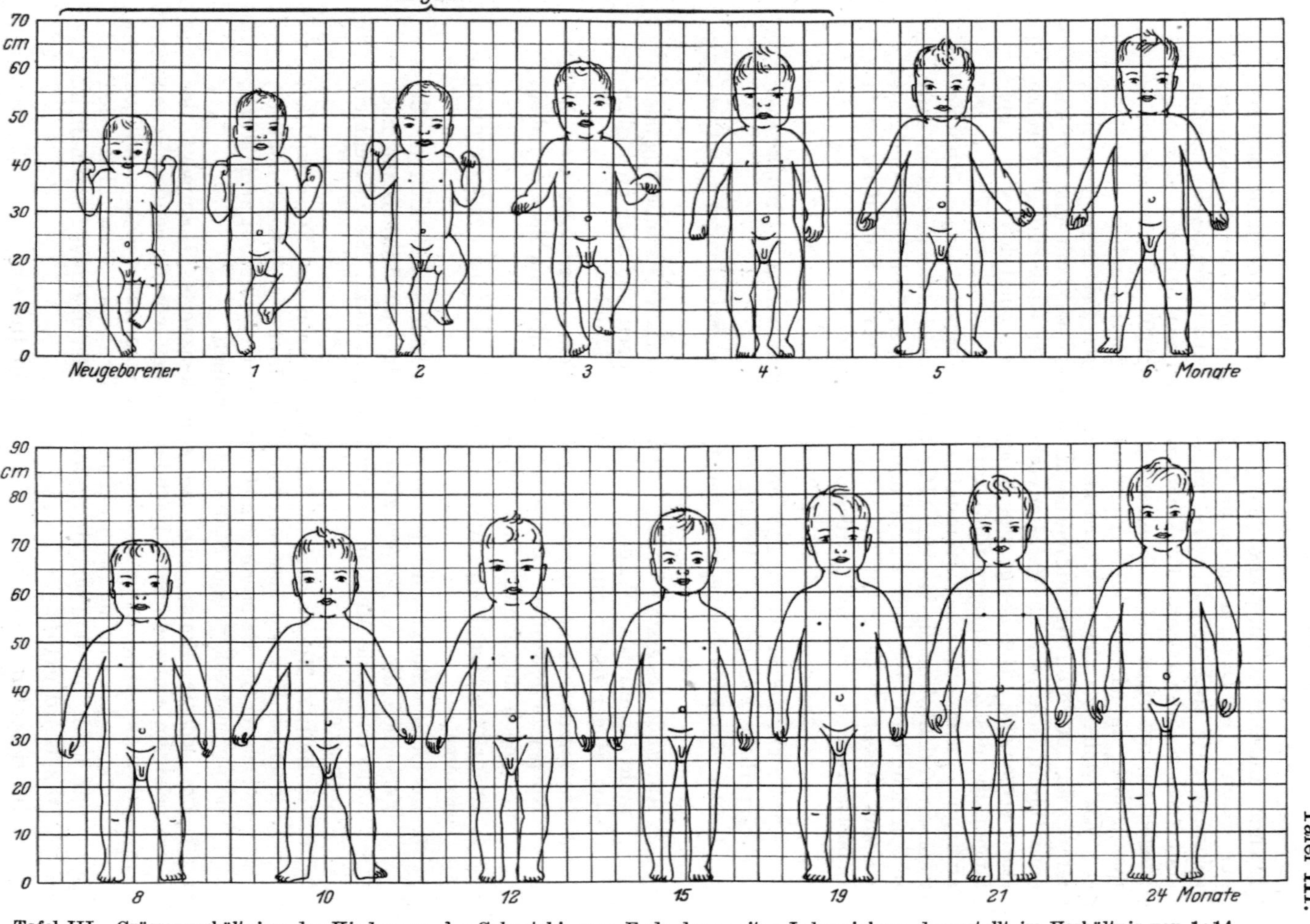

Tafel III. Grössenverhältnisse des Kindes von der Geburt bis zum Ende des zweiten Lebensjahres, dargestellt im Verhältnis von 1:14.

gewinnt, im Durchschnitt also 25 cm, im zweiten Lebensjahre dagegen nur 10 cm. Der Darstellung sind die Zahlen von Camerer zugrunde gelegt, wie sie auch von Pirquet in seiner Tabelle verwendet worden sind. Diese Zahlen sind Durchschnittszahlen und stimmen daher im Einzelfalle oft nicht (s. d. Tab. auf S. 8 u. 129). Das ist aber hier unerheblich, da wir es mit Vergleichsbildern zu tun haben.

Wir wollen zu diesen Bildern keine grösseren Erläuterungen geben, nur darauf möchten wir aufmerksam machen, dass mit der Längenentwicklung sich auch das Grössenverhältnis der einzelnen Körperteile stark verschiebt. Die Länge des Neugeborenen entspricht vier Kopflängen, die des Zweijährigen fünf Kopflängen (Erwachsene 7—8). Die anfänglich sehr kurzen Extremitäten (im Verhältnis zum Rumpfe) wachsen verhältnismäßig stärker. Der Kopf, welcher ursprünglich ganz in den Schultern sitzt, hebt sich allmählich heraus, doch bleibt der Hals bis zum Abschlusse des ersten Lebensjahres, ja bis zum Ende des zweiten Lebensjahres noch ein ausgesprochener Kurzhals.

Tafel IV und V.

Die Tafeln stellen, soweit dies im Einzelbilde überhaupt möglich ist, das körperliche und geistige Vorangehen dar.

1. Der Neugeborene liegt in der typischen Schlafhaltung mit angezogenen Armen und Beinen.

2. Am Ende des ersten Monats ist eine wesentliche Veränderung noch nicht eingetreten. Willkürliche Bewegungen sind noch unmöglich, der Finger findet schon den Weg zum Munde.

3. Im zweiten Monat beginnen die Versuche, Herrschaft über den Körper zu gewinnen. Der Kopf wird (in der Bauchlage) gehoben, aber noch ungeschickt und unsicher.

4. Im dritten Monat wird die Fähigkeit des Kopfhebens wesentlich sicherer.

5. Im vierten Monat wird der Kopf schon leidlich festgehalten. Bei Versuchen des Aufsetzens zeigt sich, dass die Wirbelsäule noch nicht durch die Muskeln versteift werden kann. Es entsteht ein krummer Rücken.

6. Im fünften Monat beginnt das Aufstemmen der Füsse auf den Boden, d. h. wenn man den Säugling unter den Armen hochhebt, so zieht er die Beine nicht mehr an, sondern versucht auch schon, sie auszustrecken und Stand zu gewinnen.

7. Der sechste Monat zeigt ein bemerkenswertes Dokument der geistigen Entwicklung. Nachdem in den vorangehenden Zeiten schon das Anblicken der Gegenstände vom ersten mehr zufälligen Fixieren bis zum festen Anschauen gelernt war, verwirklicht sich nun auch der Wunsch, die gesehenen Gegenstände festzuhalten: Das Kind greift.

8. Im siebenten Monat fängt das Kind an frei zu sitzen. Es hat nun gelernt, die Beine auszustrecken und damit eine breite Grundfläche zu finden. Der Rücken kann schon gut versteift werden.

Neugeborener.

1. Monat.

2. Monat.

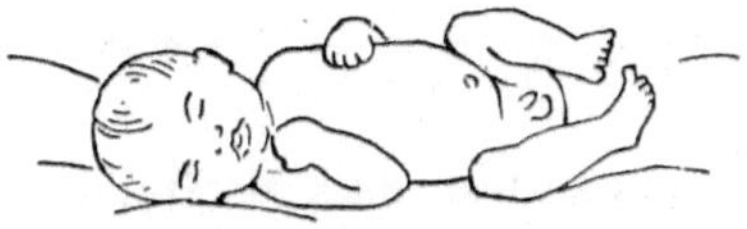

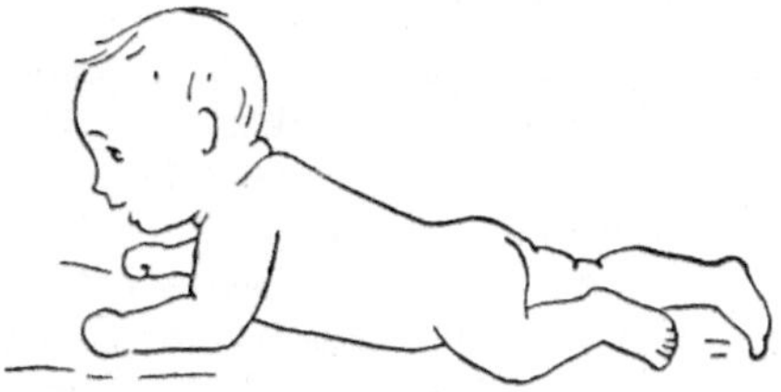

3. Monat.

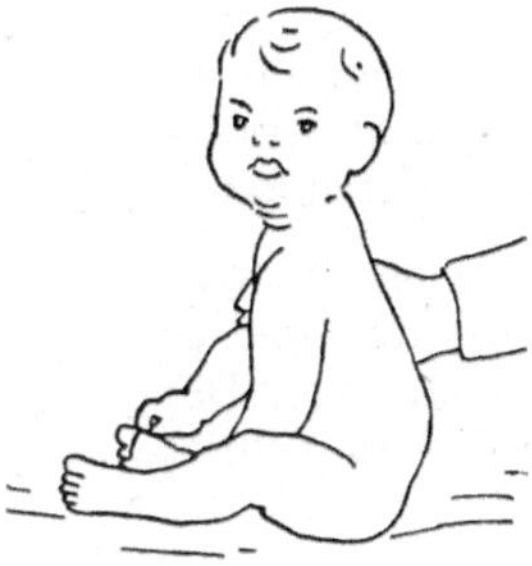

4. Monat.

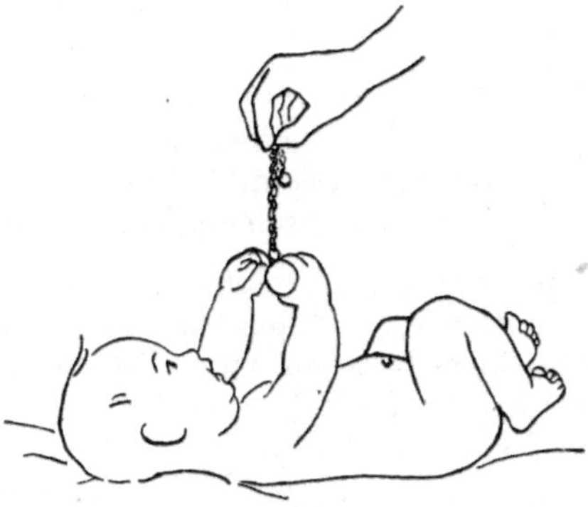

6. Monat.

7. Monat.

5. Monat.

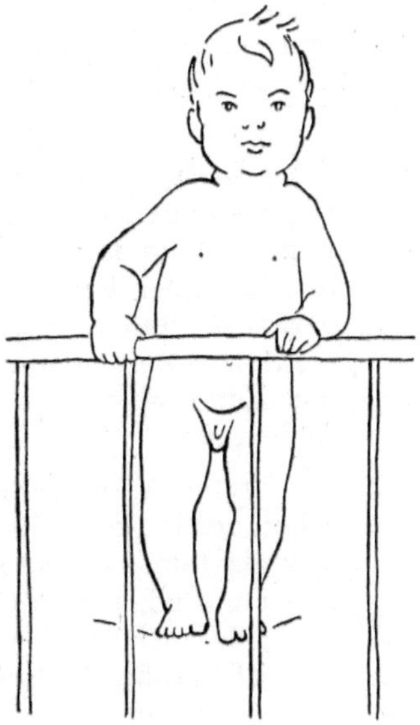

8. Monat.

Tafel IV. Die Entwicklung der körperlichen Beweglichkeit von der Geburt bis zum 8. Monat.

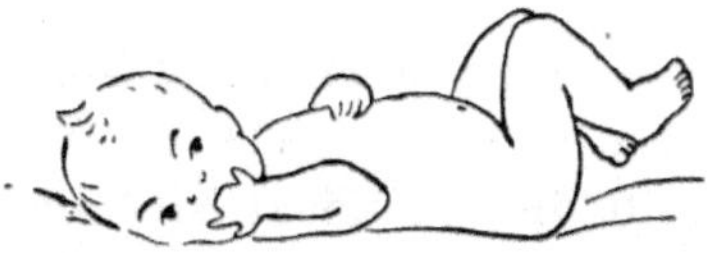

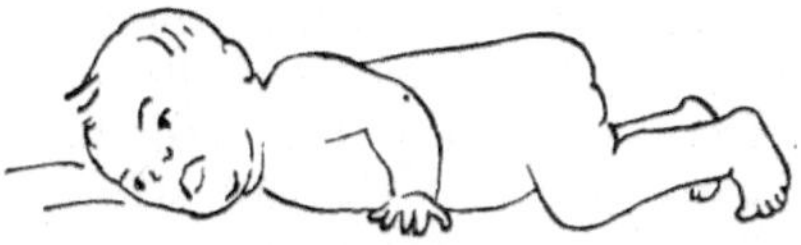

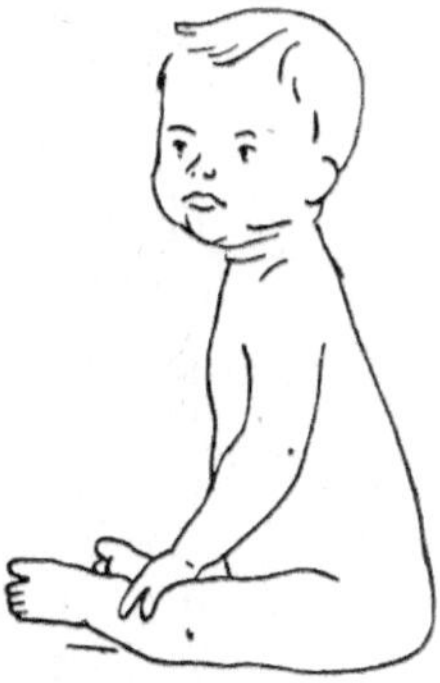

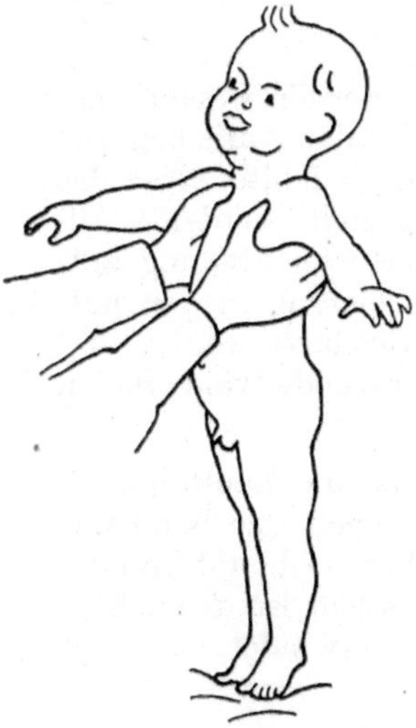

9. Im achten Monat kann das Kind stehen, wenn es sich mit den Händen festhalten kann.

10. Im 10. Monat ist die Stehfähigkeit schon so fest, dass die Hände nicht nur zum krampfhaften Festhalten dienen, sondern dass die eine Hand auch schon losgelassen und zum Greifen anderwärts benutzt wird.

11. Der 10., 11. und 12. Monat zeigt die Vervollkommnung der erworbenen Fähigkeiten. Die anfangs zaghafte Beweglichkeit ist immer freier geworden. Freies Stehen und Gehen kommt zwar erst in Ausnahmefällen vor, doch mit der einen angehaltenen Hand ist der Körper sonst sehr frei beweglich. Die seelische Entwicklung hat insofern Fortschritte gemacht, als das Kind auf Anruf, auf Locktöne schon hört und die Arme ausstreckt, wenn es aufgenommen sein will. Das Gegenstück dazu, das Sichabkehren von nicht erwünschten Persönlichkeiten, ist auch schon vorhanden.

Mit dem 12. Monat ist die Geschicklichkeit schon so gross, dass die Zeit der Gefährdung beginnt. Das Kind fängt an zu klettern. Die psychische Beeinflussbarkeit ist aber andererseits schon so gross, dass man es durch ein Verbot davon abhalten kann.

12. Das fünfte Lebensvierteljahr zeigt den Beginn des freien Laufens. Der Gang ist unsicher, und das Gleichgewicht wird nur schwer bewahrt. Die Arme werden zum Balanzieren benutzt. Der Gang ist breitbeinig, die Zehen krallen sich bei jedem Schritt in den Boden fest.

13. Ganz anders ist es im sechsten Vierteljahr. Die Fähigkeit selbständiger Beweglichkeit ist nun schon so gross, dass das Kind auch in die Höhe klettert. Niedrige Stufen, Bänke u. dgl. können von selbst bestiegen werden. Es bedarf immer grösserer Aufmerksamkeit, um Unfälle zu verhüten.

14. Im siebenten Vierteljahre kommt insofern wieder ein wesentlicher Fortschritt, als das Aufstehen vom Boden und das Aufheben von Gegenständen möglich wird, was zunächst noch fehlte. Fiel das Kind hin, so musste es anfangs wieder aufgestellt werden. Allmählich aber lernt es, sich zunächst in Vierfüsser-Stellung aufzurichten und daraus mit Hilfe einer Kniebeugung in den aufrechten Stand überzugehen. Einen kleinen Schritt weiter, und das Kind weiss sich zu bücken, um Gegenstände vom Boden zu nehmen.

15. Im letzten Vierteljahre des zweiten Jahres ist die Lauffähigkeit schon recht gross. Anfänglich tappt und trippelt das Kind nur auf glattem Boden, allmählich lernt es aber, sich auf minder ebenem Boden zurecht zu finden und schliesslich ist es auch so weit, dass es zielbewusst grössere Stufen überwindet, es fängt an, selbständig Treppenstufen zu steigen.

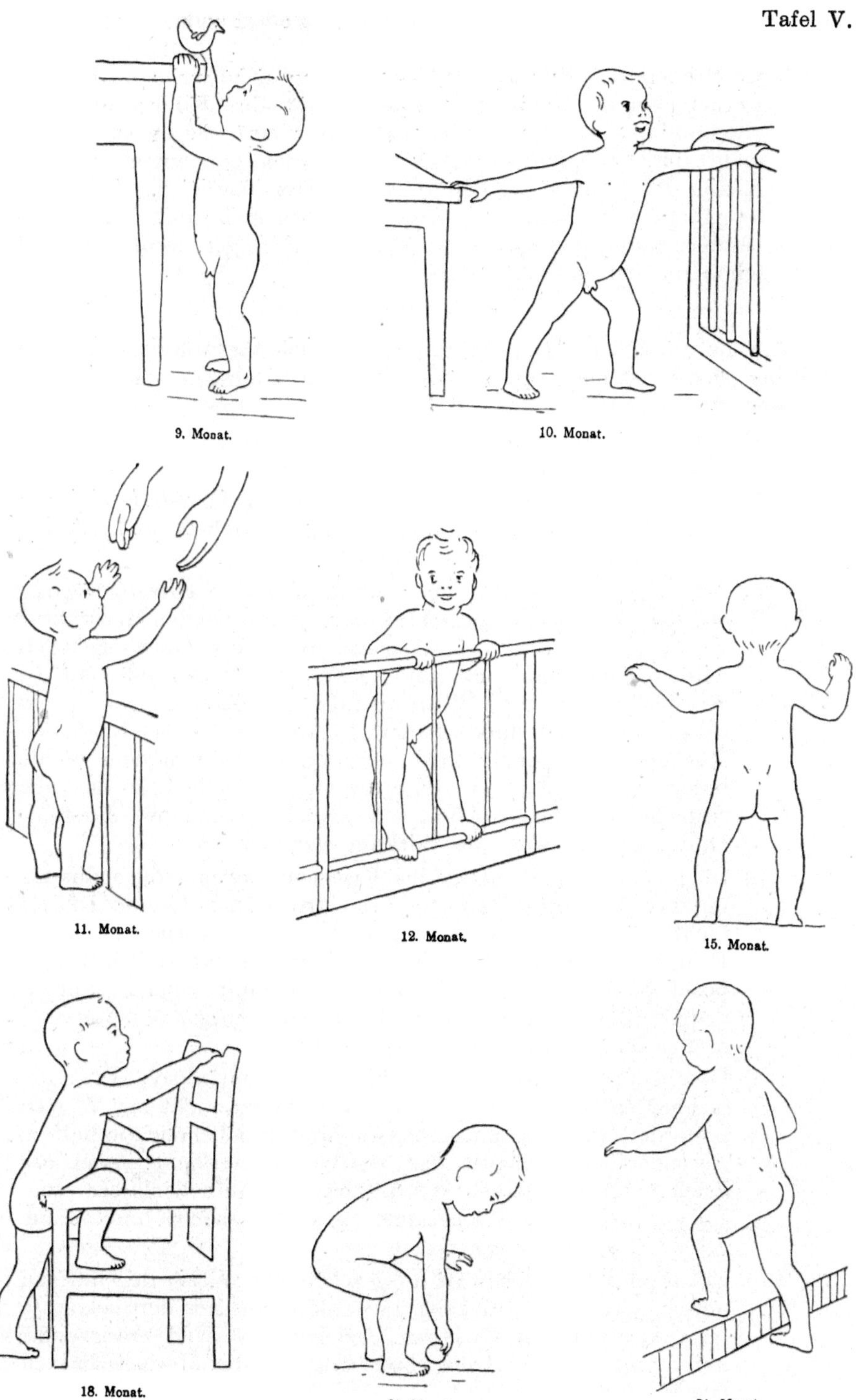

Tafel V. Die Entwicklung der körperlichen Beweglichkeit vom 9. bis 24. Monat.

16. Im dritten Lebensjahre, welches hier gar nicht mehr dargestellt
werden konnte, wird die Beweglichkeit des Kindes dann so
selbständig, dass es eigentlich jeden Weg zurücklegen kann, falls
nicht die Kräfte übermäßig in Anspruch genommen werden.
Kleine Hindernisse werden ohne weiteres bewältigt. Bergauf,
bergab geht es, wenn die Wege nicht zu steil sind. Auch die
beschleunigten Bewegungsarten, Laufen, Springen, lernt das Kind
schon im dritten Lebensjahre.

Tafel VI.

Um die Beweglichkeit zu fördern, namentlich aber um die aufrechte
Haltung sicherzustellen, lassen sich folgende Übungen sehr einfach
machen:

1. Der allgemeinen Beweglichkeit dient das vergnügte Strampeln
im Bade am besten.

2. Die Übung der Rückenmuskulatur, welche für die gerade Haltung
der Wirbelsäule von ausschlaggebender Wichtigkeit ist, lässt sich
folgendermaßen bewirken:

a) Am liegenden Kinde wird durch einfache Kitzelbewegung
einseitig eine Zusammenziehung der entsprechenden Muskulatur
verursacht, so dass die Wirbelsäule leicht seitwärts gebogen
wird. Indem man links und rechts abwechselt, übt man die
gesamte Muskulatur. Wenn man die Kitzelbewegungen gleichzeitig rechts und links macht, so überstreckt das Kind den
Rücken. Im Prinzip wird diese Bewegung von dem Kinde
immer ausgeführt, wenn es auf dem Bauch liegt, so dass die
einfache Bauchlage schon eine Rückengymnastik darstellt.
Durch Kitzeln wird die Wirkung verstärkt.

b) Im gleichen Sinne wirkt das Kriechen, welches durchaus als
nützlich zu betrachten ist. Das frühzeitige Laufen ist gar
nicht so sehr zu begrüssen, weil es den Körper in seiner
Fähigkeit, sich aufrecht zu halten, einer sehr starken Belastungs-
probe aussetzt. Dagegen ist das Kriechen mit seiner schlangen-
artigen Bewegung der Wirbelsäule eine ausgezeichnete Vor-
übung für die aufrechte Körperhaltung.

c) Der nächste Schritt geht dahin, das Kind aktive Übungen
machen zu lassen. Da man das Kind hierzu nicht mit Worten
auffordern kann, so muss man es durch Spielen dazu anhalten.
Besonders nützlich ist das Greifen nach oben, wobei der
Rücken stark gestreckt wird, und das Aufhebenlassen vom
Boden, wobei die Wirbelsäule ja auch gebeugt und gerade
gerichtet werden muss.

d) Ein Apparat, welcher in ausgezeichneter Weise der aktiven
und spielerischen Rückengymnastik dient, ist der bekannte
Schaukelstuhl von Epstein, welcher das Kind zwingt, zur
Erhaltung des Gleichgewichtes den Rücken abwechselnd zu
beugen und zu strecken.

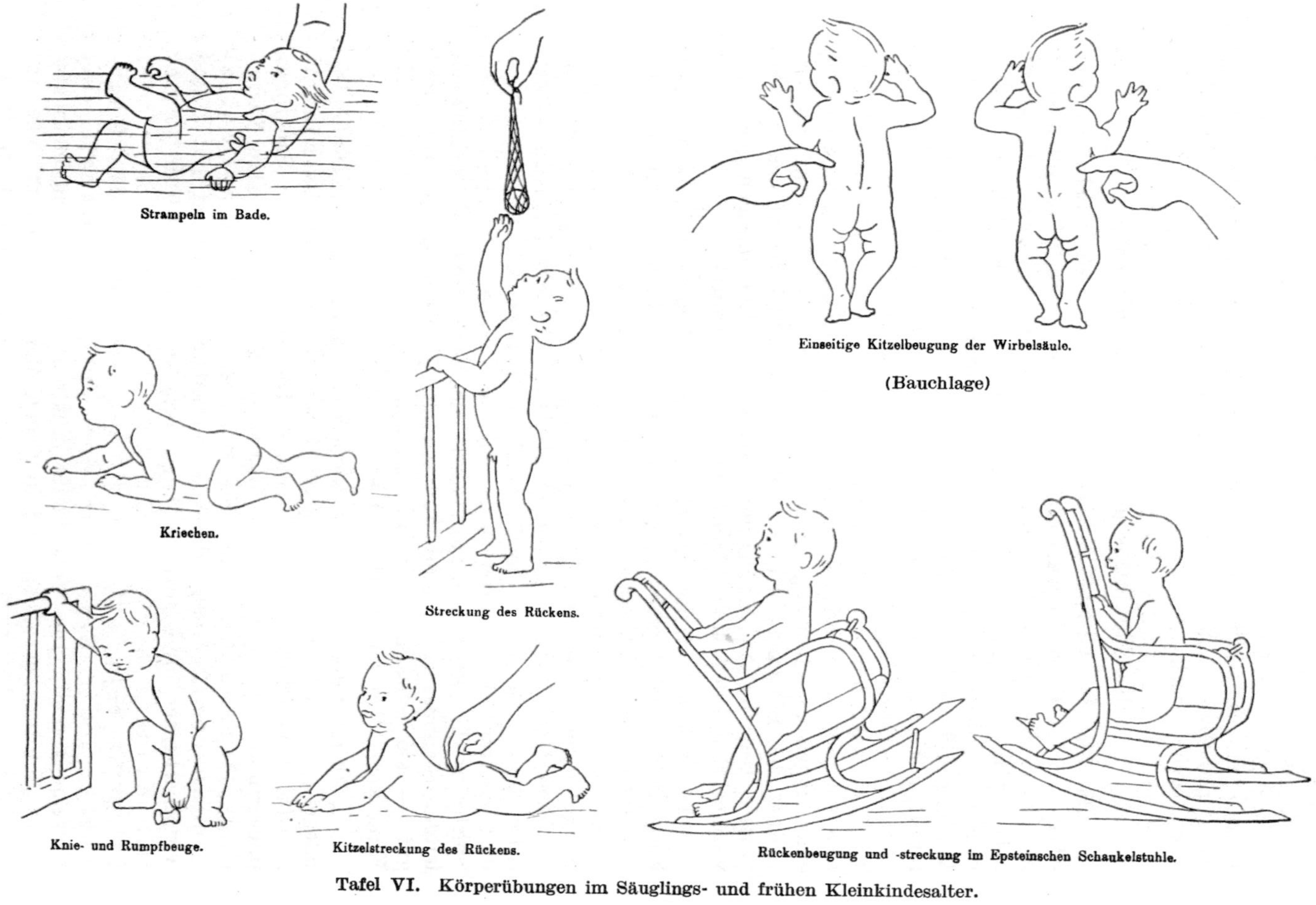

Tafel VI. Körperübungen im Säuglings- und frühen Kleinkindesalter.

Wenn das Kind in das Alter der Verständigung eingetreten ist
(2—3 Jahre), so kann man noch vielerlei andere Übungen machen.
Darauf wird hier mit Absicht nicht eingegangen. Hier wird nur das
Anfangsstadium, d. h. der Säugling bis zum Übergang ins Kleinkindesalter, berücksichtigt.

Die Säuglings- und Kleinkinderpflegerin.

Das Ziel der Ausbildung zur Säuglings- und Kleinkinderpflegerin ist darin zu erblicken, dass die Pflegerin sich
mit dem Körper des Kindes, mit seinen Verrichtungen,
mit seinem Verhalten in gesunden und kranken Tagen
vertraut macht. Wir stellen diese Forderung mit Absicht in den
Vordergrund, weil nur die Erwerbung eines gut begründeten theoretischen Wissens, freilich ohne Eingehen auf nutzlose medizinische Einzelheiten, die Grundlage für eine verständige pflegerische und erzieherische
Tätigkeit am Kinde abgibt. Wohl kann man Pflege und Erziehung bis
zu einem gewissen Grade routinemäßig lernen. Keine Pflegerin wird aber
einer ungewöhnlichen Lage gewachsen sein, welche sich nicht mit dem
Körper des Pfleglings, seiner Leistungsfähigkeit, vertraut macht. Ein
grosser Teil der Ausbildung muss daher den Bemühungen gewidmet
werden, den Pflegerinnen jenes Wissen zu vermitteln.

Die Pflegerin muss das Kind in gesunden und kranken Tagen
körperlich versehen können, sie muss das Kleinkind anleiten und beschäftigen. Sie muss also allen Aufgaben gewachsen sein, welche
Pflege und Erziehung eines kleinen Kindes mit sich bringen. Dem
Neugeborenen in seiner Hilflosigkeit muss sie ebenso gerecht werden,
wie dem Halbjährigen, dessen Geistesleben erwacht und sich schnell
entwickelt. Sie muss das einjährige Kind in seinem Bewegungs-
und Kletterdrang behüten und anleiten können. Den beginnenden
Spieltrieb des zweiten Jahres muss sie verstehen und erzieherisch
leiten. Sie muss die Sprachbildung sinngemäß unterstützen. Kurz und
gut — sie muss alles das tun können, was notwendig ist, um das
Kind körperlich und geistig zu erziehen.

Darüber hinaus erwächst für die Säuglings- und Kleinkinderpflegerin noch eine weitere Aufgabe. Pflege und Erziehung des Einzel-
kindes sind ja gewiss wichtig genug. Die Ausbildung von Säuglings-
pflegerinnen erschöpft sich aber nicht mit diesem Ziele. Die Säuglingspflegerin muss das Kind auch als Glied der Volksgemeinschaft, muss die Zusammenhänge zwischen Kind und
wirtschaftlicher und sozialer Lage erfassen. Wer auch immer
mit Kindern beruflich zu tun hat, mag es Arzt oder
Pflegerin sein, arbeitet an der Gesundheit des Nach-
wuchses, der Ergänzung der Volksgemeinschaft. Der
Einzelne vergeht, das Volk bleibt erhalten. Wie es erhalten bleibt,
ob es sich aus gesunden und kräftigen Menschen ergänzt, oder aus
schwächlichen, nervösen, leistungsunfähigen ist eine Lebensfrage
der Volksgemeinschaft. Jeder beruflich am Kinde Tätige muss

sich daher klar darüber sein, dass er für das allgemeine Wohl seines Volkes mitverantwortlich ist, dass er eine soziale Aufgabe zu erfüllen hat.

Darum fordern wir von der Pflegerin nicht nur Interesse und Verständnis für das einzelne Kind, sondern auch für die soziale Hygiene und die Kinderfürsorge. Jede Pflegerin soll eine Keimzelle für gute und richtige Anschauungen in der Bevölkerung über Pflege und Erziehung von Kindern sein. Der grösste Teil aller ausgebildeten Pflegerinnen tritt früher oder später aus dem Beruf heraus und wieder in die Familie zurück. Es würde sinnlos sein, immer wieder von neuem Mädchen und Frauen auszubilden, welche doch nicht beruflich tätig sind, wenn man nicht die Zuversicht hätte, dass die allmähliche Durchdringung der Bevölkerung mit gut unterrichteten Frauen auf die allgemeine Denkweise und die allgemeine Kenntnis vom Säugling und Kinde Einfluss hätte. Diese Aufklärung aber streben wir an, weil wir wissen, dass nichts für Gesundheit und Leben des Kindes wichtiger ist als die Abkehr von alten, veralteten Anschauungen.

Die hohen Ziele, welche, wie wir eben gesehen haben, bei der Ausbildung der Säuglings- und Kleinkinderpflege angestrebt werden, bedingen, dass **auch hohe Anforderungen** an die Persönlichkeit der Auszubildenden gestellt werden müssen.

An sich liegt die Pflege und Erziehung von Kindern jeder Frau. Der Beruf der Säuglings- und Kleinkinderpflegerin ist infolgedessen ein ausgesprochen weiblicher Beruf, wie er schöner gar nicht gedacht werden kann. Heute, wo die Frauen so allgemein im Berufsleben stehen, ergibt sich leicht die Gefahr, dass solche Berufe angestrebt werden, denen Frauen ihrer ganzen Natur nach nicht gewachsen sind, oder für die sie mindestens nicht die Eignung mitbringen wie der Mann. Wünschenswert ist aber, dass die Frauen solche Berufe ergreifen, welche der besonderen Eigenart ihrer Persönlichkeit angemessen sind. Nur so können sie in ihrem Berufe glücklich werden und sich zufrieden fühlen. In diesem Sinne steht vielleicht der Beruf der Säuglings- und Kleinkinderpflegerin an der allerersten Stelle, denn die mütterlichen Gefühle und Instinkte wurzeln tief im Wesen jeder Frau.

Für den Beruf ist diese allgemeine Eignung nicht ausreichend, Voraussetzung ist zunächst körperliche und geistige Leistungsfähigkeit und eine wirkliche Hinneigung und Liebe zum Beruf. Die Ausbildung wie die Ausübung des Berufes erfordern ein grosses Maß von Hingabe und Selbstlosigkeit. Man kann Säuglingspflege nicht im Rahmen des Achtstundentages betreiben. Man kann nicht auf die Minute den Dienst antreten oder verlassen. Man muss sich immer dessen bewusst sein, dass man es mit vollständig unmündigen und hilflosen Menschen zu tun hat und dass die Forderung der Stunde wichtiger sein kann, als die Einhaltung genauer Dienstzeiten. Wer also nicht ein hohes Maß von Aufopferungsfähigkeit in sich fühlt, der soll lieber einen anderen Beruf ergreifen als den der Säuglings- und Kleinkinderpflegerin. Andere Berufe führen schneller zum Ziele der wirtschaftlichen Selbständigkeit. Wer das in erster

Linie anstrebt, wer nicht mit Leib und Seele zur Kinderpflege drängt, wird niemals etwas vollgültiges leisten,
wird auch niemals volle Befriedigung im Berufe haben.

Die hohe Verantwortlichkeit des Berufes, die hohen Anforderungen
auch, welche an die Schülerinnen gestellt werden müssen, bedingen, dass
die Ausbildung nicht in zu jugendlichem Alter begonnen werden
kann. Vor Vollendung des 18. Lebensjahres kann man nicht mit jener
körperlichen und geistigen Reife rechnen, welche unentbehrlich ist. Auf
der anderen Seite ist es aber auch nicht richtig, zu spät anzufangen.
Wir würden als zweckmäßigstes Alter zum Eintritt in eine Pflegeschule
etwa das Alter von 20 Jahren betrachten.

Welche Wege führen zum Ziele? Seit 1917 gibt es eine staatlich
geregelte Ausbildung zur Säuglings- und Kleinkinderpflegerin.
Anstalten, welche staatlich als Säuglingspflegeschulen anerkannt sind,
nehmen Schülerinnen zur Ausbildung nach den vom Staate erlassenen
Richtlinien auf. Die Ausbildung, welche ursprünglich ein Jahr dauerte,
ist später auf zwei Jahre verlängert worden. In Süddeutschland
umfasst auch heute die Ausbildung nur ein Jahr. Eine reichs-
einheitliche Regelung ist trotz vieler Bemühungen noch nicht zustande
gekommen. Die Ausbildung findet in einer Säuglingsheilstätte, Kinderklinik oder dergl. statt. Die Schülerin tritt voll in den Betrieb der
Anstalt ein und wird nebenher theoretisch unterrichtet. Am Ende
des zweiten Jahres — bzw. in Süddeutschland des ersten Jahres —
findet eine Prüfung vor einer Prüfungskommission statt. Diese
Prüfungskommission besteht aus einem Regierungskommissar, gewöhnlich dem Regierungs- und Medizinalrat des Regierungsbezirkes, dem
Leiter der Anstalt und einem zweiten Kinderarzt. Nach vollendeter
Prüfung erhalten diejenigen, welche die Prüfung bestanden haben, ein
Diplom als staatlich anerkannte Säuglingspflegerin.

Neuerdings machen sich berechtigte **Reformbestrebungen** geltend.
Es wird von vielen Seiten anerkannt, dass die gegenwärtige Art der
Ausbildung nicht auf die Betätigung in der Familie eingestellt ist.
Man könne die Ausbildung verkürzen, müsse gleichzeitig aber mehr
Wert legen auf praktische Tätigkeit auf dem Gebiete der
Hauswirtschaft und der Erziehung und Beschäftigung
von Kleinkindern. Die zweijährige Ausbildungszeit sei mehr für
diejenigen Pflegerinnen geeignet, welche in Anstalten tätig sind bzw.
welche Fürsorgerinnen werden wollen. Weiterhin wird betont, dass auch
das pädagogische Element in der Ausbildung eine Rolle
spielen müsse. Die bisher rein pflegerische Ausbildung sei in diesem
Sinne zu ergänzen. Einzelne Anstalten haben in der Tat schon begonnen — zunächst ohne staatliche Anerkennung — Pflegerinnen so
auszubilden, dass sie sowohl wirtschaftlich wie pflegerisch als auch
pädagogisch geschult werden.

Alle diese Bestrebungen sind als Übergänge zu betrachten.
Tatsächlich ist bei der bisherigen Ausbildung das rein Pflegerische
allein berücksichtigt worden. Wir sehen jetzt ein, dass Jedermann,
welcher sich am Kinde betätigen will, sich auch mit der Erziehung

oder nur wenig andere dasselbe Schicksal trifft. Das Volk, die Volkswirtschaft dagegen interessiert an diesen Ereignissen nicht der persönliche, sondern nur der zahlenmablge inhalt. Hier ist es von wesentlicher Bedeutung, welcher Bruchteil der zur Erneuerung des Volkslebens bestimmten Kindermasse gesund und kräftig heranwächst, und welcher frühzeitig dahingerafft oder in seiner Gesundheit geschädigt wird.

Obwohl in den meisten Ländern die Säuglingssterblichkeit sehr gesunken ist, geht doch auch heute noch die Erneuerung des Volkes unter erheblicher Verschwendung von Frauenkraft vor sich. Zehntausende von Kindern werden nur zu einem frühen Sterben geboren, umsonst nahm die Mutter die Beschwerden der Schwangerschaft, die Schmerzen der Entbindung, die Sorgen und Mühen, die mit der Pflege des kleinen Kindes verknüpft sind, auf sich, und als unnütze Ausgaben lasten auf der Volkswirtschaft die für das früh erloschene Leben ausgeworfenen materiellen Mittel. Schon hierin läge Grund genug, das hohe Kindersterben zu bekämpfen, aber es gibt einen noch wichtigeren Gesichtspunkt: Ein Kind, das stirbt, ist vorher krank gewesen, aber nicht jede Krankheit eines Kindes führt zum Tode. Es ist nun aber das charakteristische an den Erkrankungen des Säuglingsalters, die ja vorwiegend in Magen-Darmstörungen bestehen, dass sie nur äusserst selten ohne bleibende Schädigung überwunden werden. Wir haben also bei ungünstigen Lebensumständen der im jüngsten Lebensalter stehenden Kinder eines Bezirkes zahlreiche Erkrankungsfälle, die zum Teil zum Tode, zum anderen, nicht in Zahlen genau wiederzugebenden, aber sehr beträchtlichen Teil zu einer Schwächung des Gesundheitszustandes des Kindes führen und sich als solche bei Kleinkind und Schulkind bemerkbar machen. Hohe Säuglingssterblichkeit weist stets darauf hin, dass im gleichen Bezirk zahllosen Kindern zu einer Zeit, da sie sich noch nicht wehren können, das Gut ihrer Gesundheit zerrüttet oder doch vermindert wird. Sie fallen dann in späteren Jahren Kinderkrankheiten zum Opfer, vermehren die Schar der Schwindsuchtsgefährdeten und bleiben in jedem Fall in ihrer gesundheitlichen Kraft hinter dem ihnen von der Natur ursprünglich zugewiesenen Maß zurück. Das war, soweit es sich um den üblen Einfluss der künstlichen Ernährung handelt, schon früheren Jahrhunderten bekannt. Ein unbekannter Dichter des 13. Jahrhunderts — das Blatt war in der Internationalen Hygiene-Ausstellung in Dresden zu sehen — erklärt den kleinen Wuchs Pippins aus der Ernährung durch das „Horn", die Milchflasche früherer Zeiten:

> Do hiezen ihr Kindelin
> Karle und Pippine
> Pippin de was cleine
> Daz machte daz eine
> Daz sin diu Muoter niht wol pflag
> Dâ si in dem spitale lag
> Und in diu wolgeborene
> Sougte uz dem horne.

Zweiter Teil

Gesundheitsfürsorge für Säuglinge und Kleinkinder

von

Dr. Marie Baum.

I. Säugling und Kleinkind in ihrer sozialen Bedingtheit.

Einfluss der materiellen Lage der Eltern, der Unehelichkeit, der Wohnungsverhältnisse, der Kinderdichtigkeit, der Ernährungsweise.]

> Denn überall geht in der physischen und moralischen Natur die einzelne Kraft nur aus der gesamten hervor.
> Wilh. v. Humboldt.

Der Mensch steht in der Welt einmal als Einzelwesen da mit seinen besonderen Bedürfnissen, Anlagen, Kräften und egoistischen Trieben, zugleich aber auch als Zugehöriger bestimmter Menschengruppen — Volk, Familie, Beruf- und gesellschaftliche Klasse —, die ohne sein Zutun, oft gegen sein Wollen, seinem Leben ein bestimmtes Gepräge aufdrücken. Schon das neugeborene Kind befindet sich in dieser Doppelstellung und muss frühzeitig die Vor- und Nachteile der zufälligen Lebensumstände an sich erfahren. Ob es in Ostpreussen, im bayrischen Hochgebirge oder in der Rheingegend zur Welt kommt, ob es das Kind des Grossgrundbesitzers oder des Fabrikarbeiters ist, ob ehelich oder unehelich, ob von gesunden oder kranken Eltern, in kinderreicher oder kinderarmer Familie, auf dem Lande oder in der Zweizimmerwohnung der Großstadt geboren, das alles muss für seine körperliche und geistige Entwicklung, d. h. für seine gesamte Zukunft, von ausschlaggebender Bedeutung werden.

Die Gesamtheit solcher, den Menschen von aussen her treffenden Lebensumstände nennen wir seine soziale Bedingtheit.

Die Ausführungen des Hauptteiles dieses Buches handeln von der Versorgung und den Bedürfnissen des Kindes als Einzelwesen. Wir wollen es als Bestandteil seiner Umgebung, seines Milieus, wie man wohl auch zu sagen pflegt, auffassen und prüfen, wie sich in den verschiedenen Lebensumständen die Aussichten auf Gefährdung oder Erhaltung des Kindes zu Beginn seiner Existenz gestalten.

Erst wenn man solchermaßen das Kind als Teil des Volkes ins Auge fasst, erhalten die statistischen Zahlen der Säuglingssterblichkeit einen Sinn. Für das einzelne Elternpaar, dem ein Kind erkrankt oder stirbt, und ebenso für dieses Kind selbst ist es völlig gleichgültig, ob noch viele oder nur wenig andere dasselbe Schicksal trifft. Das Volk, die Volkswirtschaft dagegen interessiert an diesen Ereignissen nicht der persönliche, sondern nur der zahlenmäßige Inhalt. Hier ist es von wesentlicher Bedeutung, welcher Bruchteil der zur Erneuerung des Volkslebens bestimmten Kindermasse gesund und kräftig heranwächst, und welcher frühzeitig dahingerafft oder in seiner Gesundheit geschädigt wird.

Obwohl in den meisten Ländern die Säuglingssterblichkeit sehr gesunken ist, geht doch auch heute noch die Erneuerung des Volkes unter erheblicher Verschwendung von Frauenkraft vor sich. Zehntausende von Kindern werden nur zu einem frühen Sterben geboren, umsonst nahm die Mutter die Beschwerden der Schwangerschaft, die Schmerzen der Entbindung, die Sorgen und Mühen, die mit der Pflege des kleinen Kindes verknüpft sind, auf sich, und als unnütze Ausgaben lasten auf der Volkswirtschaft die für das früh erloschene Leben ausgeworfenen materiellen Mittel. Schon hierin läge Grund genug, das hohe Kindersterben zu bekämpfen, aber es gibt einen noch wichtigeren Gesichtspunkt: Ein Kind, das stirbt, ist vorher krank gewesen, aber nicht jede Krankheit eines Kindes führt zum Tode. Es ist nun aber das charakteristische an den Erkrankungen des Säuglingsalters, die ja vorwiegend in Magen-Darmstörungen bestehen, dass sie nur äusserst selten ohne bleibende Schädigung überwunden werden. Wir haben also bei ungünstigen Lebensumständen der im jüngsten Lebensalter stehenden Kinder eines Bezirkes zahlreiche Erkrankungsfälle, die zum Teil zum Tode, zum anderen, nicht in Zahlen genau wiederzugebenden, aber sehr beträchtlichen Teil zu einer Schwächung des Gesundheitszustandes des Kindes führen und sich als solche bei Kleinkind und Schulkind bemerkbar machen. Hohe Säuglingssterblichkeit weist stets darauf hin, dass im gleichen Bezirk zahllosen Kindern zu einer Zeit, da sie sich noch nicht wehren können, das Gut ihrer Gesundheit zerrüttet oder doch vermindert wird. Sie fallen dann in späteren Jahren Kinderkrankheiten zum Opfer, vermehren die Schar der Schwindsuchtsgefährdeten und bleiben in jedem Fall in ihrer gesundheitlichen Kraft hinter dem ihnen von der Natur ursprünglich zugewiesenen Maß zurück. Das war, soweit es sich um den üblen Einfluss der künstlichen Ernährung handelt, schon früheren Jahrhunderten bekannt. Ein unbekannter Dichter des 13. Jahrhunderts — das Blatt war in der Internationalen Hygiene-Ausstellung in Dresden zu sehen — erklärt den kleinen Wuchs Pippins aus der Ernährung durch das „Horn", die Milchflasche früherer Zeiten:

> Do hiezen ihr Kindelin
> Karle und Pippine
> Pippin de was cleine
> Daz machte daz eine
> Daz sin diu Muoter niht wol pflag
> Dâ si in dem spitale lag
> Und in diu wolgeborene
> Sougte uz dem horne.

Liest man also, da oder dort herrsche eine Säuglingssterblichkeit von 10 oder 15 %, so weiss man damit zugleich, dass neben jedem siebenten oder zehnten umsonst geborenen Kind vielleicht die gleiche, vielleicht eine noch grössere Anzahl von Kindern steht, die beim Verlassen des Säuglingsalters nicht mehr als gesundheitlich vollwertig erachtet werden kann. Was das bedeutet in einer Zeit so scharfen Konkurrenzkampfes, wie der unseren, braucht nicht erst ausgeführt zu werden. Der Arbeiter jedes Berufszweiges, die Arbeiterin und künftige Mutter hängen auch im wirtschaftlichen Vorwärtskommen und Gedeihen von dem Grade ihrer körperlichen Widerstandsfähigkeit ab. Dem Volke als Ganzem aber muss daran gelegen sein, für die Gesamtheit seiner Aufgaben über eine möglichst grosse Zahl tüchtiger lebensfrischer, leistungsfähiger Menschen zu verfügen. Die körperlich Minderwertigen sind von den Gesunden mindestens zum grössten Teil mitzuerhalten, mitzutragen, es liegt also im Interesse eines Volkes, das Zahlenverhältnis der Gesunden zu den weniger Tüchtigen stetig zugunsten jener zu verschieben. Das geschieht durch sozialhygienische Arbeit auf allen Gebieten, durch frühzeitige Heilbehandlung der Tuberkulösen nicht minder, als durch Trinkerfürsorge oder den Schutz der Unehelichen, durch die Arbeit der Krankenkassen und Invalidenversicherungsanstalten, durch kommunale oder freie Wohlfahrtspflege jeder Art. Und es geschieht nicht zum wenigsten durch eine wohlverstandene Säuglingsfürsorge, die nicht nur die Quantität des Volksnachwuchses, sondern seine Qualität hebt, indem sie jedem Neugeborenen zu der Zeit, in welcher er den Grund, das Fundament zu seiner gesamten körperlichen Entwicklung legt, die bestmöglichen Lebensbedingungen und damit Widerstandskraft für alle ihn später von aussen treffenden Schädigungen sichert.

Welches nun sind diese bestmöglichen Lebensbedingungen? Für das einzelne Kind sind sie im ersten Teil des Buches besprochen; hier fragen wir wiederum nach der Gefährdung und Erhaltung ganzer Kindergruppen. Um sie zu ermitteln, müssen wir die Statistik zu Rate ziehen.

Die bevölkerungsstatistischen Ziffern kommen dadurch zustande, dass man bestimmte Ereignisse — Geburt, Tod, Eheschliessung — oder Zustände — Berufszugehörigkeit, Einkommen — für eine bestimmte Zeitdauer und eine möglichst grosse Zahl von Menschen feststellt, auf je 100 oder 1000 der Gezählten bezieht und die so gewonnenen Ziffern nun miteinander für verschiedene Zeiträume oder Länder oder Bevölkerungsgruppen vergleicht. Der Vergleich ist der Kernpunkt der statistischen Wissenschaft; eine Ziffer an sich bedeutet nichts, sie erhält erst Leben und Bedeutung durch ihre Gegenüberstellung mit anderen gleicher Art. So lehrt uns etwa die Sterblichkeits- oder Geburtsziffer, wieviel Todesfälle oder Geburten im Verlauf eines Jahres auf 1000 Lebende dieses Jahres entfallen, und wir sehen bei einem Vergleich, dass z. B. in Ungarn Geburts- wie auch Sterbeziffern grösser sind, als in Deutschland. Bei Feststellung der Säuglingssterblichkeit bezieht man die Zahl der während eines Jahres unterjährig gestorbenen Kinder auf 100 Lebendgeborene; ein Vergleich lehrt, dass Deutschland unter den Kulturländern immer noch einen ungünstigen Platz behauptet. Die Ziffer der ehelichen

Fruchtbarkeit sagt uns, wieviel Geburten auf 100 verheiratete im gebärfähigen Alter von 15—45 Jahren stehende Frauen entfallen; der Vergleich lehrt, dass diese Ziffer im Laufe der letzten Jahrzehnte ständig
sinkt usf.

Vergleichen wir ferner an Hand besonderer statistischer Aufnahmen
die Säuglingsgefährdung in guten und schlechten Wohnungen, in der
Stadt oder auf dem Lande, bei reichen und armen Familien, so können
wir in immer tieferer Weise in die für das Kindesalter bedeutsamen
Einflüsse eindringen.

Wie hoch ist denn nun, so muss die erste Frage lauten, die Kindersterblichkeit in den verschiedenen Ländern? Bei ihrer Beantwortung
beschränken wir uns auf die Sterblichkeit der im ersten Lebensjahr
stehenden Kinder, der Säuglinge. Denn nach Überwindung des gefährlichen ersten Jahres wirken sich die üblen Einflüsse in anderer, zahlenmäßig nicht so leicht fassbarer Weise aus. Für den Umfang dieser üblen
Einflüsse aber ist die Säuglingssterblichkeit der geeignetste Gradmesser.
Tabelle 1 gewährt einen internationalen Überblick. Man ersieht daraus,
dass in den Ländern England, Dänemark, Schweden, Norwegen, sowie
in der Schweiz und in den Niederlanden nur etwa 6—10% von je

Tabelle 1.   Länder mit niedriger Sterblichkeit
(5—10⁰/₀, seit 1920 ständig unter 9⁰/₀)

	England u. Wales	Schweiz	Niederlande	Schweden	Norwegen	Dänemark
1917	—	—	—	6,5	—	—
1918	9,7	—	—	6,5	6,3	—
1919	8,9	8,2	—	7,0	6,2	—
1920	8,0	8,4	7,3	6,3	5,8	9,0
1921	8,3	7,4	7,6	—	5,4	7,7
1922	7,7	7,0	6,7	—	—	8,5
1923	6,9	—	5,7	—	—	—
1924	7,5	—	5,1	—	—	—

Länder mit mittlerer Säuglingssterblichkeit
(seit 1920 ständig über 9—15⁰/₀)

	Schottland	Frankreich	Belgien	Finnland	Deutschland
1917	—	—	—	11,8	14,9
1918	10,0	—	14,6	11,5	15,8
1919	10,2	12,3	10,3	13,5	14,5
1920	9,2	9,9	10,4	9,7	13,1
1921	9,0	11,5	11,5	9,5	13,4
1922	10,1	8,5	10,7	9,9	13,0
1923	—	9,6	—	—	13,2
1924	—	8,5	—	—	10,8

Länder mit hoher Säuglingssterblichkeit
(seit 1920 ständig über 9—15%)

	Danzig	Österreich	Rumänien	Spanien	Ungarn
1917	—	18,6	—	—	—
1918	—	19,3	—	—	—
1919	—	15,6	19,3	15,6	—
1920	15,5	15,6	22,1	16,5	19,3
1921	16,6	—	21,4	14,7	19,7
1922	17,4	—	20,6	14,2	20,0
1923	15,0	—	—	—	18,6

hundert lebend geborenen Kindern absterben, also etwa jedes zehnte bis fünfzehnte Kind, dass in Schottland, Frankreich, Belgien, Finnland und Deutschland mittlere Sterblichkeit von 9—15% herrscht, während die übrigen Länder seit 1920 ständig Ziffern über 15% aufweisen. Die grösste Gefährdung zeigte vor dem Krieg Russland, über das aus nachrevolutionärer Zeit Zahlenmaterial nicht vorliegt.

Das Kind ist um so gefährdeter, je jünger es ist. Von den Jahreszeiten ist an sich der Sommer die am meisten todbringende, und dies um so mehr, je grösser die Hitze; doch kann die früher mit Recht sehr gefürchtete Sommersterblichkeit durch gute Fürsorgemaßnahmen überwunden werden, wovon später die Rede sein wird.

Nun ist aber innerhalb ein und desselben Landes die Säuglingssterblichkeit keineswegs gleichmäßig verteilt. Beschränken wir uns jetzt auf die Verhältnisse in Deutschland, so haben wir in Oldenburg, im Taunus, an der Nordsee, im Bergischen Land grosse Bezirke, in denen die Sterblichkeit auf der gleich niedrigen Stufe bleibt, wie in Norwegen oder Schweden; und dem gegenüber stehen in Bayern, Schlesien, den beiden Mecklenburg Bezirke, in denen jedes sechste oder siebente Kind vor Vollendung des ersten Lebensjahres stirbt. Auch in dicht aneinander grenzenden Gebieten zeigen sich oft ausserordentlich grosse Verschiedenheiten in den Ziffern der Säuglingssterblichkeit.

Man fragt zunächst: ist es das Klima, sind es Rassenverschiedenheiten, welche solche Unterschiede in den Lebensbedingungen der Kinder hervorrufen! Die Frage ist nach eingehenden Untersuchungen zu verneinen. Im Hochland, in der Niederung, an der See wie im Gebirge gibt es Bezirke hoher und solche geringer Kindergefährdung; ein Einfluss der Rasse hat sich nicht feststellen lassen.

Ist aber dann vielleicht das auf dem Lande lebende Kind gegenüber dem Stadtgeborenen, das Kind des Industriearbeiters gegenüber dem der bäuerlichen Bevölkerung bevorzugt oder im Nachteil, bedingt also die Siedlungsweise eines Volkes oder die vorherrschende Art der Erwerbstätigkeit bedeutsame Unterschiede? Auch diese Fragestellung trifft nicht den Kernpunkt des Problems. Wir finden die höchsten Sterblichkeitsziffern in rein ländlichen Gebieten Bayerns, Pommerns oder Ostpreussens, wir finden aber auch ebenso die niedrigsten im agrarischen

Holstein oder Oldenburg. Wir finden hohe Kindergefährdung im industriellen Sachsen oder Schlesien, mittlere im Rheinland, dem Zentrum der deutschen Industrie, ja in dem hoch industrialisierten Bergischen Land teilweise sogar Sterblichkeitsziffern niedrigster Ordnung. Wo ist der rote Faden, der sich durch diese Erscheinungen zieht?

Es zeigt sich, wenn wir die gesamten wirtschaftlichen und kulturellen Verhältnisse mit in Betracht ziehen und sie insbesondere im Hinblick darauf untersuchen, ob diese Verhältnisse es der Mutter gestatten, ihr Kind selbst zu versorgen, an der Brust zu stillen, ihm gute Pflege zu gewähren. Wo auf dem Lande noch einfache Verhältnisse herrschen, der Boden gute Erträge liefert und die Art des Anbaues Frauenarbeit nur in normalen Grenzen verlangt, da ist der Zusammenhang zwischen Mutter und Kind noch wohlerhalten und die Gefährdung des Kindes gering; muss aber die Frau hart mitarbeiten, so tritt an Stelle der mütterlichen Ernährung die unzweckmäßige, oft in unappetitlichster Weise durchgeführte künstliche, und es sterben die Kinder in Scharen dahin. Und analog in der Industrie: Wo ein lohnender Erwerbszweig dem Mann ausreichenden Verdienst für die Erhaltung der Familie sichert, ist die Kindersterblichkeit niedrig; sie steigt, sobald die Frau und Mutter in die Erwerbsarbeit einbezogen und von ihrem Kinde entfernt wird.

Die Säuglingssterblichkeit ist ein empfindlicher Gradmesser für die Kultur der Familie, in welche das Kind hineingeboren wird, insbesondere für die Kultur der Frau. Auch die Pflege des Klein- und Schulkindes hängt natürlich aufs engste mit dieser Familienkultur zusammen; doch sind die Kinder nach Vollendung des gefährlichen ersten Jahres körperlich ungleich widerstandsfähiger, so dass die Sterbeziffern dieser Altersstufen selten weitergehende Schlüsse von allgemeiner Bedeutung zulassen. Fallen von 1000 überhaupt Gestorbenen eines Volkes rund 200 auf das Säuglingsalter, so nur noch 20—30 auf das zweite, 10 auf das dritte und 2—4 auf das vierte bis sechste Lebensjahr. Das Optimum der Sterbeziffer liegt bei der Altersklasse von 5—15 Jahren.

Im allgemeinen ist der Säugling unbemittelter Eltern gefährdeter, als der in reiche Verhältnisse hineingeborene, was zahlreiche Untersuchungen bestätigen. Die Gefährdung der unehelichen übersteigt

Von 100 Lebendgeborenen starben:

Regierungsbezirk Düsseldorf		
1902/1906	eheliche	15,7
	uneheliche	37,0
1907/1911	eheliche	14,1
	uneheliche	29,9
1912/1915	eheliche	11,8
	uneheliche	23,6
1916/1920	eheliche	11,4
	uneheliche	24,0
1921/1925	eheliche	10,2
	uneheliche	22,4

Abb. 98.

die der ehelichen Säuglinge fast überall um das zwei- bis dreifache (vgl. Abb. 98, S. 179). In den reichen Villenvierteln der Städte sinkt die Sterbeziffer der Säuglinge auf 2—5%, während sie in den luftlosen Quartieren der Arbeiterbevölkerung oft genug auf 20, 30% und mehr ansteigt. Wo die hygienisch gebildete Frau, die jederzeit Arzt und Pflegerin zur Hilfe heranziehen kann, die Verantwortung trägt, ist der zarte Organismus des Säuglings geborgen. Wo die Mutter ungeschult, unberaten, von der doppelten Pflichtenlast des eigenen kümmerlichen Haushaltes und der ausserhäuslichen Erwerbsarbeit zerdrückt, das Kind aus Not und aus Unkenntnis in schlechten Lebensverhältnissen hält, finden Tod und zerstörende Krankheit ihre Opfer.

Bis vor wenigen Jahren häuften sich die Todesfälle der Säuglinge in den Sommermonaten an, was zum Teil auf die Zersetzung der Nahrung nicht gestillter Kinder, zum Teil auf den unmittelbaren Einfluss der Hitze besonders in schlecht gelüfteten Wohnungen auf die hiergegen sehr empfindlichen zarten Kinder zurückzuführen war. In neuerer Zeit schwächt sich offenbar dieser Sommergipfel unter dem Einfluss der Fürsorgemaßnahmen selbst in warmen Jahren ab, während sich — mindestens örtlich — ein auf Grippe zurückzuführender stärkerer Wintergipfel bemerkbar macht. Hierüber liegen z. B. gute Arbeiten für die Stadt Dortmund vor[1]), für welche in Gegenüberstellung der beiden besonders heissen Jahre 1911 und 1920 eine ganz ausserordentlich grosse Abnahme in diesem letzteren Jahre, dagegen eine erhebliche Zunahme des Wintertodes infolge von Influenza und Pneumonie festgestellt wird.

Eine andere die Sozialhygieniker beschäftigende auffallende Erscheinung ist, dass die im allgemeinen während des letzten Jahrzehnts beobachtete Abnahme der Säuglingssterblichkeit die Altersstufe des ersten Lebensmonates so gut wie unberührt lässt. Auch hierfür ein Beispiel aus Dortmund. Nach Dr. Meyer a. a. O. starben in Dortmund von 100 Lebendgeborenen:

	in der ersten Lebenswoche	im ersten Lebensmonat	im ersten Lebensjahr
1900—04	2,78	4,67	17,87
1905—09	3,01	4,93	17,61
1910—14	3,09	4,74	15,43
1915—19	2,71	4,41	12,18
1920—24	3,57	5,03	12,55

Man ersieht aus obiger kleiner Tabelle, dass während in den Jahren 1900—04 die Sterblichkeit in der ersten Lebenswoche noch nicht einmal ein Sechstel der gesamten Jahressterblichkeit umfasste, sie in den Jahren

---

[1]) Dr. Meyer: Die Säuglingssterblichkeit in Dortmund, Archiv für Kinderheilkunde 1926.

1920—24 mehr als ein Viertel betrug. Nicht ganz so stark ist die Spannung, wenn man den ganzen ersten Lebensmonat in Betracht zieht, doch zeigt auch hier der Anteil eine ansteigende Kurve. Hinter dieser noch nicht völlig aufgeklärten Erscheinung mag eine doppelte Ursache stehen: Sachlich ist in erster Linie an die bekanntlich sehr verbreiteten Versuche zur Schwangerschaftsunterbrechung zu denken, die, wenn nicht gelungen, den Embryo schädigen müssen. Es ist aber auch möglich, die Änderung der statistischen Ziffern auf rein formale Ursachen zurückzuführen: Wie bekannt, sind Erstgebärende häufiger als Zweit- oder später Gebärende Komplikationen im Wochenbett ausgesetzt, die mittelbar oder unmittelbar auch das Neugeborene berühren. Nun ist bei einem so starken Geburtenrückgang, wie wir ihn jetzt erleben, der Anteil der Erstgeburten an den Geburten überhaupt sehr gross. Gefährdungen, welche die Erstgeborenen treffen, müssen sich also auch — ohne dass im übrigen irgendwelche Veränderungen vor sich gehen — in dem Anteil der Sterblichkeit der Kinder in der ersten Lebenszeit rein zahlenmäßig stärker zum Ausdruck bringen.

Die auf wirtschaftliche Not zurückgeführte Gefährdung kann bis zu einem sehr weitgehenden Maße durch die natürliche Ernährung an der Mutterbrust ausgeglichen werden.

Was im Hauptteil dieses Buches für das einzelne Kind gefordert wurde, die Aufziehung des Kindes mit Frauenmilch, das erweist sich auch für die grosse Masse als die einzig rationelle, allen andern Ernährungsformen bei weitem überlegene Form. Wird, wie wir unten zeigen werden, die dem Kinde aus einer grossen Zahl vorhergegangener Geschwister drohende Gefahr der Einengung seines Nahrungs- und Lebensspielraumes fast völlig überwunden, wenn ihm die Mutter die natürliche Nahrung zukommen lässt, so ist auch gegenüber Schädigungen anderer Art, wie sie etwa aus Armut, aus der Unehelichkeit der Geburt oder ähnlichen sozialen Einflüssen erwachsen, die Brustnahrung ein unvergleichlicher Heilungsfaktor. Dabei mögen neben den leicht fassbaren Bedingungen, wie der Zusammenhang der Muttermilch, ihre gleichmäßige Temperatur, ihrer Armut an Krankheitskeimen u. dgl. sehr wesentlich auch psychologische Ursachen mitsprechen. Die aus der Beobachtung der Neurosen erwachsene Psychologie legt das grösste Gewicht auf die dem Kinde in seiner allerersten Lebenszeit zuströmenden Einflüsse, dabei vor allem auf den ungestörten, körperlich durch das Stillen verfestigten Zusammenhang des Kindes mit der Mutter, die ihm zunächst die Welt selbst, sodann die zuverlässige Vermittlerin zu der unermesslichen, unbegriffenen und daher feindlichen Umwelt darstellt.

Es lässt sich leicht nachweisen, dass selbst in ärmlichen Verhältnissen das Brustkind weniger gefährdet ist, als das unter materiell besseren Lebensbedingungen aufgezogene Flaschenkind. Auch hierfür ein Beispiel an Stelle vieler; Unsere Untersuchungen in verschiedenen Kreisen des Regierungsbezirkes Düsseldorf haben übereinstimmend gelehrt, dass besonders während der ersten beiden Lebensvierteljahre die Gefährdung der künstlich ernährten wohlhabenderen Kinder mit 30 bzw.

18% die der ärmeren Brustkinder mit 14 bzw. 7% um ein vielfaches übersteigt (vgl. Abb. 99). Das Flaschenkind der ärmeren Klassen steht mit einer Sterblichkeit von 56% im ersten, 32% im zweiten Vierteljahr sehr ungünstig da.

Von Interesse ist auch der Vergleich der Sterblichkeit reicherer und ärmerer Brust- und Flaschenkinder in verschiedenen Untersuchungsgebieten. Von vier Städten, M.-Gladbach, Rheydt, Barmen und Neuss

Je 100 lebenden Kindern der betreffenden Altersklasse standen gestorbene der gleichen Klasse gegenüber

Natürlich ernährte Kinder		Künstlich ernährte Kinder	
Jahreseinkommen der Väter		Jahreseinkommen der Väter	
bis 1500 M.	über 1500 M.	bis 1500 M.	über 1500 M.

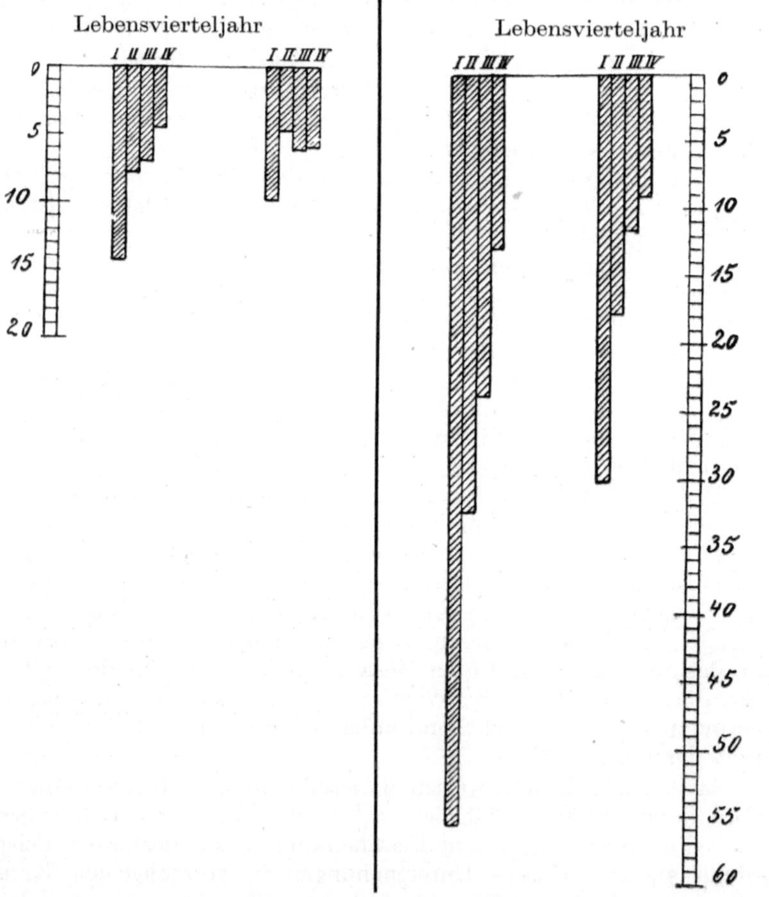

Abb. 99. Aus einem Material von 6593 lebenden und 964 gestorbenen ehelichen Kindern aus dem Untersuchungsgebiet M.-Gladbach Stadt, Rheydt, Gladbach Land.
Eigene Untersuchungen.

(eigene Untersuchungen aus den Jahren 1908—10) zeigte die Stadt Neuss für die natürlich ernährten Kinder wohlhabenderer Eltern eine Sterblichkeit von nur 5%, für die gleiche Klasse von Kindern bei Einkommen der Väter unter 1500 Mark dagegen eine Sterblichkeit von 12%. In dieser Differenz drückt sich sozusagen der Einfluss der von der Ernährungsweise unabhängigen Pflegebedingungen zahlenmäßig aus; also der Einfluss überhitzter, überfüllter Wohnungen, mangelhafter Körperpflege usw. Es ist kein Zufall, dass diese Differenz zur Zeit der Untersuchung in der Stadt Neuss mit verbesserungsbedürftigen Wohnungsverhältnissen grösser war, als z. B. in den Städten M.-Gladbach und Rheydt, wo das Eigen- und Einfamilienhaus mit seinen wesentlich besseren Wohnungsmöglichkeiten vorherrschte; oder als in Barmen, das mit einer vorzüglich geordneten Säuglingsfürsorge den das Kind bedrohenden Mißständen vorbeugend begegnete. Die Lösung der Wohnfrage in den einzelnen Bezirken und die Pflegesitten sind auch bei den natürlich Ernährten von der grössten Bedeutung für die Erhaltung des kindlichen Lebens. „Wo Sonne und Luft nicht hinkommen, kommt der Arzt hin." Wie viel mehr noch als für den derberen Organismus des Erwachsenen gilt dieses Wort für den zarten, empfindlichen des Kindes! Für Dresden und Graz ist es durch besondere Arbeiten nachgewiesen, in vielen anderen Städten nachbeobachtet, dass sich die dem Sommertode verfallenden Kinder in ganz wenigen Strassen, Ecken und Winkeln der Altstadt zusammendrängten, während neu erbaute luftige, hochliegende Viertel, auch wenn sie der unbemittelten Bevölkerung dienen, verschont blieben. Mehr als die Hälfte der Wohnungen, in denen solche Kinder gestorben waren, erwiesen sich als überfüllt; die Mehrzahl war so gebaut, dass kein Durchzug die Wohnung wirksam entlüften konnte! Und hier hält nun noch die Unvernunft der Mütter und ihrer Beraterinnen die armen Kinder fest verpackt und verschnürt unter Federkissen, nicht selten neben der Feuerung der Wohnküche fest, anstatt ihnen Luft und Bewegungsfreiheit zu gönnen, wie jedes Tier, jedes Pflänzchen sie zu seiner Entwicklung bedarf und erhält! Nicht nur die unnatürlich ernährten, auch die Brustkinder treffen solche aus Armut und Nachlässigkeit erwachsenden Schäden! Immerhin diese in ungleich geringerem Maße. Und so wird jede Mutter sich den unumstösslichen Satz einprägen müssen: Wer sein Kind frühzeitig der natürlichen Ernährung beraubt, bringt es, ob reich ob arm, in bedrohlichste Todesnähe. Aber auch das richtig ernährte Kind bedarf zu seinem Schutze sorgfältiger Körperpflege und Fürsorge.

Es bleibt nun noch eine Beziehung zu erörtern: Ist es nicht die grosse Zahl der Geburten, welche den Lebensspielraum des einzelnen Kindes einengt und somit die hohe Sterblichkeitsziffer bedingt?

Betrachten wir vergleichend die Geburten- und Sterblichkeitsziffern der Völker, so geht zwar nicht immer, aber doch häufig hohe Geburtenziffer mit hoher Sterblichkeitsziffer und niedrige mit niedriger parallel. Auch in Deutschland sinken beide Zahlen ständig, wie folgende kleine Zusammenstellung lehrt.

Geburtenziffer u. Säuglingssterblichkeit in Deutschland.

Jahr-gang	Auf 1000 Einwohner entfallen Lebendgeborene	Auf 100 Lebend-geborene ent-fallen Gestorbene des 1. Lebens-jahres	Jahr-gang	Auf 1000 Einwohner entfallen Lebendgeborene	Auf 100 Lebend-geborene ent-fallen Gestorbene des 1. Lebens-jahres
1913	27,5	15,1	1920	25,9	13,1
1914	26,8	16,4	1921	25,3	13,4
1915	20,4	14,8	1922	22,9	13,0
1916	15,2	14,0	1923	21,0	13,2
1917	13,9	14,9	1924	20,5	10,9
1918	14,3	15,8	1925	20,7	10,5
1919	20,0	14,5	1926	19,5	—

So auffallend dieser Parallelismus ist, so wäre es doch nicht richtig, erhöhte Sterblichkeit einfach als eine Folge grösserer Geburtenziffer oder verringerte Sterblichkeit als Folge sinkender Geburtenziffer aufzufassen.

In den früheren Auflagen dieses Buches wurde die Frage dieses Zusammenhanges an Hand besonderer Untersuchungen ausführlicher behandelt. Es wurde dabei festgestellt, dass im Durchschnitt die spätgeborenen Kinder einer Familie in Hinsicht auf die Sterblichkeit im ersten Lebensjahre gefährdeter sind als die Kinder mit früherer Geburtennummer. Zugleich aber auch erwies sich der Einfluss der natürlichen Ernährung auch hier so stark, dass das erst-, zweit- oder drittgeborene nicht oder nur kurze Zeit gestillte Kind sich um ein vielfaches gefährdeter zeigte als das Kind der Geburtsnummer 8, 9 oder 10, wenn dieses lange genug an der Mutterbrust gestillt wurde. Aber diese natürlichen Beziehungen sind heute — wir leben schnell! — fast gegenstandslos, da die verbreitete bewusste Rationalisierung der Kinderzeugung ihre Auswirkung verhindert. Immerhin soll wenigstens nachfolgende die familiären Stillgewohnheiten und ihre Wirkung beschreibende Abb. 100 auch noch in dieser Auflage Aufnahme finden.

Wie die Dinge heute liegen, da die Familie mit 3—5 Kindern bereits stark zurücktritt und kinderreichere Familien kaum noch einen nennenswerten Einschlag im Volksganzen bilden, kann der Einfluss der Kinderdichtigkeit auf die Säuglingssterblichkeit eines Volkes nicht mehr so hoch angeschlagen werden. Das entbindet uns natürlich nicht von der Verpflichtung, im Einzelfall gerade den kinderreichen Familien besondere Sorgfalt zuzuwenden und ihnen die gesunde Aufzucht von Kindern so viel wie möglich zu erleichtern.

Von welcher Seite her wir auch an die Frage der Gefährdung herantraten, immer trafen wir auf die natürliche Ernährung als beste, zuweilen einzige Überwinderin aller Schwierigkeiten. Wie nun steht es mit der tatsächlichen Verbreitung des Stillens unter den Frauen? Sie ist nach Ort und Zeit ausserordentlich verschieden. Einfachere, der Natur noch nicht entfremdete Völker kennen eine andere als die natürliche Ernährungsweise nicht. Für das alte Israel werden 2—3jährige Stillperioden

Säuglingsernährung, Kinderzahl und Säuglingssterblichkeit.

Nach einem Material von 1495 Familien und 7983 Kindern.

Eigene Untersuchungen.

Familiäre Stillgewohnheit und Säuglingssterblichkeit.

Es starben im 1. Lebensjahre von 100 Lebendgeborenen in Familien mit

Es verloren kein Kind im 1. Lebensjahre von 100 Familien mit

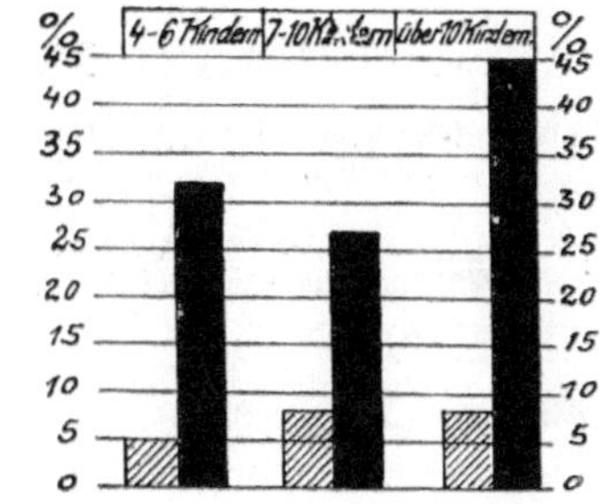

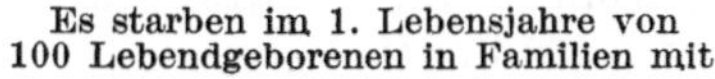

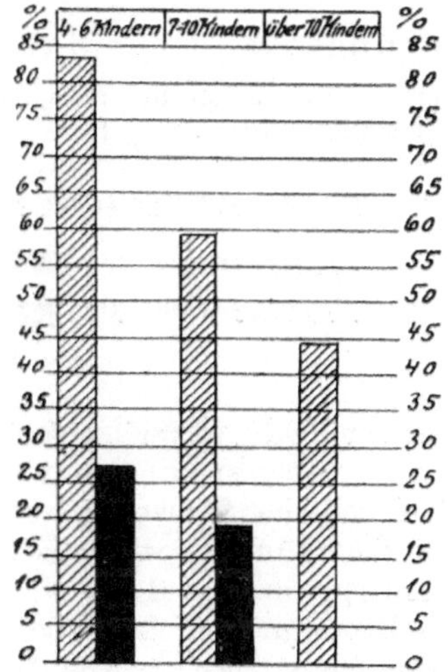

= Familien, in denen alle Kinder mindestens 39 Wochen bzw. bis zu ihrem Tode gestillt wurden.

= Familien, in denen kein Kind gestillt wurde.

Abb. 100. Familien, in welchen die Unsitte der unnatürlichen Säuglingsernährung herrscht, verlieren durchschnittlich fünfmal so viel Kinder im 1. Lebensjahr wie Familien, in denen ausgiebiges Stillen Sitte ist. Auch ist bei letzteren die Aussicht, keinen Säugling zu verlieren, durchschnittlich viermal so gross, als bei ersteren.

erwähnt, bei den Japanern geht noch heute vieljährige Stillung der Kinder mit ausserordentlich geringer Säuglingssterblichkeit parallel. Sobald aber die Forderungen und die Lockungen der Kultur an die Menschheit näher herantreten, entsteht mit auffallender Regelmäßigkeit die Verdrängung der natürlichen Nährweise durch andere Formen. Schon den Römerinnen predigte der von Professor Schlossmann wieder ans Licht gezogene Philosoph Favorinus die Pflicht des Stillens. In Schweden wurde, als fremdländische Gepflogenheit die alten Sitten stören wollten, gesetzlicher Stillzwang eingeführt. Kann es wundernehmen, dass gerade im XIX. Jahrhundert, da der Mensch auf allen Seiten, und meist sieghaft, den Kampf mit den Kräften der Natur aufnahm, der Glaube an die Unersetzlichkeit der Brusternährung umgestossen wurde?

Die zahlenmäßige Erfassung des Stillmaßes setzte erst spät — in Berlin gegen Ende der achtziger Jahre — ein. 1895 wurden dort im ersten Lebensmonat etwa zwei Drittel, im sechsten kaum die Hälfte, im neunten etwa ein Drittel der Kinder an der Brust ernährt. In Bayern sah es nicht besser aus, und auch für sächsische Industriebezirke wurden schlechte Stillziffern ermittelt. Neuere Erhebungen zeigen zwar erheblich bessere Ergebnisse, doch bleiben auch diese hinter dem wünschenswerten Zustand, dass jedes Kind volle neun Monate ausschliesslich die Mutterbrust erhält, noch weit zurück.

Die künstliche Ernährung nimmt zu mit der besseren sozialen Lage — kein ehrendes Zeugnis für die Frauen der gebildeten Stände.

Erwerbstätige Mütter sind häufig gezwungen, die natürliche mit der unnatürlichen Ernährung zu vertauschen. (Abb. 101.)

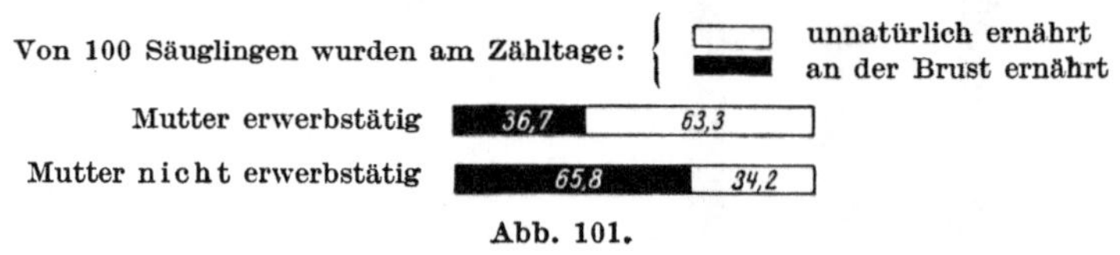

Abb. 101.

Dass vielfach physiologisches Nichtkönnen vorliegt, scheint unbezweifelbar; ebenso unbezweifelbar aber ist es, dass dieser Grund nur für einen Teil der frühzeitig abgebrochenen Stillperioden zutrifft, und dass die Forträumung wirtschaftlicher Hemmnisse, Stärkung des Verantwortungsgefühles und des Vertrauens zur eigenen Kraft, unterstützt durch sachverständigen ärztlichen und pflegerischen Rat diesen Bruchteil stetig verringern kann. Die Leistungen der Säuglingsfürsorgestellen, in welchen bisher schlechte oder angeblich ganz unfähige Stillerinnen für die natürliche Ernährung ihrer später geborenen Kinder gewonnen werden konnten, liefern täglich neue Beweise dafür. Es liegt kein Grund vor, an eine irgendwie beängstigende Degeneration der weiblichen Stillfähigkeit zu glauben, der Kampf war und ist auch heute noch für die Schaffung ausreichender Stillmöglichkeiten und die Hebung des Stillwillens zu haben. Ist aber auf diesem Wege die seelisch-körperliche Zusammengehörigkeit zwischen Mutter und Kind einmal gesichert, ist das Verantwortungsgefühl der Mutter dem Säugling gegenüber einmal belebt worden, so werden auch beim Heranwachsen des Kindes zum Klein- und Schulkind beide Bindungen nicht mehr leicht versagen können. Von welcher Bedeutung das für die Bewahrung des Kindes vor schweren seelischen Erschütterungen und Bedrohungen ist, kann im Rahmen dieser Ausführungen nur angedeutet werden.

II. Die praktischen Folgerungen.

Die Erziehung zur Mutter. Reichsgesetzliche Wochenhilfe und Wochenfürsorge. Sonstige Fürsorge für Mutter und Kind. Die besondere Fürsorge für die uneheliche Mutter und ihr Kind.

> „Die besten menschlichen Operationen
> sind diejenigen, welche die Operation
> der Natur am getreuesten nachahmen.‟
> Wilh. v. Humboldt.

Alle Tatsachen, die uns die Beobachtung am einzelnen Kinde wie auch die Statistik lehren, laufen auf das eine heraus: das von gesunden Eltern erzeugte, gut verpflegte und genügend lange natürlich genährte Kind hat alle Anwartschaft darauf, gesund und lebenskräftig das zweite Lebensjahr zu erreichen, und — fügen wir hinzu — auch ins spätere Lebensalter das ihm von der Natur bestimmte Maß vitaler Kraft hinüberzutragen. Säuglingsfürsorge hat demnach keine andere Aufgabe, als allen Kindern dieses doch wohl nicht übergrosse, nicht unbescheidene Maß günstiger Lebensumstände zu sichern. Von den Kindern kranker Eltern, die eine unzureichende Erbmasse mit ins Leben bringen, sehen wir hier ab, da ihnen nur ärztliche Kunst, nicht die vorbeugende Arbeit der sozialen Hygiene zu helfen vermag. Aber für das normale Kind müssen jene Forderungen als Regel ausreichen.

Sie klingen einfach und umschliessen doch eine Fülle verwickeltster Aufgaben. Hat jede Mutter, physiologisch ausreichende Stillfähigkeit vorausgesetzt, die Möglichkeit, sich bei den gegebenen wirtschaftlichen und sozialen Verhältnissen ihren mütterlichen Pflichten zu widmen? Hat jede Familie wohnliche Räume und versteht sie die Kunst des Wohnens? Kennt jede Mutter die Bedeutung des Badens, der Hautpflege für den kindlichen Organismus? Hat sie gelernt, die Gefahren der künstlichen Ernährung, wenn einmal zu ihr geschritten werden muss, soweit möglich zu vermeiden? Hat sie die Mittel, sich in der Stillperiode genügend zu ernähren und dem abgestillten Kinde gute, gedeihliche Nahrung zu kaufen? Wer sorgt für das Kind, wenn ausserhäusliche Erwerbsarbeit oder auch nur die für den Haushalt nötigen Ausgänge sie fernhalten? Wohnungs- und Lohnfragen, Erziehungs- und Gesellschaftsprobleme türmen sich um die Gestalt der Mutter auf, deren Aufgabe es ist, das heranwachsende Geschlecht, den Träger neuen Lebens, zu hegen und zu bilden. Was sich in primitiveren Volksverhältnissen zwar einfach, aber doch in gesunden, ungestörten Formen vollzieht, die mütterliche Arbeit am Kinde, bereitet dem Kulturvolk schwerste Sorgen. Auf dem Umwege über die Statistik, ärztliche und volkswirtschaftliche Wissenschaft gelangen wir zu der einfachen Wahrheit, dass Mutter und Kind zusammengehören, dass jeder Schutz des Kindes gesellschaftlichen Schutz der Mutter voraussetzt, und finden uns in der Verwirklichung dieser einfachen Wahrheit vor einem gewaltigen Problem.

Unsere Kultur hat Mutter und Kind vielfach auseinandergerissen. Unsere Kultur, die durch die beispiellose Entwicklung der Technik dem auf Naturalwirtschaft aufgebauten Einzelhaushalt einen grossen Teil seiner

Aufgaben nahm, fordert die ausserhäusliche Arbeit der Frau, entfremdet somit schon das kaum der Schule entlassene kindliche Mädchen dem Kreise der Familie und zwingt gerade die kinderreiche Hausfrau und Mutter, dem Verdienste nachzugehen. Dadurch wird die traditionelle Übermittlung hauswirtschaftlicher und hauserzieherischer Kenntnisse von der Mutter auf die Tochter durchlöchert, zerrissen. Und wie schon die Gefahr allgemein falscher oder unzulänglicher Volksernährung dazu gezwungen hat, die Kinder in der Schule mit den Grundbegriffen des Hauswirtschaftlichen vertraut zu machen, taucht hier die Frage auf, ob Gleiches nicht auch für die Behandlung und Verpflegung des Kindes eintreten müsse. Das ist das eine brennende Problem: die Erziehung der heranwachsenden weiblichen Jugend, aus der die Mütter gebildet werden sollen.

Das andere berührt die Mutter selbst: Was treibt sie, die kinderreiche, dem ausserhäuslichen Erwerbe zu? Was stellt sie — sei es wenige Tage, sei es einige Wochen nach der Geburt des Kindes — vor den schweren Gewissenskonflikt, entweder das hilfsbedürftige Kind fremden Händen, falscher Pflege, der lebenraubenden künstlichen Ernährung zu überlassen, oder die übrigen Kinder, die von ihrem Verdienst mitleben, hungern zu sehen? Es ist die materielle Not! Diese Not kann ihre Wurzeln in Verwitwung, Eheverlassenheit oder Pflichtlosigkeit des Ehemannes haben, rührt aber auch häufig davon her, dass der Lohn oder das Gehalt des Mannes für die Ernährung der Familie nicht zureicht, so dass, bis später erwachsene Kinder mithelfen, die Mutter zum Verdienste beisteuern muss.

Auf welche Weise, mit welchen Mitteln halten wir die Mutter bei ihrem Kinde zurück, um diesem die mütterliche Pflege und Ernährung möglichst lange unverkürzt zu sichern? So lautet die zweite, nicht minder wichtige Frage.

Und die dritte: wie gewinnen wir Mütter, die stillen könnten, es aber aus irgend welchen Gründen unterlassen, zur natürlichen Ernährung zurück?

1. Die Erziehung zur Mutter.

Ein frischer Zug geht heute durch die Fürsorgetätigkeit und Wohlfahrtspflege. Nicht mehr blindes Wohltun erstrebt man, sondern Hilfe nur auf Grund eingehender Prüfung aller Verhältnisse und stets unter dem Gesichtspunkte, die Kräfte dessen zu stärken, dem geholfen werden soll. Daher wird jede vorbeugende soziale Hilfe zu einer Frage der Erziehung. Buntes, mannigfaltiges, reiches und glückbringendes Menschenleben kann sich nur aus der Wurzel produktiven Schaffens möglichst vieler eines Volkes auf möglichst verschiedenen Gebieten entwickeln, und auf Entwicklung dieser in jedem Menschen ruhenden schöpferischen Kräfte sollte jede Erziehung beruhen. Das haben Pestalozzi und Fröbel und in neuerer Zeit vor allem auch die Verkünderin ihrer Werke und Gründerin des Pestalozzi-Fröbelhauses, Frau Henricke Schrader-Bergmann gewusst und gesagt, aber es ist lange Zeit in Vergessenheit geraten gewesen, um einem bedrückenden Lern-Schematismus in Schule und Haus zu weichen. Mit der Wende des neuen Jahrhunderts, das man ja das Jahrhundert des Kindes nennt, ist die alte Erkenntnis wieder lebendig geworden. Nicht mehr das Lernen aus Büchern soll den Angelpunkt der kindlichen Arbeitsweise bilden, sondern die eigene schöpferische Betätigung, auf die der geschickte Erzieher hinlenkt. Nicht „Lernschule", sondern „Arbeitsschule" lautet die Losung, wobei natürlich das Lernen in obigem Sinne, d. h. die Übernahme fertiger Begriffe in keiner Weise entbehrt oder gar ausgeschaltet werden, nur sich die Nebenherrschaft anderer Erziehungsformen gefallen lassen soll. Für die Mädchen werden als erwünschter Stoff für das Lehren und Lernen an Hand praktisch-schöpferischer Arbeit die hauswirtschaftlichen Fächer aufgenommen. In einer schottischen High Girl School (Aberdeen) traf ein deutscher Beobachter vor dem Kriege bereits als Mittelpunkt für naturwissenschaftliche Arbeit die Schulküche; sie war ein Laboratorium für angewandte Chemie und Physik. Die preussischen „Frauenschulen" — ein Aufbau auf die 10klassige höhere Mädchenschule — umfassen den hauswirtschaftlichen Unterricht, ebenso die neue Stuttgarter „Mütterschule". Der durch die Reichsverfassung allen Jugendlichen zugesicherte Fortbildungsunterricht wird für Mädchen immer die hauswirtschaftlichen Fächer umfassen müssen. Aber auch schon das Schulkind könnte und sollte die Grundbegriffe der Säuglings-Pflege und -Ernährung lernen, sind es doch oft genug die schulpflichtigen Geschwister, die das Jüngste in Abwesenheit der Mutter versorgen müssen. Wären sie richtig belehrt, so liessen sich vielleicht einige ganz grobe Fehler wenigstens, denen Gesundheit und Leben der armen kleinen Pfleglinge zum Opfer fallen, vermeiden. Noch sind nicht alle drei Forderungen lebendig erfüllt und wir sehen die Folgen in der grossen Säuglingssterblichkeit Deutschlands, in der körperlichen Verkümmerung des Kleinkindes, in der immer lauter beklagten Verwahrlosung der heranwachsenden Jugend, in den erschreckenden Krankheits-, insbesondere Tuberkulose-Ziffern der Schulkinder. Solange die Mütter die Forderungen der Hygiene und der Erziehung nicht verstehen, wird man nur schwer dieser Übel Herr werden. Erst wenn man die Kräfte der Mütter für ihre Aufgabe stählt, wird die Bekämpfung der Volksseuchen — unter die wir auch das Massensterben der Kinder rechnen —, die vorbeugende Arbeit gegen die Kriminalität der Jugendlichen usw. mit Aussicht auf dauernden Erfolg unternommen werden können.

Solange die Erziehung zur Mutter nicht allgemein in Pflichtfortbildungsschulen (Berufsschulen) ausgeübt wird, müssen freiwillige Einrichtungen die Lücken auszufüllen versuchen. Für ländliche Verhältnisse sind hier in erster Linie die Kreiswanderhaushaltungsschulen zu nennen, die besonders im Süden und Westen Deutschlands sich lebendiger Entwicklung erfreuen. Der Kreis stellt eine oder mehrere Wanderlehrerinnen an, die sich für drei bis sechs Monate in den einzelnen Gemeinden festsetzen und nun hier die heranwachsenden schulentlassenen Mädchen zu hauswirtschaftlichen Unterrichtskursen heranziehen. Unterweisungen in Säuglings- und Kleinkinderpflege umfassen diese Kurse in der Regel freilich nicht. Sie bedürfen daher der Ergänzung, die z. B. im Regierungsbezirk Düsseldorf seit dem Jahre 1909 durch eine eigene Wanderschule für Säuglings- und Kleinkinderpflege und -Erziehung geboten wird. Die Teilnehmerinnen, deren Zahl im Laufe der Jahre über 22000 angewachsen ist, setzen sich aus allen Bevölkerungskreisen zusammen. Während in den ersten Jahren die verheirateten Frauen überwogen, treten sie jetzt gegen die ledigen stark zurück. Der Anteil der Schülerinnen der obersten Volksschulklassen bleibt mit 8% der Gesamtzahl verhältnismäßig klein, doch sollte ja der Unterricht in Berufs- und Volksschulen die Wanderlehrerin von der Heranziehung so jugendlicher Mädchen eigentlich überhaupt entlasten, weit mehr als es bis heute der Fall ist.

Durch geschickten, liebevollen Ausbau der Kurse ist es gelungen, nicht nur theoretisches Wissen über Pflege und Erziehung des Kindes zu vermitteln, sondern auch die Freude am Kind und seiner körperlichen und geistigen Entwicklung neu zu beleben und zu pflegen. Freilich darf, um dieses Ziel zu erreichen, die Dauer der Kurse nicht gar zu kurz bemessen sein; und so hält der Verein, wenn auch von anderer Seite kürzere Fristen propagiert werden, an seinem 20 Doppelstunden beanspruchenden Lehrplan, den wir unten wiedergeben, fest. Ein sorgfältig zusammengestelltes Verzeichnis der für diese Kurse erforderlichen Ausstattung, sowie der zum theoretischen Unterricht benutzten Wandtafeln, Schnittmuster und der in die Hand der Wanderlehrerin gehörigen Schriften, sowie solcher Bücher, Merkblätter und Zeitschriften, welche die Lehrerin den Teilnehmerinnen je nach deren Bildung und Verständnis empfehlen kann, ist bei dem genannten Verein selbst zu beziehen. Man ersieht daraus, in wie hohem Maße eine solche Mütterschule, die ja durchaus nicht an die Form der Wanderschule gebunden ist, sondern Bestandteil jeder Beratungsstelle bilden kann, der Belehrung und Vertiefung der Mütter zu dienen vermag. Eine ausführlichere Darstellung enthält die im Auftrage des Vereins für Säuglingsfürsorge und Wohlfahrtspflege im Regierungsbezirk Düsseldorf von der Wanderlehrerin Herta Schulz verfasste und in J. F. Bergmanns Verlag erschienene Schrift „Der Unterricht in der Säuglings- und Kleinkinderpflege".

Lehrplan

des Vereins für Säuglingsfürsorge und Wohlfahrtspflege im Regierungsbezirk Düsseldorf für einen Mütterkursus in Säuglings-, Kinder- und allgemeiner Gesundheitspflege.

20 Doppelstunden.

1. Stunde: **Das Bett und Zimmer des Säuglings.**
Die verschiedenen Lagerstätten. Innenausstattung des Kinderkorbes. Bedeutung von Licht und Luft.
Praktische Übungen: Griffe beim Aufnehmen und Tragen des Kindes. Bettmachen.
2. Stunde: **Die Kleidung des Säuglings.**
Anforderungen an gute Kleidung. Besprechung der einzelnen Teile.
Praktische Übungen: An- und Auskleiden.

3. Stunde: **Das Baden des Säuglings.**
   Hygiene des täglichen Badens. Besprechung des Materials. (Temperatur des Wassers.)
   Praktische Übungen: Das Baden. Ankleiden.

4. Stunde: **Das Baden** (Fortsetzung).
   Pflege von Nase, Augen, Ohren. Besondere Hautpflege.
   Praktische Übungen: Trockenlegen. Einfetten. Baden.

5. Stunde: **Die Pflege des Neugeborenen.**
   Nabelpflege. Pflege der Augen. Schutz vor Kälte und Temperaturschwankungen.
   Praktische Übungen: Nabelverband.

6. Stunde: **Die natürliche Ernährung.**
   Bedeutung der natürlichen Ernährung und ihre Vorteile für Kind und Mutter. Widerstand der natürlich ernährten Kinder gegen Krankheit und Schädigungen aller Art. Pflege der Brust.

7. Stunde: **Die natürliche Ernährung** (Fortsetzung).
   Stillordnung. Dauer jeder Mahlzeit. Wiegen des Kindes. Kost der stillenden Mutter.
   Praktische Übungen: (Zuschneiden.) Ankleiden.

8. Stunde: **Die künstliche Ernährung.**
   Die unnatürliche Ernährung als Ursache der Erkrankungen und des Todes von Säuglingen. Tiermilch einzig zweckmäßiger Ersatz für fehlende Muttermilch. Gewinnung der Milch.

9. Stunde: **Die künstliche Ernährung** (Fortsetzung).
   Die Milchmischungen und die hierzu nötigen Zusätze. Der Soxhletapparat. Milchflasche und Sauger.
   Praktische Übungen: Kochen von Milchmischungen. Flaschenreinigen.

10. Stunde: **Die erste Beikost.**
    Notwendigkeit der Beikost. Gemüse und Breie. Darreichung der Beikost. Die englische Krankheit.

11. Stunde: **Das Kochen der Beikost.** (Praktisch.)

12. Stunde: **Die Ernährung und Pflege des Kleinkindes bis zum schulpflichtigen Alter.**
    a) Die Zusammenstellung einer Tageskost für Kinder verschiedenen Alters. Gefahren des Alkoholgenusses. Schädlichkeit von Kaffee, Tee usw.
    b) Besondere Pflege des Kleinkindes (Baden, Lagerstätte, Schlaf, Kleidung, Bewegung).

13. Stunde: **Die körperliche Entwicklung.**
    Das Sitzen-, Gehen- und Stehenlernen. Richtiges Unterstützen und Unsitten dabei. Das Zahnen. (Zahnkrankheiten.) Pflege der Zähne.
    Praktische Übungen: Zuschneiden eines Priessnitzschen Umschlages.

14. Stunde: **Die geistige Entwicklung und Erziehung.**
    Entwicklung der geistigen Funktionen. (Fixieren, Erkennen, Sprechen usw.) Ratschläge für die Erziehung. Beginn der Erziehung von dem ersten Lebenstage an. Bedeutung der Gewöhnung. Das erste Spielzeug. (Anforderungen: Abwaschbar, kein farbiger Anstrich usw.)

15./16. Stunde: **Verhütung von Krankheiten und Pflege des erkrankten Kindes.**
    I. Die Bedeutung der häuslichen Krankenpflege. Wert diesbezüglicher Kenntnisse. Das Krankenbett. Griffe zum Besorgen des Kranken. Krankenwartung. Fiebermessen usw. Krankenkost. Desinfektion.
       Praktische Übungen: Griffe zum Besorgen des Kranken und Bettmachen.
    II. Kinderkrankheiten. Besondere Regeln für die Verhütung und Bekämpfung einzelner Krankheiten.

17. Stunde: **Die Bedeutung der Tuberkulose als Kinder- und Volkskrankheit.**
Verhütung und Bekämpfung der Tuberkulose, Ansteckungsmöglichkeiten. Gesundheitliche Maßnahmen zum Schutz gegen Erkrankung.
Praktische Übungen: Kurze Anleitung zur Atemgymnastik.

18. Stunde: **Gesundheitspflege in den Entwicklungsjahren (einschliesslich der Körperpflege der Frau).**

a) Pflege des Schulkindes. Die Bedeutung der gemeinsamen Arbeit von Schule und Haus bei der körperlichen Erziehung. Schulkrankheiten.

b) Pflege des heranwachsenden Mädchens. Die Vollendung der Körperentwicklung.

c) Körperpflege der Frau im allgemeinen und Verhalten im besonderen. (Wochenbett).

19. Stunde: **Erste Hilfe bei Unglücksfällen.**
Wundbehandlung. (Brandwunden.) Erste Hilfe bei Verstauchungen, Verrenkungen usw.
Praktische Übungen: Anlegen von Verbänden. Hochlagerung von Gliedern.

20. Stunde: **Wahl und Pflege der Wohnung.**
Die Bedeutung der Wohnung für den Menschen. Das Innere des Hauses. Richtige Benutzung der Wohnung. Hygiene der Wohnung.

Anmerkung.

1. Eine Doppelstunde muss noch zur Anfertigung von Spielzeug und zum Abzeichnen der Schnittmuster berechnet werden.
2. Die Besprechung des Spielzeuges erstreckt sich vornehmlich auf den Säugling und das Kleinkind und gibt Anweisung zur Anfertigung von einfachem, hygienisch einwandfreiem Spielzeug.

Jede Kleinarbeit gewinnt an Wert, wenn wir sie in grosse Zusammenhänge einzuordnen wissen. So betrachtet ist ein einfacher Kursus in Kinderpflege ein Stein zu dem grossen Bau erzieherisch-wirtschaftlicher Ausbildung aller heranwachsenden Töchter und künftigen Mütter des deutschen Volkes.

2. Wochenhilfe und Wochenfürsorge.

Unwillkürlich neigt der Mensch zu der Annahme, dass die Umwelt im wesentlichen dem Lebensausschnitt gleicht, in den er selbst durch Geburt und Umstände hineingestellt ist.

Es gibt reichere und dürftigere Verhältnisse, glücklichere und unglücklichere Lebensläufe — das weiss man wohl —, aber die breite Masse, den Durchschnitt, denkt man sich doch den eigenen Lebensverhältnissen nicht allzu fernstehend. So nimmt der in bürgerlichen, einigermaßen geordneten und nicht allzu knappen Verhältnissen Aufgewachsene ohne weiteres für seine Mitmenschen ein gewisses Maß gesicherter Einkünfte und damit zugleich ein Mindestmaß von Ordnung, von gesundheitlicher und geistiger Kultur als Regel an. Unterhalb dieser Stufe liegt für ihn die Armut, die er meist gleichstellt mit dem Herabsinken unter die Linie eigner wirtschaftlicher Selbständigkeit. Die Armen in diesem Sinne machen dann nach dieser Anschauung nur einen kleinen Bruchteil der Menschheit aus und sind zudem durch die gesetzlich vorgeschriebene Tätigkeit der Wohlfahrtsämter vor dem Hungertode geschützt. Alles, was über dieser Linie innerhalb des Rahmens eigner wirtschaftlicher Selbständigkeit sich abspielt, bedeutet — so denkt man — ein zwar oft bescheidenes, aber doch auskömmliches Leben für den einzelnen, wie für seine Familie.

Ein persönliches Erlebnis, ein eindrucksvolles Strassenbild, oder eine statistische Zahl kann den Anlass dazu geben, dass diese ruhige und behagliche Vorstellung ins Wanken gerät. Vielen, obwohl mitten im praktischen Leben stehend, haben erst Krieg und Revolution über die Art der Verteilung der materiellen Güter mit allen ihren Konsequenzen die Augen geöffnet. Ohne einen gründlichen Einblick in diese Verhältnisse ist es aber nicht möglich, die Lage der Mütter und Kinder in den breiten Bevölkerungsschichten richtig einzuschätzen.

Diese Güterverteilung ist nun, kurz gesagt, so, dass die weitaus überwiegende Masse der Bevölkerung in Einkommensverhältnissen lebt, die ihr ein Vorsparen für die Zeiten aussergewöhnlicher Ausgaben, für die Zeit vorübergehender Hilfsbedürftigkeit nicht gestatten. Sie lebt, wie der Volksmund es richtig bezeichnet, „von der Hand in den Mund". Und das gilt nicht etwa nur für den kleinen Teil der im rechtlichen Sinne „Armen", sondern für die Millionen, die den Kern unseres Volkes bilden. Selbst bei einfacher, sparsamer Lebensführung wird das gesamte Einkommen verbraucht. Wird das Budget erschüttert, sei es durch Krankheit oder sonstige Einnahmeausfälle, sei es durch dringliche Vermehrung der Ausgaben, so können sich diese Schichten aus eigener Kraft nicht helfen. Das ist, von der Gesetzgebung ausdrücklich anerkannt, grundlegende Voraussetzung für die deutsche Sozialversicherung sowie für die spätere Wohlfahrtsgesetzgebung des Reiches geworden.

Was bedeutet nun diese enge materielle Lage der Volksmassen für die Lage des Kindes? Aus den Ausführungen im ersten Teil dieses Buches geht hervor, welch zarten, unendlich empfindlichen Organismus das in den ersten Lebensjahren stehende Kind besitzt. Es lässt sich darnach von vornherein voraussetzen, dass diese Lebenszartheit es unter allen mit der Mittellosigkeit verbundenen Nachteilen besonders stark leiden lässt.

Das gleiche kann man ohne weiteres für die Mutter annehmen! Mittellosigkeit bedeutet Anspannung aller Kräfte zur Arbeit, zum Gelderwerb. Die schwangere Frau, die Wöchnerin, die junge Mutter ist aber durch die physiologischen körperlichen Leistungen bereits so in Anspruch genommen, dass ein sonst durchaus normales Maß anderer Arbeit bei ihr zu einer Überspannung der Kräfte führen kann und muss. Überanstrengung ist am folgenschwersten für die Schwangere und Wöchnerin; für die junge Mutter und das Kind tritt dann noch erschwerend dazu die durch ausserhäuslichen Erwerb bedingte Trennung beider. Die zunehmende Teilnahme der deutschen Frau an der Gütererzeugung ist die zweite Tatsache, welche die Forderung verstärkten Schutzes von Mutter und Kind zur Zeit ihrer beider grössten Hilfsbedürftigkeit begründet.

Bei den grossen Berufs- und Gewerbezählungen der Jahre 1882, 1895 und 1907 wurde ein stetiges Ansteigen der Zahl erwerbstätiger Frauen festgestellt. Die nach längerer, durch den Krieg bedingten Unterbrechung im Jahre 1925 erstmalig wieder durchgeführten Zählung gleicher Art, deren Ergebnisse allmählich bekannt gegeben werden, zeigt erneut Vermehrung der weiblichen Erwerbstätigen.

**Erwerbstätige und nichterwerbstätige Bevölkerung
1925 und 1907.**

Bevölkerungsgruppe	männlich		weiblich		Zusammen	
	Zahl	vom Hundert	Zahl	vom Hundert	Zahl	vom Hundert
1925						
Erwerbstätige . . .	20 531 155	68,0	11 477 684	35,6	32 008 839	51,3
Berufslose, Selbständige (Rentner usw.) . .	1 697 151	5,6	2 147 279	6,7	3 844 430	6,2
Angehörige	7 968 517	26,4	18 588 833	57,7	26 557 350	42,5
davon Ehefrauen	—	—	8 817 241	27,4	8 817 241	14,1
Gesamtbevölkerung .	30 196 823	100,0	32 213 796	100,0	62 410 619	100,0
1907						
Erwerbstätige . . .	16 654 660	61,4	8 500 543	30,5	25 155 203	45,7
Berufslose Selbständige (Rentner usw.) . .	1 448 887	5,4	1 629 060	5,8	3 077 947	5,6
Angehörige	9 002 699	33,2	17 755 748	63,7	26 758 447	48,7
Gesamtbevölkerung .	27 106 246	100,0	27 885 351	100,0	54 991 597	100,0

Von Bedeutung für die gesamte Struktur des Volkes ist die hierbei beobachtete Zunahme der Erwerbstätigen zwischen den Jahren 1907 und 1925 überhaupt, deren Ziffer bei den Männern von 61,4 auf 68,0, bei den Frauen — in noch höherem Grade — von 30,5 auf 35,6, insgesamt von 45,7 auf 51,3 gestiegen ist, so dass zur Zeit, Kinder und Greise eingerechnet, mehr als die Hälfte der Bevölkerung im Erwerbsleben steht. Dieser Zunahme entspricht eine Abnahme der von der arbeitenden Bevölkerung mitgetragenen nichterwerbstätigen Familienangehörigen, deren Zahl von 48,7 auf 42,5 gesunken ist. Die zwischen diesen Grenzjahren gelegene geradezu revolutionäre Entwicklung der Frauenarbeit während des Krieges, und zwar besonders seit der Anfang Dezember 1916 einsetzenden Durchführung des Hindenburgprogrammes, ist bekannt. Ist sie mit dem Zusammenbruch der Kriegswirtschaft auch stark zurückgegangen, so werden wir doch aus zahlreichen Gründen — Gewöhnung an ausserhäusliche Erwerbsarbeit, zunehmende Verwitwung und Ehelosigkeit, Zwang zum Verdienen infolge allgemeiner Teuerung und Verarmung — noch auf viele Jahre hinaus mit einer starken Verbreitung der ausserhäuslichen Frauenarbeit und zwar auch gerade Arbeit von Ehefrauen, Witwen, Müttern zu rechnen haben.

Dabei fordert die Erwerbstätigkeit ihrem Wesen nach mit Härte den ganzen Menschen, die volle Arbeitskraft für sich — und damit von der Schwangeren oder der jungen Mutter weit mehr, als sie zu leisten vermag. Wir folgern daraus: **Die Frau der unbemittelten Volkskreise bedarf für sich und ihren Säugling des Schutzes vor Überanstrengung und der materiellen Unterstützung.**

Beides war schon seit Jahren in § 137 der Gewerbeordnung gewissen Klassen unbemittelter Frauen, den Fabrikarbeiterinnen und den im Handel und im Kleingewerbe beschäftigten Frauen gesetzlich gewährleistet. Seit dem 1. August 1922 besitzen wir in dem „Niederkunftsgesetz" eine in bezug auf das Maß des Schutzes den sogenannten Washingtoner Beschlüssen angepasste, gegen früher erweiterte gesetzliche Grundlage.

Das kurze Gesetz sei nachstehend angeführt:

Gesetz über die Beschäftigung vor und nach der Niederkunft
vom 16. Juli 1927.

§ 1.
Geltungsbereich.

(1) Das Gesetz gilt für die Beschäftigung von weiblichen Arbeitnehmern, die der Krankenversicherungspflicht unterliegen.

(2) Nicht unter das Gesetz fällt die Beschäftigung

    1. in Betrieben der Land- und Forstwirtschaft, der Tierzucht und der Fischerei, auch wenn es sich um Nebenbetriebe von Betrieben handelt, die unter das Gesetz fallen;

    2. in Nebenbetrieben der in Nr. 1 ausgenommenen Betriebe, die ihrer Art nach unter das Gesetz fallen und in denen in der Regel nicht mehr als drei Arbeitnehmer beschäftigt werden;

    3. in der Hauswirtschaft, einschliesslich der im Hausstand des Arbeitgebers geleisteten persönlichen Dienste.

(3) Der Reichsarbeitsminister kann Bestimmungen darüber erlassen, ob einzelne Arten von Betrieben oder Beschäftigungen unter Absatz 2 fallen oder nicht.

§ 2.
Aussetzen der Arbeit.

(1) Schwangere sind berechtigt, die ihnen aus dem Arbeitsvertrag obliegende Arbeitsleistung zu verweigern, wenn sie durch ärztliches Zeugnis nachweisen, dass sie voraussichtlich binnen sechs Wochen niederkommen.

(2) Wöchnerinnen dürfen binnen sechs Wochen nach ihrer Niederkunft nicht beschäftigt werden; ihr Wiedereintritt ist an den Ausweis geknüpft, dass seit ihrer Niederkunft wenigstens sechs Wochen verflossen sind. Während weiterer sechs Wochen sind sie berechtigt, die ihnen aus dem Arbeitsvertrag obliegende Arbeitsleistung zu verweigern, wenn sie durch ärztliches Zeugnis nachweisen, dass sie wegen einer Krankheit, die eine Folge ihrer Schwangerschaft oder Niederkunft ist, oder die dadurch eine wesentliche Verschlimmerung erfahren hat, an der Arbeit verhindert sind.

(3) Der Arbeitgeber ist zur Gewährung des Entgelts für die Zeit, in der Arbeit nicht geleistet wird, nur verpflichtet, soweit dies ausdrücklich vereinbart ist.

§ 3.
Stillpausen.

Stillenden Frauen ist auf ihr Verlangen während sechs Monaten nach ihrer Niederkunft die zum Stillen erforderliche Zeit bis zu zweimal einer halben oder einmal einer Stunde täglich von der Arbeit freizugeben. Eine Verpflichtung des Arbeitgebers zur Zahlung eines Entgelts wird hierdurch nicht berührt.

§ 4.
Kündigungsverbot.

(1) In einem Zeitraum von sechs Wochen vor bis sechs Wochen nach der Niederkunft ist eine Kündigung des Arbeitgebers unwirksam, wenn dem Arbeitgeber zur Zeit der Kündigung die Schwangerschaft oder Entbindung bekannt war oder wenn ihm die Arbeitnehmerin davon unverzüglich nach Empfang der Kündigung Kenntnis gegeben hat. Ist die Arbeitnehmerin bei Ablauf der Frist wegen einer Krankheit, die nach ärztlichem Zeugnis eine Folge ihrer Schwangerschaft oder Niederkunft ist, oder die dadurch eine wesentliche Verschlimmerung erfahren hat, an der Arbeit verhindert, so verlängert sich die Frist um die Dauer der Verhinderung, längstens jedoch um weitere sechs Wochen.

(2) Ist für einen Zeitpunkt gekündigt, der in die im Absatz 1 bezeichnete Schutzfrist fällt, so wird der Zeitpunkt der Beendigung des Arbeitsvertrags um die Dauer dieser Schutzfrist hinausgeschoben.

(3) Unberührt bleibt die Wirksamkeit von Kündigungen, die aus einem wichtigen, nicht mit der Schwangerschaft oder Niederkunft zusammenhängenden Grund erfolgen.

(4) Die Vorschriften der Absätze 1 und 2 finden keine Anwendung, falls der Arbeitsvertrag ausdrücklich zu einem bestimmten Zwecke abgeschlossen und dieser Zweck an dem Zeitpunkt, für den die Kündigung erfolgt, erfüllt ist.

§ 4a[1]).
Aufsicht.

(1) Für die Aufsicht über die Ausführung dieses Gesetzes gilt der § 139b der Gewerbeordnung entsprechend.

(2) Die Aufsicht über die Betriebe und Verwaltungen der Körperschaften des öffentlichen Rechtes steht den die allgemeine Dienstaufsicht ausübenden Behörden zu.

§ 5.
Strafvorschriften.

1. Arbeitgeber, die den Vorschriften des § 2 Abs. 2 Satz 1 oder des § 3 Satz 1 vorsätzlich oder fahrlässig zuwiderhandeln, werden mit Geldstrafe bestraft.

2. Arbeitgeber, die binnen drei Jahren nach rechtskräftiger Verurteilung auf Grund dieser Vorschriften ihnen vorsätzlich von neuem zuwiderhandeln, können neben der Geldstrafe oder an ihrer Stelle mit Gefängnis bis zu sechs Monaten bestraft werden.

(3) Die Vorschrift des § 151 der Gewerbeordnung findet Anwendung.

§ 6.
Inkrafttreten des Gesetzes.

(1) Das Gesetz tritt am 1. August 1927 in Kraft. Gleichzeitig treten der § 137 Abs. 6 der Gewerbeordnung, die Nr. 5 Abs. 5 und die Nr. 14 Abs. 2[2]) der Bekanntmachung, betreffend die Ausführungsbestimmungen des Bundesrats über die Beschäftigung von jugendlichen Arbeitern und von Arbeiterinnen in Werkstätten mit Motorbetrieb, vom 13. Juli 1900 (R. G. Bl. S. 566) und der § 4 Abs. 5 der Verordnung, betreffend die Ausdehnung der §§ 135 bis 139 und des § 139b der Gewerbeordnung auf die Werkstätten der Kleider- und Wäschekonfektion, vom 31. Mai 1897 (R. G. Bl. S. 459), 17. Febr. 1904 (R. G. Bl. S. 62) ausser Kraft.

(2) Die Wirksamkeit einer vor dem Inkrafttreten dieses Gesetzes erfolgten Kündigung bestimmt sich nach den bisherigen Gesetzen.

Berlin, den 16. Juli 1927.

Der Reichspräsident.   Der Reichsarbeitsminister.

---

[1]) Eingefügt durch das Gesetz vom 29. Oktober 1927 (RGBl. I S. 325).
[2]) Die Worte „Nr. 14 Abs. 2" eingefügt durch Gesetz vom 29. Oktober 1927 (RGBl. I S. 325).

Leider hat auch dieses Gesetz den in der Land- und Hauswirtschaft sowie in landwirtschaftlichen Nebenbetrieben tätigen Frauen den Schutz versagt, doch soll nach einer im Reichstag vom Reichsarbeitsminister gegebenen Zusage dieser Mangel in einem besonderen Schutzgesetz für landwirtschaftliche und häusliche Arbeit ausgeglichen werden.

Anders mit der materiellen Fürsorge. Hier war schon durch die am 1. Januar 1914 in Kraft getretene Reichsversicherungsordnung der Kreis der Versicherungspflichtigen und damit der mit „Wochenhilfe" bedachten arbeitenden Frauen wesentlich erweitert. Seit diesem Zeitpunkt waren, von wenigen Ausnahmen abgesehen, alle gegen Lohn oder Gehalt von weniger als 2500 Mk. beschäftigten Frauen bei einer Krankenkasse versicherungspflichtig, und alle aus einem versicherungspflichtigen Verhältnis austretenden sowie gewisse Klassen selbständig ohne Lohnverhältnis arbeitender zur freiwilligen Versicherung berechtigt.

Haben wir in den früheren Auflagen des Grundrisses auf die freiwillige Fortversicherung den grössten Wert gelegt, so erübrigt sich dies heute, da diese Form der Versicherung, soweit sie der Wochenhilfe dient, durch die neuere Gesetzgebung über Wochenhilfe und Wochenfürsorge ihrer Bedeutung im wesentlichen entkleidet ist.

Die Mindestleistung, die auf Grund der Reichsversicherungsordnung vom 1. Januar 1914 jede Kasse der versicherten Wöchnerin gewähren musste, war das Wochengeld in Höhe des halben Lohnes für die Arbeitstage, also mit Ausschluss der Sonn- und Feiertage, und zwar für die Dauer von 8 Wochen, wovon mindestens 6 nach der Entbindung liegen sollten. Nur die Landkrankenkassen, eine damals neu geschaffene besondere Form der Krankenkassen, hatten nach einer im letzten Augenblicke eingefügten unbegreiflich harten Bestimmung des Gesetzes das Recht erhalten, die Wöchnerinnenunterstützung auf 4 Wochen herabzumindern, wovon insbesondere die Dienstboten, Heim- und Landarbeiterinnen betroffen wurden. Diese Bestimmung ist nicht mehr in Geltung.

Andere Leistungen gegenüber den Wöchnerinnen brauchten die Kassen nicht zu übernehmen. Insbesondere blieb der bedauerliche Zustand bestehen, dass die Versicherte bei Schwangerschaftsbeschwerden nicht auf Kassenkosten den Arzt um Rat fragen durfte, dass bei einer durch Schwangerschaft verursachten Arbeitsunfähigkeit kein Schwangerengeld gezahlt wurde — mit Ausnahme der in jenen 8 Wochen einbegriffenen 2 letzten Schwangerschaftswochen —, dass die Kasse nicht die Kosten für die Hebamme übernahm und für den Arzt nur bei pathologischen Entbindungen u. a. m. In allen diesen Punkten waren die Wünsche und Anträge der Mutterschutz- und Säuglingsfürsorgebewegung unberücksichtigt geblieben. Als Zwangsleistung der Kasse galt nur das Wochengeld. Freilich konnten alle die oben erwähnten Leistungen als freiwillige von den Krankenkassen durch Satzung eingeführt werden, und darüber hinaus auch Hauspflege, ein Stillgeld bis zum Ablauf der zwölften Woche nach der Entbindung, Gewährung von Wochenhilfe an versicherungsfreie Ehefrauen versicherter Männer u. a. m.

Inzwischen war gleich zu Beginn des Krieges die grosszügige Einrichtung der Kriegswochenhilfe geschaffen, die ihre Fortsetzung is der neuen Gesetzgebung gefunden hat.

Sie sicherte ehelichen und unehelichen Müttern, sofern sie selbst versichert waren, oder Nichtversicherten, sofern der Vater des Neugeborenen Kriegsteilnehmer war oder dem Hilfsdienstpflichtgesetz unterlag einen einmaligen Entbindungskostenbeitrag, ein Wochengeld für die Dauer von acht Wochen, eine Beihilfe bei Schwangerschaftsbeschwerden und Stillgeld für Wöchnerinnen, solange sie ihre Neugeborenen stillen, bis zum Ablauf der zwölften Woche nach der Niederkunft.

Die auf diesem Wege den Müttern zufliessenden Geldmittel waren im Verhältnis zu allem früher Geleisteten sehr beträchtlich. Im Regierungsbezirk Düsseldorf z. B. betrugen sie im Jahre 1915/16 3,3 Millionen Mark und mögen etwa der Hälfte der Mütter der in diesem Zeitraum Geborenen zugute gekommen sein.

Je grösser die ausgeworfenen Mittel, um so notwendiger im Interesse der Allgemeinheit ihre vernünftige, zweckentsprechende Verwendung. Nur dort konnte die Wochenhilfe ihre volle Wirkung entfalten, wo ihr Geldstrom durch das Flussbett guter Fürsorgeeinrichtungen geleitet und den Müttern ausser der geldlichen Beihilfe auf Wunsch auch Rat, ärztliche Hilfe und Unterweisung geboten wurde.

Diesem Zusammenwirken ist zweifellos der erstaunliche Tiefstand der Säuglingssterblichkeit, die wir in den Kriegs- und Nachkriegsjahren in manchen Gegenden Deutschlands beobachten konnten, zu verdanken. Wir geben die für den Regierungsbezirk Düsseldorf geltenden Zahlen wieder, die überhaupt ein klassisches Beispiel für die schnelle und nachhaltige Wirkung guter Fürsorge darstellen.

Jahrgang	Je 100 Lebendgeborenen standen Gestorbene im 1. Lebensjahre gegenüber		
	ehelich	unehelich	zusammen
1910 normales Jahr	12,4	25,6	12,9
1911 ungewöhnlich heisser Sommer	17,2	36,2	18,0
1912 normales Jahr	11,1	23,2	11,6
1913 ,, ,,	11,5	23,8	12,1
1914 teilweise Kriegsjahr	13,0	25,5	13,6
1915 volles Kriegsjahr	11,7	21,7	12,3
1916 ,, ,,	11,7	22,0	12,2
1917 ,, ,,	12,5	28,9	12,3
1918 fast volles Kriegsjahr	11,5	22,2	12,1
1919 Nachkriegsjahr mit teilweise noch fortdauernder Blockade	9,8	22,1	10,6
1920 ungewöhnlich heisser Sommer	11,4	25,1	12,3
1921 Inflationszeit	10,8	24,3	11,4
1922 ,,	10,9	24,3	11,5
1923 ,,	11,4	25,7	12,0
1924 Jahre d. offenkundig.Verarmung	8,8	20,1	9,3
1925 ,, ,, ,, ,,	8,8	19,4	9,3
1926 ,, ,, ,, ,,	8,5	17,3	9,0
1927 ,, ,, ,, ,,	8,3	16,4	8,8

Die nächste Stufe der Gesetzgebung war das Gesetz über Wochenhilfe und Wochenfürsorge vom 26. September 1919/9. Juni 1922. Es unterschied drei Formen:

1. Die Wochenhilfe an weibliche Versicherte.
2. Die Familienhilfe an Angehörige der Versicherten (Ehefrauen, Töchter, Stief- und Pflegetöchter).
3. Die Wochenfürsorge an Minderbemittelte, die weder versichert, noch Angehörige von Versicherten sind.

Die Dauer der Wochenhilfe war in jedem dieser Fälle auf 10 Wochen ausgedehnt, Entbindungsgeld, Stillgeld zu Regelleistungen gemacht. Die oben gekennzeichneten Mängel waren weitgehend ausgeglichen.

Auch dieses Gesetz, das übrigens in seiner letzten Fassung in zwei Gesetze — das eine über Wochenhilfe und das andere über Wochenfürsorge — zerfiel, ist nicht mehr in Kraft. Das Gesetz über Wochenhilfe ist abgelöst durch die entsprechenden Bestimmungen der unterm 15. Dezember 1924 in neuer Fassung erschienenen Reichsversicherungsordnung, die im einzelnen in den Abschnitten III und V des Zweiten Buches „Krankenversicherung" nachzulesen sind.

Die wesentlichsten Bestimmungen lauten:

Nach § 195a R.V.O. erhalten weibliche Versicherte, die in den letzten zwei Jahren vor der Niederkunft mindestens zehn Monate hindurch, im letzten Jahre vor der Niederkunft aber mindestens sechs Monate hindurch versichert gewesen sind, als Wochenhilfe ärztliche Behandlung, falls solche bei der Entbindung oder bei Schwangerschaftsbeschwerden erforderlich wird, einen einmaligen Beitrag zu den sonstigen Kosten der Entbindung und bei Schwangerschaftsbeschwerden in Höhe von 25 Reichsmark, ein Wochengeld in Höhe des Krankengeldes, jedoch mindestens 50 Reichspfennig täglich, für vier Wochen vor und sechs zusammenhängende Wochen unmittelbar nach der Niederkunft und schliesslich solange sie ihre Neugeborenen stillen, ein Stillgeld in Höhe des halben Krankengeldes, jedoch mindestens 25 Reichspfennig täglich, bis zum Ablauf der zwölften Woche nach der Niederkunft.

Nach § 199 R.V.O. kann die Satzung Schwangeren, die der Kasse mindestens sechs Monate angehören, wenn sie infolge der Schwangerschaft arbeitsunfähig werden, ein Schwangerengeld in Höhe des Krankengeldes bis zur Gesamtdauer von sechs Wochen zubilligen.

Nach § 205a erhalten unter gewissen Voraussetzungen auch die Ehefrauen sowie solche Töchter, Stief- und Pflegetöchter der Versicherten, welche mit diesen in häuslicher Gemeinschaft leben, die Wochenhilfe und zwar nach Art und Umfang der Wochenhilfe der Versicherten entsprechend, jedoch mit der Maßgabe, dass das Wochengeld 50 Reichspfennig und das Stillgeld 25 Reichspfennig täglich beträgt.

Das Gesetz über Wochenfürsorge ist aufgehoben. An seine Stelle ist die Bestimmung des § 1 Abs. Zf. 1 f. der Reichsverordnung über die Fürsorgepflicht vom 13. Februar 1924 getreten, wonach die Wochenfürsorge von den Landes- und Reichsfürsorgeverbänden zu erfüllen ist. Nach § 12 der zu der genannten Reichsverordnung erlassenen Reichsgrundsätze über Voraussetzung, Art und Maß der öffentlichen Fürsorge vom 4. Dezember 1924 ist Schwangeren und Wöchnerinnen je nach Art und Grad der Hilfsbedürftigkeit ärztliche Behandlung, Entbindungskostenbeitrag und Wochengeld, stillenden Wöchnerinnen ausserdem

Stillgeld zu gewähren. Die Hilfe soll ihnen das sicherstellen, was die Reichsversicherungsordnung den Familienangehörigen eines Versicherten gewährt (Familienwochenhilfe). An die Stelle barer Beihilfen können Sachleistungen treten. Da über mangelnde Leistungen der Wochenfürsorge Klagen laut wurden, bestimmt eine im Sept. 1925 erschienene Ergänzung der Reichsgrundsätze, dass

„den örtlichen Verhältnissen angepasste Einkommenssätze festzusetzen sind, bei deren Nichtversicherung eine Wöchnerin Wochenfürsorge stets dann erhält, wenn nicht Tatsachen die Annahme rechtfertigen, dass die Hilfe nicht benötigt wird".

Diese Bestimmung ist im Jahre 1926 in die neue Fassung des § 6 der Reichsverordnung über die Fürsorgepflicht selbst aufgenommen worden, wodurch sie einen noch mehr bindenden Charakter erhalten hat.

Die Bezirksfürsorgeverbände bezeichnen als solche Einkommensgrenze in der Regel den 2 oder 2½fachen Betrag der in der Fürsorge geltenden Richtsätze, so dass, den Richtsatz für ein kinderloses Ehepaar mit etwa 60 Mark angenommen, Wochenfürsorge stets dann zu gewähren ist, wenn das Einkommen des Ehepaars nicht über 120 Mark oder 150 Mark monatlich ansteigt.

Damit wird eine gerechte Berücksichtigung des Einkommens entsprechend der Zahl der vorhandenen Kinder bewirkt und es reicht die Wochenfürsorge somit bis weit in die Kreise der in regelmäßigen, selbst guten Verdienst stehenden Volksschichten hinein, wie es dem Sinn der Gesetzgebung entspricht.

Es ist nun von Interesse, einen Überblick über die tatsächliche Verbreitung der Wochenhilfe und Wochenfürsorge zu gewinnen. Statistiken für das Reich oder grösserer Länder liegen nicht vor, doch mögen die nachfolgenden für das Land Baden ermittelten Zahlen einen Anhalt geben:

In der Zeit vom 1. September 1924 bis 31. August 1925 haben durch die Krankenkassen erhalten

	Zahl der Wöchnerinnen
Wochenhilfe nach § 195a R. V. O.	12584
Familienhilfe nach § 205a R. V. O.	17710
Wochenfürsorge durch die Fürsorgeverbände	4078
zusammen	34372

Zu der Zahl der Wochenfürsorgefälle ist zu bemerken, dass sie im Jahr 1924, da dieser Zweig der Fürsorge erst neu den Verbänden übertragen war, nur klein blieb. Sie ist inzwischen mit 18350 im Rechnungsjahr 1926/27 auf mehr als das Vierfache angestiegen.

Gegenüber rund 50000 jährlichen Geburten in Baden bedeutet die Zusammenstellung, dass in dem oben angegebenen einjährigen Zeitraum 1924/25 rund 70 v. H. der Wöchnerinnen Wochenhilfe in der einen oder anderen Form erhalten haben, welcher Bruchteil mit der Zunahme der Wochenfürsorgefälle entsprechend steigt[1]).

Auch der andere grosse Zweig der Sozialversicherung — die Invalidenversicherung — kann den Frauen und Müttern dienstbar gemacht werden. Bekanntlich kann in der Invalidenversicherung mit geringen Opfern — 20 Marken im Laufe von 2 Jahren, entsprechend einem Geldbetrage von wenigen Reichsmark — die Anwartschaft aufrecht erhalten werden. Für die Frau und junge Mutter, deren Interesse wir hier besonders vertreten, ist es weniger der Anspruch auf die Invalidenrente — so wichtig er natürlich für jeden Versicherten ist —, als die Einrichtung des Heilverfahrens, welche die Zugehörigkeit zur Invalidenversicherung so wünschenswert erscheinen lässt. Schwangerschaft und einer der Hauptfeinde der Menschheit, die Tuberkulose, stehen in einer gefährlichen Wechselbeziehung derart, dass Anlage zur Schwindsucht nicht selten gerade in der Schwangerschaft zum Ausbruch kommt; die weiblichen Versicherten zeigen die höchste Sterblichkeit an Tuberkulose im gebärfähigen Alter, während bei den Männern die höchste Gefährdung im jugendlichen Alter liegt. Was das für die Frau nicht nur, sondern auch für das der Ansteckungsgefahr ausgesetzte, im Säuglings- und Kleinkindesalter so ungeheuer leicht infizierbare Kind bedeutet, braucht nur angedeutet zu werden. Verscherzt sich nun die Frau bei Eingehung der Ehe und gleichzeitigem Austritt aus einem versicherungspflichtigen Verhältnis alle ihre früher erworbenen Rechte, so kann bei Ausbruch der durch Schwangerschaft beschleunigten Schwindsuchtsgefährdung die erwünschte frühzeitige Heilbehandlung auf Kosten der Versicherungsanstalt nicht eintreten. Da die kostspielige Behandlung auf eigne Kosten kaum in Frage kommt, werden junge Menschenleben, deren Erhaltung möglich gewesen wäre, unnütz geopfert.

Lebhafte Propaganda für die weitestgehende Ausnutzung aller Vorteile der Sozialversicherung zum Nutzen von Mutter und Kind ist eine der Hauptaufgaben wohlverstandener Säuglingsfürsorge.

Ein bekannter Koranspruch lautet: „Tötet Eure kleinen Kinder nicht aus Furcht vor Armut, wir geben ihnen Nahrung ebenso wie Euch." Er zeigt, dass die öffentliche Sorge für Mutter und Kind schon Jahrtausende alt ist. In früheren einfacheren Kulturverhältnissen genügte das einfache Gebot, heute muss der gleiche Schutz auf den weit verwickelteren Wegen des Arbeitsverbotes und der Mutterschaftsversicherung erstrebt werden. In den vielgestalteten menschlichen und gesellschaftlichen Beziehungen unserer Zeit ist nach einem schönen Wort Fr. Naumanns „das grösste Liebeswerk die gesetzgeberische Tat".

---

[1]) Eine einfache Addition der erhöhten Zahl der Wochenfürsorgehilfe (1926/27) zu den letzterhaltenen Zahlen über Familien- und Wochenhilfe (1924/25) ist unzulässig, da nicht feststeht, in welchem Umfang etwa Veränderungen des Anspruchs auf Versicherungsleistungen — z. B. infolge von Erwerbslosigkeit — zu erhöhter Inanspruchnahme der Wochenfürsorge genötigt haben.

4. Sonstige Fürsorge für Mutter und Kind.

a) Offene Fürsorge.

Haben wir einmal eine gründliche Erziehung der künftigen Mütter für ihre mütterlichen Aufgaben, haben wir ferner einen ausgiebigen Schutz und materielle Fürsorge für alle Mütter der unbemittelten Kreise, so werden wir zahlreiche besondere Fürsorgeeinrichtungen, die viel Geld und Kräfte fordern, entbehren können. Heute sind sie noch notwendig, denn wir stehen in Stadt und Land Müttergenerationen gegenüber, die vielfach ohne Verständnis für ihre Aufgabe rat- und hilflos jedem noch so dummen, noch so abergläubischen Rat nachgeben. Über die Unsitten in der Kinderstube könnte man Bücher schreiben! Man denke nur an die Mutter, die von ihrem 3 Monate alten Säugling mit Stolz versichert „er isst schon alles mit", oder 2—3 Liter Milch täglich, womöglich unverdünnt, in das unglückliche Kind hineinpresst (auf dem Lande heute noch trotz der hohen Milchpreise!); an die Unsauberkeit bei Durchführung der künstlichen Ernährung — den langen Sauger, den Schnuller, die Gepflogenheit des „Vorkostens", worunter die Mütter die Vorbehandlung der Breie oder sonstiger fester Kost im eigenen Munde verstehen; an die Überhitzung des Kindes, das Einwickeln und Verschnüren der gequälten kleinen Glieder; an die Kurpfuscherei bei Erkrankungen; an die Todesangst vor frischer Luft und reinem Wasser usf. Man erlebt in der praktischen Arbeit wahre Wunder an Erfindungsgabe, Säugling und Kleinkind bei allem besten Wollen und aller Liebe zu Tode zu quälen.

Demgegenüber kann nur methodische Aufklärung und Belehrung wirken. Sie wird seit Jahren durch Merkblätter versucht, die ja auch besonders bei den an Bildung etwas gehobenen Müttern manches Gute stiften mögen. Im allgemeinen ist jedoch die einfache Frau an die Belehrung durch die Schrift allein nicht gewöhnt; sie muss ihr durch das lebendige Wort nahegebracht werden. Und diesem Zwecke dienen in vollkommenster Weise die sogenannten Mutterberatungs- oder Fürsorgestellen für Säuglinge und Kleinkinder, wie sie in den grossen Städten in wachsender Zahl und unter Führung der Jugendämter langsamer auch in den kleinen Städten und Landgemeinden eingeführt werden. In der Beschränkung auf Kinder des Säuglingsalters ist ihr Ursprungsland Frankreich, wo sie unter dem Namen der „Consultations de nourrisons" die ältere Form der „gouttes de lait" — bei uns Milchküchen, Milchabgabe genannt — aus dem Felde geschlagen haben. Das ist nicht so zu verstehen, als seien die Milchküchen überhaupt verwerflich, doch musste die frühere Überschätzung dieser Form der Fürsorge bekämpft werden. Wird aus einer Milchküche prüfungslos jedem, der es fordert, trinkfertige Säuglingsmilch verabreicht, so geht — das leuchtet ja ohne weiteres ein — die Stillziffer zurück. Die Mütter glauben, und sind zu diesem Glauben berechtigt, dass die gebotene Milch vorzüglicher Qualität sei und der Kauf dieser Milch sie von der Verantwortung für die Ernährung des Kindes befreie; und darauf fussend, wird, falls nicht ganz besondere Maßregeln dagegen ergriffen werden, die Stillung beim geringsten Anlass vorzeitig unterbrochen. Die Milchküchen können als ein Hilfsmittel zur Erhaltung des Kindes nur insofern gelten, als sie trinkfertige Säuglingsmilch gegen ärztliche Bescheinigung oder auf Veranlassung der Fürsorgestelle abgeben, und zudem die Verwendung im Haushalte selbst durch sachkundige Personen überwachen lassen. Das gute Gedeihen der Säuglingsfürsorgestelle freilich ist bis zu einem gewissen Grade davon abhängig, ob ihr für die sie aufsuchenden künstlich genährten Kinder eine gute Milch zur Verfügung steht. Eine Vereinigung beider Formen, der Milchküche bzw. Abgabe guter Rohmilch mit der Fürsorgestelle, wird sich also empfehlen.

Freilich sind Milchküchen ausserordentlich kostspielig. Wenn also einer Stadt oder einem Verein nur beschränkte Mittel zu Gebote stehen, werden nach unseren Erfahrungen durch Abgabe guter gekühlter Rohmilch, deren Zubereitung im Hause der Mütter überwacht wird, mindestens gleich gute Ergebnisse erzielt werden können, wie durch Beschaffung der teuren trinkfertigen Säuglingsmilch.

In der einen oder anderen Form wird für gute Milch stets gesorgt werden müssen. Es ist ja bekannt genug, wie unsauber, wie reich an Keimen aller Art die in den Handel gebrachte Milch in der Regel ist, so dass ihrer Verwendung für den Säugling schwere Bedenken entgegenstehen. Welch ein Zustand ist es in der Tat, dass ein so verbreitetes Nahrungsmittel wie die Milch erst durch Filtration von grobem Schmutz, dann durch Kochen von schädlichen Keimen befreit werden muss, anstatt nach sauberer Gewinnung von gesundem Vieh und Kühlhaltung in der ungleich wohlschmeckenderen rohen Form genossen werden zu können! Man muss nur hoffen, dass durch die Ansprüche der Säuglingsfürsorge auf gute, keimarme Milch auch allmählich in der übrigen Bevölkerung das Verständnis und Bedürfnis nach einer guten Trinkmilch geweckt werden wird.

Die Milchabgabe wird stets einen zwar wichtigen, aber doch nur untergeordneten Teil der Aufgaben der Säuglingsfürsorgestellen bilden. An erster Stelle steht die Aufklärung, die Belehrung durch Arzt und Pflegerin. Sie bildet den wesentlichen Zweck der Fürsorgestellen. Die allgemeine äussere Form solcher Stellen ist bekannt: ein Arzt erteilt zu bestimmten Stunden kostenlos Rat über Pflege und Ernährung nicht erkrankter Kinder. Erkrankte werden sofort an den sonst behandelnden oder einen beliebig zu wählenden Arzt gewiesen, unbemittelten Müttern dabei der Weg zum Armenarzt gezeigt. Die Beratungsstelle soll grundsätzlich allen Müttern, armen und reichen, ehelichen und unehelichen, offenstehen. Bisweilen wird, um einem übrigens meines Wissens niemals konstatierten Missbrauch seitens begüterter Eltern vorzubeugen, die Vorlage der Invalidenversicherungskarte des Vaters bzw. der Mutter des Kindes verlangt, als Ausweis, dass es sich um Zugehörige ärmerer Volksklassen handelt. Wir empfehlen dieses Vorgehen ebensowenig, wie die zuweilen noch beobachtete Trennung der Beratung ehelicher von der der unehelichen Mütter.

In zunehmendem Maße werden die Säuglingsfürsorgestellen zu solchen erweitert, in denen auch Kleinkinder Zulass finden. Dabei ist es eine Frage der Zweckmäßigkeit, ob die Beratungen für die Kinder beider Altersstufen gemeinsam oder getrennt abgehalten werden. Die Vorstellung des Kleinkindes braucht in der Regel nicht so oft wie die des Säuglings zu erfolgen.

Die Fürsorgestelle ist der belebende und bewegende Mittelpunkt der Säuglings- und Kleinkinderfürsorge eines Bezirks überhaupt. Von hier aus wird — theoretisch — die Gesamtheit der geborenen Kinder mindestens ein Jahr lang und bei Ausdehnung auf die Kleinkinderfürsorge entsprechend länger beobachtet und ihre Entwicklung an Hand der Wage und durch den prüfenden Blick des Arztes und der Fürsorgerin liebevoll verfolgt. Hier finden Mütter in allen Zweifelsfällen über Pflege und Ernährung ihrer Kinder Rat und Hilfe. Von hier aus werden kranke oder entwicklungsgehemmte Kinder den Stellen zugeführt, von denen eine dem jeweiligen Zustand am besten entsprechende Hilfe erwartet werden kann, und von hier aus sollen schliesslich, abgesehen von dieser Beratung im einzelnen, vernünftige Erziehung und Belehrung über gesundheitliche Fragen ganz allgemein ins Volk getragen werden.

Die gesamte Einrichtung und der Betrieb der Fürsorgestelle muss diesen Zwecken angepasst sein. Dabei taucht zunächst die Frage nach der Zahl dieser Stellen auf. Sie ist nicht nur von der Zusammensetzung und Zahl der Bevölkerung, sondern auch von der Siedelungsweise und somit von der Entfernung der Wohnung von dem Orte der Beratung abhängig. In der Stadt, wo die Menschen eng aufeinander hausen, kann man wohl mit einer Fürsorgestelle auf durchschnittlich 20000 Einwohner auskommen und Räume und Einrichtung durch täglichen Gebrauch gut ausnutzen. In ländlichen Gegenden geht keine Mutter, um ihr Kind vorzustellen über Land ins nächste Dorf; man muss also dort in jeder grösseren Siedelung — etwa von 2000 Einwohnern ab — eine Fürsorgestelle einrichten, deren Ausnutzung dann freilich nur sehr viel geringer sein kann. Schwierigkeiten bereitet oft die Gewinnung geeigneter Räumlichkeiten. Besondere Gebäude für Zwecke der volkshygienischen Beratung, in denen man etwa die Fürsorgestellen für Säuglinge, Kleinkinder, Krüppel, Tuberkulose und Trinker unter einem Dach — wenn auch von verschiedenen Eingängen aus erreichbar — zusammenlegt, werden nur selten angetroffen. Auf der anderen Seite begnügt man sich heute mit Recht nicht mehr, wie im Anfang der Bewegung damit, Mütterberatungsstunden in Schulräumen, Wirtschaftssälen u. dgl. abzuhalten, die in der übrigen Zeit für ihre eigentlichen Zwecke zur Verfügung stehen; man verlangt geeignete, ihren mannigfachen Zwecken angepasste und nur hierfür bereitgehaltene Räume. Vielfach werden sie zweckmäßigerweise in Anstalten der Säuglings- und Kleinkinderfürsorge — Krippen, Säuglingsheimen, Kinderkrankenhäusern usw. — eingebaut; auch der Einbau in Schulen bedeutet eine gute Lösung, die Frankfurt a. M. praktisch durchgeführt, Engel und Behrendt in ihrem Aufsatz „Säuglingsfürsorge“ (Handbuch der sozialen Hygiene, Gesundheitsfürsorge 4. Band, S. 128ff.) gefordert haben. Regeln lassen sich für die Unterbringung der

Fürsorgestelle nicht aufstellen, immer werden die örtlichen Bedingungen den Ausschlag geben.

Auch in bezug auf die innere Ausgestaltung ist man mit Recht anspruchsvoller geworden. Ist die Fürsorgestelle in eine Anstalt oder Schule eingebaut, so ist ein besonderer Eingang von der Strasse her unerlässlich, der zugleich als Abstellplatz für die Kinderwagen dienen kann. Ausserdem ist je ein Raum für Arzt und Fürsorgerin, sowie ein grosser Warteraum zu fordern. In der im Eigenhaus ausgezeichnet eingerichteten Beratungsstelle (Welfare-Centre) des Carnegie-Instituts in Birmingham finden sich noch weitere Ergänzungen: Die Räumlichkeiten des Instituts ermöglichen die Abhaltung von Mütterkursen hauswirtschaftlicher und pflegerischer Art; der Warteraum ist so ausgestattet, dass er für Vorträge und Belehrungen aller Art dienen kann und wird — was der Nachahmung wert erscheint —, auch tatsächlich zu solchen Belehrungen während der Stunden benutzt, die sonst mit Warten und Schwatzen unnütz verstreichen. Um die Aufmerksamkeit der Mütter hierfür zu sichern, werden die Kinder — insbesondere die unruhigen, nach Bewegung verlangenden Kleinkinder — während dieser Wartestunden in besonderen Räumen untergebracht und überwacht.

Je mehr sich die Fürsorgestelle in den Dienst der Mütterbildung und -Schulung stellt, um so mehr wird das Vertrauen der Bevölkerung zu ihrer Arbeit steigen — für Fürsorgerin und Arzt der beste Lohn. Wird doch von solchem Vertrauen allein stets auch der Grad der Inanspruchnahme abhängig sein, da ein Zwang zum Besuch in der Regel nicht ausgeübt werden kann. Die Vorstellung aller Kinder eines Bezirks bei der Fürsorgestelle wird aus leicht ersichtlichen Gründen kaum je oder doch höchstens in kleinen Landstädten erreicht werden können. Wenige Fürsorgestellen berichten von einer $80-90^0/_0$igen Beanspruchung, andere müssen sich mit 30—50 v. H. begnügen. Engel und Behrendt (a. a. O.) schätzen zur Zeit die in Industriestädten erreichbare Ziffer auf etwa 70 v. H. ein.

Eine Verpflichtung zum Besuch kann nur für die Pflegekinder ausgesprochen werden, und zwar durch die Pflegekinderordnungen (s. u.). Für die auf Grund des Reichsgesetzes für Jugendwohlfahrt ebenso wie diese einer besonderen Aufsicht unterstehenden bei der Mutter untergebrachten unehelichen Kinder dagegen ist auf Grund der neuesten einschlägigen Urteile ein Zwang ebensowenig wie für die im normalen Familienverband lebenden Kinder zulässig.

Eine wichtige Frage ist die, wieweit man die Heranziehung der Mütter durch Gewährung besonderer Leistungen fördern kann und soll. Wir nehmen hierbei den Standpunkt ein, dass unter allen Umständen die Beratung die Hauptsache ist, und dass der Besuch auf dem Wunsche nach dieser Raterteilung, auf dem Vertrauen zu Arzt und Pflegerin begründet sein muss, und — fügen wir hinzu — nach unserer Erfahrung auch begründet sein kann, wozu freilich viel persönliche hingebende Arbeit gehört. Eine Hilfe bedeutet es, wenn Krankenkasse und Wohlfahrtsamt die Auszahlung des Stillgeldes aus der Wochenhilfe und Wochenfürsorge (s. o.) von der durch die Fürsorge ausgeführten Stillkontrolle abhängig machen. Im übrigen aber ist es, da die Fürsorgestellen von zahlreichen bedürftigen Frauen aufgesucht werden und man ja gerade diese ärmsten Schichten besonders intensiv heranziehen will, mit dem blossen guten Rat, sich als stillende Mutter kräftig zu ernähren, das Kind mit guter Beinahrung zu versorgen, oder an ihm Hautpflege mit Pudern und Salben ausüben, nicht getan. Hier muss mit Geldmitteln zugegriffen werden. Hat man eine klar urteilende Fürsorgerin zur Verfügung, so ist jeder Missbrauch ausgeschlossen, was im Interesse der wirklich Hilfsbedürftigen sehr zu wünschen ist. Wird aber die Bedürftigkeit anerkannt, so sollte sofort geholfen werden. Manche Fürsorgestellen geben oder vermitteln schon der Schwangeren kräftige Mahlzeiten, die sogenannte Vorkost, ebenso der Wöchnerin. Die stillende Mutter erhält täglich 1 Liter Marktmilch zum Selbstgenuss; für nichtgestillte Kinder wird gute Milch beschafft. An manchen Orten wird die Abgabe von Milchzucker, Puder und Salben in guter Qualität zu erheblich verringerten Preisen vermittelt. Dies alles wird durch das auf öffentlich-rechtlicher Grundlage beruhende Stillgeld wesentlich erleichtert.

Wo sehr schlechte Stillgewohnheiten herrschen, kann etwa eine am Schlusse des ersten Stillviertel- oder -halbjahres verabreichte Stillprämie zur Hebung der Stillziffer beitragen. Im übrigen möchten wir aber für normale Verhältnisse anraten, die Beihilfen auf Naturalien — Milch, Kost — zu beschränken, diese dann aber ausgiebig und lange zu gewähren in allen Fällen, in denen sie wirklich not tun. Es ist für die heutige Anschauung schon eine Selbstverständlichkeit und mit Inkrafttreten der Reichsverordnung über die Fürsorgepflicht noch ausdrücklich festgelegt, dass diese Beihilfen, auch wenn sie aus städtischen Mitteln erfolgen, nicht den Charakter der Armenunterstützung tragen dürfen.

Die Mutterberatungsstelle ist das Rückgrat jeder erspriesslichen Säuglingsfürsorge, ohne sie wird man nur unter besonderen Umständen mit Erfolg arbeiten können, und zwar stets nur dann, wenn für diese Form der offenen Fürsorge eine andere geeignete gesetzt wird, wobei insbesondere an Hausbesuche durch Fürsorgerinnen in kleinen Gemeinden zu denken ist.

Was die Kleinkinder anbetrifft, so wird von den Fürsorgestellen in erster Linie die planmäßige Bekämpfung der Rachitis und der Infektionskrankheiten erfolgen müssen. Rachitis kann bereits im Säuglingsalter einsetzen. Sie wird verhütet durch genügende Zufuhr von Luft, Licht und Sonne, sowie durch Ernährung mit vernünftig zusammengestellter vitaminhaltiger Nahrung. Die Fürsorgerin kann durch Belehrungen dieser Art mit Erfolg in jedem Haus an der Verhütung arbeiten, sofern die häuslichen Bedingungen einigermaßen günstige sind. Gerade heutzutage, wo der Kauf von teurem Gemüse und Obst häufig genug als Luxus empfunden wird, sind Belehrungen über die Unersetzlichkeit dieser vitaminhaltigen Nahrungsmittel von ebenso grosser Bedeutung wie die Aufklärung über die Notwendigkeit der natürlichen Ernährung des Säuglings. Hilft diese häusliche Beratung nicht, oder stellen sich ihrer Verwirklichung unüberwindliche Hindernisse in den Weg, so muss das gefährdete Kind zeitweilig zu Erholungskuren, in fortgeschritteneren Stadien der Rachitis zu Heilkuren aus dem Hause entfernt werden. Da es erfahrungsgemäß sehr schwer ist, die oft stark an Heimweh leidenden Kleinkinder mit Erfolg in Erholungskuren auszusenden, muss versucht werden, örtliche Kuren zu veranstalten. Mehr und mehr bürgert sich die Licht-Luftbad-Pflege ein, zuweilen ergänzt durch Solbäder und jedenfalls in Verbindung mit einer guten reichlichen Mahlzeit. In schwereren Fällen freilich sind See- oder Solbadkuren sowie Behandlung mit der Quarzlampe unerlässlich, und es ist eine Hauptaufgabe der Fürsorge, die Kinder der jeweils ihrem körperlichen Zustand entsprechenden Kur zuzuführen und die erforderlichen Geldmittel zu beschaffen. Auf den Zusammenhang der Rachitis mit Verkrüppelungen ist im ärztlichen Teil hingewiesen. Über die Verbreitung dieser verhängnisvollen Krankheit sei noch folgendes Zahlenmaterial (nach Prof. Engel-Dortmund) mitgeteilt, das als das bisher best durchgearbeitete Beachtung verdient.

Tabelle 2 a.

Festgestellte Rachitisfälle und Alter der Kinder.
(Dortmund 1921.)

Anzahl der Kinder	Alter in Jahren	Rachitisfrei	An Rachitis erkrankt:				
			leicht	mittel	schwer	sehr schwer	insgesamt
173	2	$48=28,8^0/_0$	$74=42,7^0/_0$	$32=18,4^0/_0$	$16=\ 9,2^0/_0$	$3=1,1^0/_0$	$125=71,2^0/_0$
129	3	$38=29,5^0/_0$	$43=33,3^0/_0$	$17=13,1^0/_0$	$26=20,1^0/_0$	$5=3,8^0/_0$	$91=70,5^0/_0$
131	4	$57=43,6^0/_0$	$42=32,0^0/_0$	$19=14,5^0/_0$	$12=\ 9,1^0/_0$	$1=0,07^0/_0$	$74=56,4^0/_0$
115	5	$52=46,3^0/_0$	$32=27,8^0/_0$	$11=\ 9,5^0/_0$	$10=\ 8,7^0/_0$	$10=8,7^0/_0$	$63=54,7^0/_0$
174	6	$101=58,1^0/_0$	$48=27,5^0/_0$	$11=\ 6,3^0/_0$	$10=\ 5,7^0/_0$	$4=2,3^0/_0$	$73=41,9^0/_0$
187	7	$131=70,1^0/_0$	$34=18,1^0/_0$	$12=\ 6,4^0/_0$	$4=\ 2,1^0/_0$	$6=3,2^0/_0$	$56=29,9^0/_0$
163	8	$117=71,8^0/_0$	$35=21,4^0/_0$	$5=\ 3,0^0/_0$	$5=\ 3,0^0/_0$	$1=0,6^0/_0$	$46=28,2^0/_0$
177	9	$135=76,3^0/_0$	$30=16,9^0/_0$	$5=\ 2,8^0/_0$	$7=\ 3,9^0/_0$	—	$42=23,7^0/_0$
135	10	$111=82,3^0/_0$	$14=10,3^0/_0$	$3=\ 2,1^0/_0$	$6=\ 4,2^0/_0$	$1=0,7^0/_0$	$24=17,7^0/_0$
1384	2—10	$700=57,2^0/_0$	$352=25,4^0/_0$	$115=\ 8,3^0/_0$	$96=\ 7,7^0/_0$	$31=2,2^0/_0$	$594=42,8^0/_0$

Tabelle 2 b.

Von 594 Kindern mit Rachitis hatten:

Grad der Rachitis	Anzahl	Prozent
Mittlere, schwere und sehr schwere	242	40
Schwere und sehr schwere	127	21,3

Man ersieht aus obigen Tabellen die ausserordentlich starke Belastung des Kleinkindalters mit Rachitis, die starken Reste der Krankheit bis zum Alter von 10 Jahren, die erhebliche Durchsetzung der Erkrankten mit mittleren, schweren und sehr schweren Fällen. Für die an sich wünschenswerte und interessante Aufklärung darüber, ob mit steigendem Alter der Kinder die Abnahme bei den leichten und schweren Fällen verschieden gross ist, reicht das Zahlenmaterial leider nicht aus.

Die schweren Infektionskrankheiten — Masern, Scharlach, Diphtherie — treffen zwar im grossen und ganzen mehr das Schulkind als das Kleinkind, spielen aber auch in diesem Alter eine nicht unwesentliche Rolle. In verhängnisvoller Weise ergänzt werden sie durch den so sehr schwer zu behandelnden Keuchhusten, der zu Zeiten an die Fürsorge sehr grosse Anforderungen stellt. Die allein wirksame Abhilfe gegen die Verbreitung des Keuchhustens wäre natürlich die völlige Isolierung. Sie ist medizinalpolizeilich nicht vorgeschrieben und praktisch so gut wie undurchführbar. In jeder Gemeinde sollten aber in einiger Entfernung von den Wohnvierteln frei gelegene, in der Art eines Luftbades eingerichtete, mit Speisungsgelegenheit versehene Plätze eingerichtet werden, in der die vom Keuchhusten befallenen Kinder wenigstens tagsüber Aufenthalt finden könnten. Die Möglichkeiten der Übertragung wären dann, wenn auch natürlich nicht ausgeschlossen, so doch wesentlich verringert und für die Kinder selber Ruhe, frische Luft und gute Ernährung von bestem Einfluss. Für Masern, Scharlach und Diphtherie gilt die polizeiliche Meldepflicht. Mindestens für Diphtherie und Scharlach ist die Aufnahme in Krankenanstalten und somit Isolierung wohl regelmäßig zu erreichen, dagegen bilden Masern und die leichten Infektionskrankheiten eine ständige, nicht leicht zu nehmende Gefahr für alle halbgeschlossenen Anstalten der Kleinkinderfürsorge. Diese Anstalten werden, um nicht die weitere Verbreitung zu fördern, strengstens das Gebot völliger Schliessung befolgen und erst nach gründlicher Desinfektion und Ablauf der Schlummerzeit ihre Pforten den Kindern wieder öffnen. Gerade mit diesem — natürlich unvermeidlichen — Schliessen der Tagesheime wird aber die offene Fürsorge vor die fast unlösbare Aufgabe gestellt, der Übertragung im Rahmen der Familie entgegenzuwirken.

Mütter oder Pflegerinnen müssten sich dazu verstehen, sich selbst wochenlang mit den erkrankten oder der Ansteckung verdächtigen Kindern von der Welt abzuschliessen, eine Forderung, die schon im Hinblick auf die durchschnittlichen Wohnungsverhältnisse sowie auf die häuslichen Pflichten der Mutter undurchführbar ist. So sehr jede vernünftige Forderung auf die Schaffung gut geleiteter, in freier Lage befindlicher Vollheime für Keuchhustenkinder, Bazillenträger und der Ansteckung Verdächtige abzielt, so wenig wird unter den heutigen Verhältnissen an die Verwirklichung gedacht werden können.

Das Problem in seiner ganzen Schwere musste hier aufgerollt werden, Sache der örtlichen Fürsorge bleibt es, so gut wie irgend möglich im gegebenen Falle damit fertig zu werden. Auch hier hängt das Gelingen vom zweckmäßigen Hand-in-Hand-Arbeiten der Fürsorgerinnen, Ärzte, ehrenamtlichen Hilfskräfte, Behörden und Vereine ab.

Nur die offene Fürsorge kann eine solche Breite der Berührungsflächen herausentwickeln, dass jedes hilfsbedürftige Kind oder die Hauptzahl dieser Kinder erreicht wird. Bei Anstaltsfürsorge wird man dieses

Ziel nicht einmal ins Auge fassen können. Denn Anstaltspflege ist kompliziert und kostspielig und bleibt schon aus diesen Gründen auf eine kleine Zahl beschränkt, ganz abgesehen davon, dass das frühere Ideal der Anstaltsversorgung möglichst vieler hilfsbedürftiger Kinder längst als irrig verlassen worden ist.

Immerhin bilden die Anstalten natürlich einen unentbehrlichen Bestandteil geordneter Fürsorge. Wir wollen sie für Säuglinge und Kleinkinder gesondert betrachten.

b) Anstaltsfürsorge für Säuglinge.

In Anstalten gehören (nach Prof. Arthur Keller) unter allen Umständen:

1. Kranke Säuglinge, und zwar nötigenfalls zugleich mit der stillenden Mutter.
2. Früh- und Schwachgeborene.
3. Syphilitische.
4. Gesunde Kinder mit ihren Müttern, sofern die Mutter ausserstande ist, mit ihrem Kinde zusammenzubleiben, wenn ihr nicht Obdach und Verpflegung geboten wird.
5. Alle von der Stadt zu unterstützenden oder zu beaufsichtigenden Kinder, die trotz sorgfältiger Pflege in der Aussenpflege nicht gedeihen und zu ihrem Vorwärtskommen der — in der geschlossenen Anstalt selbstverständlich zur Verfügung stehenden — Frauenmilch bedürfen.

Diese Zusammenstellung spricht für sich selbst und bedarf keiner Erläuterung. Freilich sind wir noch sehr fern davon, ihre Forderungen überall verwirklicht zu sehen, da noch längst nicht jede grössere Stadt — von kleinen ganz zu geschweigen — über die Möglichkeit verfügt, auch nur ihre kranken und frühgeborenen Säuglinge — Ziffer 1—3 der obigen Aufstellung — in geordnete Krankenhauspflege mit Ammenernährung oder gar die nichtkranken Kinder — Ziffer 4 und 5 — in Säuglingsheimen unterzubringen.

Neben den geschlossenen Anstalten stehen die halbgeschlossenen, vor allem die Krippen, in welchen Säuglinge nur tagsüber Aufnahme finden. Sie leiten ihre Berechtigung nicht sowohl aus Krankheitszuständen des Kindes wie aus wirtschaftlichen Verhältnissen der Eltern ab. Die ausserhäuslich erwerbstätige Mutter muss Gelegenheit haben, ihr Kind in sachverständige Pflege zu geben, anstatt es alten und invaliden Angehörigen oder selbst noch der Aufsicht bedürftigen älteren Kindern zu überlassen. So wenig wir die frühzeitige Trennung von Mutter und Kind wünschen, so sehr müssen wir, vor ihr als Tatsache stehend, die gröbsten Mißstände zu mildern suchen. Die Krippe ist ein notwendiges Übel, vielleicht. Aber notwendig ist sie, und das Übel der Anstaltsversorgung ist sicherlich vielfach weit geringer, als das der unzureichenden häuslichen Pflege; und dies ganz besonders, wenn man die Krippe zur Stillkrippe ausbaut, in welcher die Mutter das Kind einigemal am Tage besucht und nährt, während zugleich sie selbst mit kräftiger Nahrung versorgt wird. Die Krippe muss unter ärztlicher Aufsicht stehen und mit gutem pflegerischen

Personal bestellt sein. Es empfiehlt sich, den etwa noch zu Hause auf Mahlzeiten angewiesenen Kindern die trinkfertige Nahrung mitzugeben — dies ganz allgemein auch für den Sonntag —, da erfahrungsgemäß die Kinder leiden, wenn man dies den Müttern überläßt. Der Gewichtssturz der Kinder am Montag nach dem zu Hause verbrachten Sonntag ist eine bekannte Erscheinung im Krippenwesen. Auch in der Krippe muss, wie in dem modernen Säuglingsheim, ein Kind vom andern in Bettchen und allen Geräten getrennt gehalten werden; hier wie dort muss peinlichste Sauberkeit herrschen. Auch der Krippenbetrieb ist, wenngleich natürlich nicht entfernt so kostspielig wie eine Klinik, doch teuer genug. Kleine Krippen mit unter 10 Bettchen sind verhältnismäßig kostspieliger als grössere.

Besondere Formen der Krippen sind die **Fabrik-** und die **Waldkrippen.** Erstere dienen zur Aufbewahrung der Säuglinge fabrikarbeitender Frauen und werden auf dem Fabrikgelände errichtet. Die bekannteste ist die schon vor mehr als 30 Jahren gegründete Stillkrippe der Mechanischen Weberei in Linden bei Hannover, als weitere Beispiele sind die Krippe der Norddeutschen Wollkämmerei und Kammgarnspinnerei in Delmenhorst bei Bremen und die der Firma J. Löw-Beer in Brünn zu nennen. Trotz der augenscheinlichen Vorzüge solcher Krippen hält es sehr schwer, die Betriebe zu Neugründungen zu veranlassen. Auch die Kriegszeit hat hierin nicht viel Wandel geschaffen. Häufig lässt die verdorbene Luft des Fabrikgeländes auch die Anlage von Krippen nicht als ratsam erscheinen.

Waldkrippen nehmen erholungsbedürftige Säuglinge während der Sommermonate auf und beherbergen hier die Kinder bei gutem Wetter den ganzen Tag in Luft und Sonne. Solche oder ähnliche Einrichtungen, wie z. B. die in den Vereinigten Staaten eingeführten Dachgärten, sollten besonders den Bewohnern enger, schlechter Quartiere überall zur Verfügung stehen.

Schliesslich sind in diesem Zusammenhang noch die **Wöchnerinnenasyle** und **Entbindungsanstalten** zu erwähnen, die der Mutter zugleich und dem Neugeborenen dienen. Die Frauenärzte fordern mit Recht die Durchführung der Entbindung in einer gut geleiteten, ärztlich überwachten Anstalt: 1. bei allen pathologischen Entbindungen; 2. bei ungenügenden Wohnungs- und Wirtschaftsverhältnissen im Hause der Schwangeren. Es ist nachgewiesen, dass, während Todesfälle an Kindbettfieber im Durchschnitt 0,3 % betragen, diese Ziffer sich in den Anstalten nur auf 0,01 %, also auf ein Dreissigstel jener beläuft. Tausende von Frauenleben könnten in jedem Jahr gerettet werden, führte man sie rechtzeitig den Entbindungsanstalten zu; mit dem Tode der Mutter aber trifft das zarte Kind der unersetzlichste Verlust. Nach Prof. Franqué müssten etwa 20 % aller Entbindungen aus den erwähnten Gründen in Anstalten stattfinden, doch wird — obwohl die Wohnungsnot in der Nachkriegszeit zur Vermehrung und besseren Ausnützung der vorhandenen Anstaltsbetten geführt hat — diese Zahl noch nicht an allen Orten erreicht. Die Stadt Dortmund bildet ein solches Beispiel ausreichender Anstaltsversorgung für Wöchnerinnen.

c) Anstaltsfürsorge für Kleinkinder.

Während beim Säugling das Wesen der Pflege zunächst Körperpflege ist, verlangen späterhin und in ständig wachsendem Maße beim Kleinkind neben dem Körper auch Geist und Seele ihr Recht. Der Lebenskreis des Säuglings ist von seiner Lagerstätte umschlossen, das Kleinkind dehnt ihn, indem es kriechen, gehen, klettern lernt, zunächst räumlich aus, erfüllt aber zugleich sein Vorstellungsleben mit tausend neuen Eindrücken.

Wir unterscheiden beim Kleinkinde das Kriechalter vom vollendeten ersten bis etwa zum vollendeten dritten Lebensjahr und das Spielalter, das sich bis zur Schulreife erstreckt. Jede dieser Stufen stellt ihre besonderen Anforderungen an Pflege und Aufsicht. In keiner Lebenszeit ist die Schmierinfektion so verbreitet wie in dieser, in welcher das Kleinkind triebmäßig mit den Händen überall umhertastet; in keiner die Gefahr der Verletzung durch Stoss, Sturz, Feuer, Wasser oder dergleichen so schwer zu verhüten. Auf der Anstaltspflegerin, die eine grössere Anzahl von Kindern zu versorgen hat, ruht eine grosse Verantwortung.

Der Umfang der Anstaltsbedürftigkeit ist nicht so klar zu umreissen wie beim Säugling. Folgen wir der Kellerschen Aufzählung auf S. 209, so sind auch die Kleinkinder im Krankheitsfalle oder bei andauerndem Nichtgedeihen, sofern nicht sorgfältige häusliche Pflege gewährleistet ist, der guten Kinderklinik zuzuführen. Für die im Kleinkindesalter besonders bedeutsamen Infektionskrankheiten ist Krankenhausbehandlung z. T. wenigstens durch medizinalpolizeiliche Vorschriften geregelt. Grosse Schwierigkeit bereitet die Versorgung an Keuchhusten erkrankter Kinder, über die bereits oben näheres ausgeführt wurde. Was das Zusammenbleiben des gesunden Kindes mit seiner Mutter betrifft, das natürlich beim Kleinkind wie beim Säugling aus sozialen Gründen oft gefährdet ist, so wird sich hier die Forderung der Aufnahme in geschlossene Anstalten nicht erfüllen lassen. In ganz seltenen Ausnahmefällen ist es gelungen, Mütterheime so auszubauen, dass Mutter und Kind bis zum sechsten Jahre nach der Geburt zusammenbleiben konnten, indem die Anstaltsleitung den Müttern Arbeit beschaffte und während ihrer Abwesenheit die Kinder versorgen liess. Als Regel wird aber hier die halbgeschlossene Anstalt helfend eingreifen müssen.

Halbgeschlossene Anstalten für das Kleinkindesalter — Bewahranstalten, Kleinkinderschulen, Kindergärten — sind von jeher ein Bestandteil der freien und kirchlichen, seltener der kommunalen Wohlfahrtspflege gewesen. Ihre Errichtung fällt z. T. schon in Zeiten, in denen das Verständnis für Säuglingskrippen und Schulkinderhorte noch nicht erwacht war, und bezweckte die zeitweilige Entlastung erwerbstätiger oder häuslich angespannter Mütter von dem anspruchsvollen und gefährdeten Kleinkinde. Aus dieser frühen Entwicklungszeit erklärt sich wohl mindestens z. T. die oft recht geringe Berücksichtigung gesundheitlicher Maßstäbe. Häufig geben zu Beanstandungen Anlass das Fehlen oder die mangelhafte Einrichtung der Waschgelegenheiten und Aborte, zu geringe Spiel- und Tummelflächen, vor allem auch der Mangel an Matratzen oder Liegestühlen für die dem Kleinkinde unentbehrliche Mittagsruhe. Auch sind die Aufnahmezeiten oft unzweckmäßig geregelt, so dass z. B. das Kind über Mittag entlassen wird ohne Rücksicht darauf, ob es zu Hause ein Mittagessen findet oder nicht. Die Verabreichung von Mahlzeiten in der Anstalt selbst oder in Verbindung mit sonst am Orte bestehender Ernährungsfürsorge fand vor dem Kriege wohl nirgends statt. Die Leiterinnen der Anstalten waren oft weder hygienisch noch pädagogisch geschult und ihre Kräfte durch eine viel zu grosse Zahl der ihnen anvertrauten Kinder überanstrengt. In den letzten Jahren ist man mit Erfolg bemüht, diese Mängel abzustellen, vor allem auch die leitenden Kräfte zu besserem Verständnis für die erziehlichen und gesundheitlichen Aufgaben zu schulen. Das Ziel ist, wenigstens für das Spielalter, der gute Kindergarten im Fröbelschen Sinne, in dem die Kinder in freundlichen Räumen zu kleinen Gruppen — Familien — zusammengefasst sind.

d) Zusammenwirken der offenen und geschlossenen Fürsorge.

Es braucht nicht erst hervorgehoben zu werden, dass im Interesse der Kinderfürsorge ein methodisches lückenloses Zusammenarbeiten der offenen Fürsorge mit den geschlossenen und halbgeschlossenen Anstalten liegt.

Durch die mittels Beratungsstunde und Hausbesuchen ausgeübte offene Fürsorge gewinnen Arzt und Fürsorgerin ein Bild der sozialhygienischen Bedürfnisse nach Art und Umfang. Methodische Untersuchungen nach Art der oben erwähnten Dortmunder über die Verbreitung der Rachitis fördern diese Erkenntnis. In der Beratungsstelle wird der ernährungsgestörte Säugling, beim Hausbesuche das noch nicht der Fürsorgestelle zugeführte, in Gefahr der Verkrüppelung befindliche Kleinkind entdeckt und der erforderlichen ärztlichen Behandlung oder Anstaltspflege überwiesen. Bösartigen Eltern entreisst die Fürsorgerin das körperlich misshandelte oder psychisch gequälte Kind — das sich aus leicht ersichtlichen Gründen häufiger unter den Kleinkindern als unter Säuglingen oder den unter öffentlich-rechtlicher Aufsicht stehenden Schulkindern findet — und ist für seine gute Unterbringung besorgt. Die geschlossene, die halbgeschlossene Anstalt, sowie alle sonst in Betracht kommenden Hilfseinrichtungen sind die Knotenpunkte der offenen Fürsorge. Das in Gefahr der Verkümmerung begriffene Kind ist der für seinen Zustand zuträglichen Anstalt oder — bei der natürlich in erster Linie wünschenswerten Belassung in der Familie — dem Spielplatz, dem Luft- oder Sonnenbad, der Kinderspeisung, der Erholungs- oder Heilfürsorge zuzuführen, damit es beim Eintritt in die Schule und damit in den Ernst des Lebens körperliche Frische und geistige Regsamkeit mitbringt.

Fehlende Einrichtungen sind zu schaffen, mangelhafte zu verbessern, Reibungen zu vermeiden. Hier ist das Feld der täglich neuen, immer wieder schöpferische Kräfte erfordernden Arbeit der Fürsorgerin, des Arztes, des Verwaltungsbeamten, um aus den gegebenen Verhältnissen das Bestmögliche zu gestalten.

Zum Schluss geben wir eine Zusammenstellung der in Deutschland bestehenden Fürsorgeeinrichtungen für Mütter, Säuglinge und Kleinkinder nach dem Stand des Jahres 1926.

Einrichtungen der Mutter-, Säuglings- und Kleinkinderfürsorge im Deutschen Reiche.

Zusammengestellt vom Organisationsamt für Säuglingsschutz des Kaiserin-Auguste-Viktoria-Hauses.

Bezeichnung der Fürsorgeeinrichtung	Abgerundete Zahl zu Beginn des Jahres 1926
Säuglingsfürsorgestellen	4500
Kleinkinderfürsorgestellen	2600
Schwangerenberatungsstellen	2000
Krippen	350
Säuglingsheime und -Krankenhäuser	750
Entbindungsanstalten	180
Mütterheime	110

Die Beratungsstellen aller Art haben in den letzten 10 Jahren an Zahl ausserordentlich zugenommen, während Milchküchen (hier nicht aufgezählt) und Krippen zurückgegangen sind. Am weitesten verbreitet sind die gleichfalls hier nicht aufgeführten Kinderbewahranstalten, deren Zahl etwa 10000 beträgt.

5. Besondere Fürsorge für die uneheliche Mutter und ihr Kind.

Alle bisher erwähnten Einrichtungen des Mutter- und Kinderschutzes sind bestimmt, der ehelichen wie der unehelichen Mutter und ihrem Kinde zu dienen. Wenn es immer noch Anstalten gibt, die ihre Pforten nur den „unbescholtenen" Müttern, den ehelichen Kindern öffnen, so sind das Überreste einer roheren Auffassung, die wohl bald ganz geschwunden sein werden. Die Sozialversicherung kennt keinen Unterschied mehr zwischen ehelichen und unehelichen Müttern, Art. 121 der Reichsverfassung verheisst dem unehelichen Kind volle Entwicklungsmöglichkeiten.

Die besondere Lage der unehelichen Mutter und ihres Kindes begründet und rechtfertigt aber noch einige ausschliesslich zu ihrer Wohlfahrt getroffene Hilfsmaßregeln, die im folgenden behandelt werden sollen.

Während, von ganz traurigen Ausnahmefällen abgesehen, die eheliche Schwangere und Wöchnerin ein Dach über ihrem Haupte hat und mit einem gewissen Maße von Sorge und Pflege seitens ihrer nächsten Angehörigen rechnen darf, während das zur Welt gekommene Kind an seinem Vater in der Regel einen gutwilligen Ernährer findet, wird die uneheliche Mutter aus dem Hause gewiesen, umhergestossen und geächtet, ihr Kind unter dem Drucke dieser Ächtung oft genug von ihr selbst verlassen, von dem unterhaltungspflichtigen Erzeuger unter tausend Listen und Schlichen um sein gutes Recht betrogen und so durch Schande und Elend frühem Tode, Verwahrlosung oder freudelosem Leben zugetrieben.

So sieht das Schicksal dieser Mütter und Kinder aus, wenn man den traurigen Einzelfall ins Auge fasst. Wir fragen hier wiederum, wie sich die Summe dieser Einzelschicksale im gesamten Volksleben widerspiegelt.

Im Durchschnitt des Deutschen Reiches ist jedes achte bis zehnte lebendgeborene Kind unehelicher Geburt (1924: 10,6 v. H., 1925: 12,0 v. H.). Der Bruchteil schwankt je nach Landesteilen sehr erheblich und ist bei sinkenden absoluten Zahlen der Geborenen überhaupt bezeichnenderweise nach dem Kriege höher als früher. Für das Jahr 1923 betrug die Ziffer der unehelich Geborenen auf 100 Geborene im Reich 10,5, in der Rheinprovinz 5,1, in Bayern rechts des Rheins 13,1. Selbst bei der verhältnismäßig niedrigen Durchsetzung mit Unehelichen im Rheinland handelt es sich im Regierungsbezirk Düsseldorf um jährlich rund 4000 bis 5000 uneheliche Geburten, einer Zahl, die genügen würde, jährlich ein ansehnliches Dorf, eine kleine Industriegemeinde neu zu bevölkern, während die im gesamten Deutschen Reich geborenen 150000 Unehelichen in jedem Jahr eine Großstadt neu anfüllen könnten. Das sind Zahlen, die ohne Schaden keine Volkswirtschaft vernachlässigen darf.

Was nun wird heutzutage aus diesen Kindern? Ein grosser Teil stirbt bereits im ersten Lebensjahr wieder ab, ein Viertel und mehr sind es im Reichsdurchschnitt. Und diese hohe Sterblichkeitsziffer lässt mit Sicherheit darauf schliessen, dass von den Überlebenden ein nicht geringer Teil gesundheitlich geschädigt und geschwächt das zweite Lebensjahr beginnt. Können wir diese körperliche Inferiorität statistisch nicht fassen, so gelingt uns das leider mindestens teilweise hinsichtlich der geistig-sittlichen Verwahrlosung: Der Prozentsatz der Unehelichen bei den jugendlichen Kriminellen ist unverhältnismäßig höher, als der Anteil der Unehelichen an den betreffenden Altersstufen überhaupt; die Unehelichen häufen sich in der sozial tiefstehenden Arbeiterschicht, der ungelernten, an — m. a. W.: für die Erziehung und Ausbildung der unehelich Geborenen wird in weit geringerem Maße Sorge getragen, als für die der ehelichen; sie fallen, und zwar wie es nach Klumker-Spann mindestens wahrscheinlich gemacht wird, gerade aus diesem Grund in erschreckend hoher Zahl der Kriminalität anheim.

Was besagen diese Tatsachen vom volkswirtschaftlichen Gesichtspunkte aus?

Sie besagen, dass der Staat in seinen Fürsorgeerziehungsanstalten, Gefängnissen und Zuchthäusern die ernähren muss, um deren Wohl rechtzeitig sich zu bekümmern man versäumt hat.

Und was hat die Säuglings- und Kleinkinderfürsorge mit dieser Frage zu schaffen?

Wir wissen, dass im ersten Lebensjahr die Grundlage für die körperliche und seelische Konstitution des Menschen gelegt wird. Wir wissen ferner, dass Vernachlässigung im Kleinkindesalter dem überlebenden Kinde dauernde Schädigungen mitgeben kann. Eine Wechselbeziehung zwischen Geist und Körper derart, dass der kränkliche, ungesunde, schwache Mensch unter ungünstigen äussern Verhältnissen Versuchungen eher erliegen wird als der kräftige und gesunde, wird nicht zu leugnen sein. Geben wir also der Masse der unehelichen Kinder eine kräftigere Gesundheit und mindestens vor den grössten Schädigungen bewahrte seelische Entwicklung ins Leben mit, so werden wir sie, im übrigen gleiche Umstände vorausgesetzt, für die gerade ihnen besonders drohenden Schwierigkeiten stärken. Aber nicht nur das. Muss die Fürsorge für die unehelichen Säuglinge wie jede Säuglingsfürsorge überhaupt darnach streben, den Zusammenhang zwischen Mutter und Kind zu festigen, so gibt sie dem Kinde weit über das gefährdete erste Lebensjahr hinaus einen Schutz mit, der nicht nur dem Körper, sondern auch Geist und Seele zugute kommen wird.

Über die rechtliche Lage des unehelichen Kindes lässt sich hier nur das wichtigste kurz sagen. Das uneheliche Kind ist ein Kind ohne väterliche Familie, nach dem Wortlaut des § 1589 des Abs. 2 B.G.B. gelten ein uneheliches Kind und dessen Vater als nicht verwandt. Die Mutter und der mütterlichen Familie gegenüber befindet sich das Kind in der rechtlichen Stellung eines ehelichen Kindes, es trägt ihren Namen, hat ihnen gegenüber Erbrecht und alle übrigen aus der Verwandtschaft sich ergebenden Rechte und Pflichten. Dem unehelichen Vater steht keinerlei Recht an der Person oder dem Vermögen des Kindes zu, und seine Pflichten sind in der Regel auf die Gewährung des Unterhaltes bis zum vollendeten sechzehnten Lebensjahr des Kindes beschränkt. Dieser Unterhalt ist dem Stande der Mutter entsprechend anzusetzen und in vierteljährlichen Raten im voraus zu entrichten. Der Mutter steht ein Anspruch auf Erstattung des Lohnausfalls und der Kosten des Wochenbettes zu. Für sich sowohl wie für das Kind — für dieses in Höhe der ersten Vierteljahrsrate — kann die Mutter die Hinterlegung der Beträge schon gegen das Ende der Schwangerschaft verlangen. Das Gesetz ist also bemüht, ihr für die Zeit der grössten Hilfsbedürftigkeit eine gewisse materielle Sicherheit zu gewähren, das Kind bis zur Erwerbsreife materiell zu schützen.

Von der wörtlichen Wiedergabe dieses im sechsten Titel des Bürgerlichen Gesetzbuches niedergelegten Unehelichen-Rechtes sehen wir ab, da im Jahre 1926 dem Reichstag ein leider bisher (Frühjahr 1928) noch nicht erledigter Gesetzentwurf über die Rechtsstellung des unehelichen Kindes zugegangen ist, der z. T. sehr wesentliche Änderungen zugunsten des Kindes enthält. Das gleiche gilt für die folgenden Ausführungen.

Das Kind steht nicht unter elterlicher Gewalt, sondern bedarf eines Vormundes. Gesetzlicher Vormund für alle neugeborenen Unehelichen ist auf Grund der Bestimmungen des Reichsgesetzes für Jugendwohlfahrt das Jugendamt. Die Vormundschaft kann oder soll vom Jugendamt, sofern die Voraussetzungen dafür gegeben sind, auch an Einzelpersonen oder an die organisierte Vereinsvormundschaft abgegeben werden. Vormund kann die Mutter sein — was, grundsätzlich wünschenswert, tatsächlich nur in besonders gut gelagerten Fällen zu empfehlen sein wird —, der Grossvater und andere Verwandte sind zu berücksichtigen; scheiden sie aus, so kommt jeder beliebige Dritte in Frage, sofern er seinen persönlichen Eigenschaften nach geeignet ist, insbesondere auch Frauen. Sie sollten sich in weitaus grösserer Zahl, als bisher geschehen, zu dieser Aufgabe melden, aus der ihnen trotz mancher grosser Schwierigkeiten reiche Freude und Befriedigung erwachsen kann. Dem Vormund liegt die Sorge für die Person — diese freilich nur eben der unehelichen Mutter —, die Sorge für das Vermögen und die gesetzliche Vertretung des Kindes ob.

Bei der Wahrnehmung der Sorge für die Person des Kindes ist besonders zu beachten, dass das uneheliche Kind aus seiner sozial ungünstigen Stellung auf verschiedene Weise in die günstigere eines ehelichen Kindes versetzt werden kann und zwar:

1. durch die Eheschliessung der unehelichen Erzeuger;

§ 1719. B. G. B.

Legitimation durch nachfolgende Ehe.

Ein uneheliches Kind erlangt dadurch, dass sich der Vater mit der Mutter verheiratet, mit der Eheschliessung die rechtliche Stellung eines ehelichen Kindes.

2. durch Ehelichkeitserklärung, eine Verfügung der Staatsgewalt, die seitens des unehelichen Vaters mit Zustimmung des Vormundes und der Mutter bei der Staatsregierung zu beantragen ist, und

3. endlich durch Annahme an Kindesstatt. Der Annehmende darf keine ehelichen Kinder haben. Von dieser Bedingung kann nicht abgesehen werden, während von anderen Vorschriften, z. B. dass der Annehmende mindestens 50 Jahre alt sein soll, Dispens erwirkt werden kann.

Alle anderen Formen der Abgabe von Kindern an Dritte, die als sogenanntes „Verschenken", als „Aufgeben der Mutterrechte" u. dergl. bekannt sind, haben rechtlich keinerlei Wirkung und gehen meistens zum Nachteil, sei es des Kindes, sei es der gutgläubig das Kind Aufnehmenden, aus. Auch die „Namengebung" durch den Ehemann der Mutter § 1706 B. G. B., der nicht Vater des Kindes ist, bessert die rechtliche Stellung des Kindes nicht, ist aber trotzdem dringend zu begrüssen, da sie das fremde Kind wenigstens nach aussen hin als vollberechtigtes Glied der stiefväterlichen Familie erscheinen lässt. Nach den Untersuchungen von Spann befinden sich die in einer solchen Stiefvaterfamilie aufwachsenden Unehelichen in einer relativ günstigen Lage, wenn freilich die tägliche Fürsorgearbeit lehrt, dass gerade in diesem Verhältnis aus psychologisch leicht verständlichen Gründen auch oft die Quelle brutalster Kindermisshandlungen zu suchen ist. Der Vormund und gesetzliche Vertreter des Kindes hat im Verein mit der unehelichen Mutter diese und alle sonstigen auf die Person des Kindes bezüglichen Fragen zu behandeln (§ 1707 B. G. B.). Der erwähnte neue Gesetzentwurf sieht einen Pflegekindschaftsvertrag vor, nach welchem der Träger des Personensorgerechts dieses Recht für bestimmte Zeit auch anderen Personen übertragen kann. Eine solche unter Mitwirkung des Jugendamts und Vormundschaftsgerichtes getroffene Sicherung gegen den leider sehr verbreiteten unbegründeten Pflegewechsel wäre durchaus im Interesse des Kindes gelegen.

Die Wahrnehmung der Sorge für das Vermögen des Kindes umfasst bei unbemittelten Mündeln, von denen hier die Rede ist, im wesentlichen die Beschaffung des Unterhaltes. Die Unterhaltspflicht ruht der Reihenfolge nach auf dem unehelichen Vater, der Mutter, den Grosseltern mütterlicherseits. Sind von ihnen Mittel nicht zu erhalten, so greift der zuständige Bezirksfürsorgeverband ein. Die Alimentenbeitreibung gehört erfahrungsgemäß zu den allerverwickeltsten und schwierigsten Aufgaben des Vormundes. Bei den heutigen gesellschaftlichen Verhältnissen, die es dem unehelichen Vater erleichtern, sich durch Wechsel des Arbeits- und Wohnortes seinen Pflichten zu entziehen, reichen die Kräfte des Einzelvormundes für diese Arbeit in der Regel nicht aus.

Gute Regelung der vormundschaftlichen Verhältnisse ist eine der hauptsächlichsten Grundlagen des Unehelichen-Schutzes.

Seit Inkrafttreten des Jugendwohlfahrtsgesetzes greift die Amtsvormundschaft mit der Geburt des Kindes ein. Es kann aber auch bereits vorher ein Pfleger für das werdende Kind — die Leibesfrucht, wie es im Gesetze heisst — bestellt werden. Denn häufig genug beginnt schon vor der Geburt des Kindes die Sorge um seine Existenz. Das schwangere Mädchen bedarf zu ihrem und des Kindes Wohl des schützenden Daches. Noch heute müssen zahllose, aus dem Dienst entlassene, von Hause verstossene Schwangere nach Hergabe ihrer letzten Sparpfennige Schulden machen, Entbehrungen erdulden und körperlich und seelisch ermattet der Entbindung entgegengehen. Durchweg ist die Zahl der unehelichen Totgeburten höher als die der ehelichen, ein Beweis für die schon im Mutterleib eintretende Gefährdung der Unehelichen und eine Mahnung für erhöhten Schwangerenschutz.

Die hier entsprechende beste Form der Fürsorge ist die Anstaltsfürsorge. So sehr wir sonst der offenen Fürsorge den Vorzug geben und alle Mittel suchen, den Schutz des Kindes in die Familie zurückzuverlegen — hier, wo keine sorgende Familie vorhanden, wo das Vorurteil der Bevölkerung der Schwangeren entgegensteht, wo Ausbeutung der Notlage durch unlautere Elemente droht, ist die freundliche, gut geleitete Anstalt ein wahrer Rettungshafen. Die Versorgungshäuser für uneheliche Mütter werden teils auf konfessioneller, teils auf paritätischer Grundlage errichtet; durchweg macht die frühere enge Auffassung des Magdalenenhauses, in das kein Kind gebracht werden durfte, der Idee des Obdaches für Mutter und Kind unter besonderer Betonung der mütterlichen Pflichten Platz. Das Versorgungshaus umschliesst zuweilen eine kleine Entbindungsanstalt, in der Regel findet jedoch die Entbindung ausserhalb des Hauses — in Hebammenlehranstalten, in Kliniken, in Wöchnerinnenheimen — statt, von wo die jungen Mütter mit dem Neugeborenen zurückkehren, um es noch möglichst lange zu stillen und zu pflegen. Der Zweck der Anstalt wird um so besser erreicht, je länger sich das Beisammensein von Mutter und Kind ausdehnt.

Die Zahl dieser Heime entspricht bei weitem noch nicht dem vorhandenen Bedürfnis (s. oben S. 209). Wo sie entstehen, sind sie binnen kurzem überfüllt. Für die Versorgung der Schwangeren bis zum Zeitpunkt der Geburt lösen sie die gleiche Aufgabe, wie die Hebammenlehranstalten, denen sie auch die Entbindungen selbst nach wie vor überlassen. Für die Zeit nach der Geburt aber bilden sie deren dringend notwendige Ergänzung. Da die Lehranstalten und Kliniken die Entbundenen am 7. bis 11. Tage entlassen, und die für Preussen durch ministeriellen Erlass vom 6. Dezember 1906 besonders empfohlene Angliederung von Säuglingsheimen und Mutterasylen an die Hebammenlehranstalten meines Wissens noch nirgends durchgeführt ist, steht die junge Mutter schutzlos auf der Strasse, wenn nicht das Heim sie aufnimmt.

Mag der Aufenthalt von Kind und Mutter im Heim auch mehrere Monate, ein halbes Jahr und länger ausgedehnt werden, schliesslich tritt auch hier der Augenblick der Trennung ein, der für die nicht in dieser Weise Versorgten schon nach wenigen Tagen oder Wochen zu schlagen pflegt. Die nicht legitimierten oder in eine Stiefvaterfamilie übernommenen Kinder — es ist die weitaus grösste Zahl — werden in der mütterlichen Familie oder in fremder Pflege untergebracht, wo nun oft genug eine Leidenszeit beginnt. Wir wollen auf die einzelnen Stationen dieses Leidensweges — Verschleppung, Wanderung von Hand zu Hand, betrügerisches „Verschenken", Abschieben durch Behörden usw. — gar nicht näher eingehen, da wir wissen, dass bei geordnetem Wirken des Jugendamtes diese trüben Erscheinungen nicht mehr auftreten dürften und tatsächlich auch vielfach nicht mehr auftreten. Aufgabe des Jugendamtes ist es, in Ausübung der reichsgesetzlichen Bestimmungen über das Pflegekinderwesen (§§ 19 ff. des Reichsjugendwohlfahrtsgesetzes) jedes Pflege- und in seiner mütterlichen Familie lebende uneheliche Kind frühzeitig zu erfassen und dauernd im Auge zu behalten. Die Überwachungsorgane sind der Arzt und die beamtete geschulte Pflegerin; wesentliches, nur schwer entbehrliches Hilfsmittel ein zur Aufnahme kranker oder sonst anstaltsbedürftiger Kinder bestimmtes Säuglingsheim. Schon vor Jahren hat der bekannte Dr. Taube in Leipzig — nach dem das System seinen Namen erhielt — durch solche Maßnahmen in Verbindung mit der beruflichen Bevormundung erreicht, dass die Sterblichkeitsziffer der unehelichen Kinder in Leipzig sich nur wenig über die der ehelichen erhob und dass, wie Taube selbst oft stolz berichtete, ein gesundes, kräftiges und freudiges Menschenmaterial ihren Angehörigen und dem Staate erhalten blieb.

Ist die Frage der Versorgung der unehelichen Kinder grundsätzlich als gelöst anzusehen, so muss man die durchschnittlich immer noch so ausserordentlich hohen Gefährdungsziffern um so härter beurteilen.

Wir fassen zusammen:

1. Das uneheliche Kind bedarf zunächst des energischen Schutzes zur Sicherung seiner materiellen Ansprüche gegen den unehelichen Vater. Diese Aufgabe ist von den Jugendämtern auf Grund des Reichsjugendwohlfahrtsgesetzes zu lösen.

2. Die nicht mehr erwerbstätigen Schwangeren sind in gut geleiteten Versorgungshäusern für Mütter oder Entbindungsanstalten mit angeschlossenen Mütter- und Säuglingsasylen aufzunehmen, in denen nach vollzogener Entbindung die natürliche Ernährung durchgeführt und das Band zwischen Mutter und Kind verfestigt wird.

3. Nach Abgabe des Kindes in fremde Aussenpflege setzt energische, durch Ärzte und geschulte beamtete Fürsorgerinnen gestützte Überwachung der Jugendämter ein, die sich regelmäßig auch auf die in der mütterlichen Familie ohne Entgelt untergebrachten Kinder zu erstrecken hat.

III. Träger und Organe der Kinderfürsorge.

„Was war der Unterricht einstens? Privatsache. Was dann? Vereinssache. Was jetzt? Staatssache.

Was war die Armenpflege einstens? Privatsache. Was dann? Vereinssache. Was jetzt? Staatssache.

Individuum, Verein, Staat, das ist die geschichtliche Stufenleiter der gesellschaftlichen Zwecke. Der Verein ist der Pionier, der dem Staat die Wege ebnet; was heute Verein ist, ist nach Jahrtausenden Staat. Alle gemeinnützigen Vereine tragen die Anweisung auf den Staat in sich; es ist nur eine Frage der Zeit, wann er dieselbe honorieren wird." Ihering.

1. Jugendwohlfahrtsbehörden und freie Wohlfahrtspflege.

Das oben angeführte Wort des bekannten Rechtslehrers Ihering hat sich in der Jugendwohlfahrt auf das Eindringlichste bewährt. Nichts scheint auf den ersten Blick selbstverständlicher, als dass für das einzelne Kind auch das einzelne Elternpaar zu sorgen habe und doch hat dessen Kraft auch in einfachen Verhältnissen hierzu nie völlig zugereicht und erweist sich gegenüber der wirtschaftlichen und kulturellen Entwicklung der letzten 150 Jahre als völlig ungenügend. Die freie Wohlfahrtspflege schaffte Hilfsmaßnahmen der verschiedensten Art, die sie in hingebendster Arbeit mit Leben erfüllte; doch kann auch sie den Bedürfnissen und Nöten der Gesamtheit nicht in vollem Umfang entsprechen. So trat ergänzend oder an ihre Stelle die gemeindliche Wohlfahrtspflege der Städte mit vorbeugenden und heilenden Einrichtungen, unterstützt durch die Polizei bei der Bekämpfung von Mißständen (wie z. B. im Pflegekinderwesen) und die Gesamtheit dieser Maßnahmen fand ihre Abrundung durch die Gesetzgebung, welche Vormundschaftswesen, Wochenhilfe, Fragen der Mädchenbildung usw. regelte. In diesem Zustand befand sich die Säuglings- und Kleinkinderfürsorge vor dem Krieg, und in manchen Städten oder auch ganzen Bezirken, z. B. den Rheinlanden, war es — wie oben mehrfach erwähnt — gelungen, unter dem Schutz der Gesetzgebung in einmütigem Zusammengehen der freien und kommunalen Wohlfahrtspflege Vorbildliches zu schaffen. Der Krieg und seine nun schon über so viele Jahre sich erstreckenden Nachwirkungen brachten jedoch für die Gesamtheit der Jugend eine solche Verschlimmerung der Lebens-

bedingungen und solche Entwicklungsgefahren, dass das vorher Errungene
nicht mehr genügte. Und dies um so weniger, als man im neuen Volks-
staat Hoffnungen und Ziele weiterstecken durfte.

So verheisst die Reichsverfassung in den von dem Gemeinschaftsleben
handelnden Artikeln 119—123 den kinderreichen Familien ausgleichende
Fürsorge und der Mutterschaft den Schutz und die Fürsorge des Staates;
sie erklärt, dass über der elterlichen Betätigung in der Jugenderziehung
die staatliche Gemeinschaft wacht; sie verspricht, die Jugend gegen
Ausbeutung sowie gegen sittliche, körperliche oder geistige Verwahrlosung zu schützen und den unehelichen Kindern die gleichen Lebensbedingungen für ihre leibliche, seelische und gesellschaftliche Entwicklung
zu schaffen wie den ehelichen. Auf dieser Grundlage erwuchs bereits
in dem Jahr und am Ort der Entstehung der Verfassung — 1919 in
Weimar — der Plan zu einem umfassenden Jugendwohlfahrtsgesetz.
Dieses Gesetz ist nach sorgfältiger Bearbeitung und nach Überwindung
von mancherlei Kämpfen und Schwierigkeiten am 9. Juni 1922 erlassen
und am 1. April 1924 in Kraft getreten.

Die für den Rahmen dieser Schrift wesentlichsten Bestimmungen des
Reichsjugendwohlfahrtsgesetzes sind zunächst, dass in Stadt und Land
sich ein lückenloses Netz von Jugendämtern und über ihnen ein Oberbau
von Landesjugendämtern erstreckt. Aufgaben des Jugendamtes sind
nach § 3 des Gesetzes:

1. der Schutz der Pflegekinder,
2. die Mitwirkung im Vormundschaftswesen, insbesondere die
   Tätigkeit des Gemeindewaisenrats,
3. die Mitwirkung bei der Schutzaufsicht und der Fürsorgeerziehung,
4. die Jugendgerichtshilfe,
5. die Mitwirkung bei der Aufsicht von Kindern und jugendlichen
   Arbeitern,[1]
6. die Mitwirkung bei der Erziehung von Kriegswaisen und Kindern
   von Kriegsbeschädigten,[1]
7. die Mitwirkung in der Jugendhilfe bei den Polizeibehörden, insbesondere bei der Unterbringung zur vorbeugenden Bewahrung.[1]

Nach § 4 liegt es den Jugendämtern ferner ob, Einrichtungen und
Veranstaltungen anzuregen, zu fördern und gegebenenfalls zu schaffen für

1. Beratung in Angelegenheiten der Jugendlichen,
2. Mutterschutz vor und nach der Geburt,
3. Wohlfahrt der Säuglinge,
4. Wohlfahrt der Kleinkinder,
5. Wohlfahrt der in schulpflichtigem Alter stehenden Jugend ausserhalb des Unterrichts,
6. Wohlfahrt der schulentlassenen Jugend.

§ 3 umfasst also die Pflichtaufgaben, die unter allen Umständen vom
Jugendamt erfüllt werden müssen; § 4 drückt aus, welche anderen Ge-

---

[1] Auf Grund der Notverordnung vom 14. Februar 1924 nicht mehr
Pflichtaufgabe der Jugendämter.

biete, sofern sie überhaupt von der behördlichen Wohlfahrtspflege aufgegriffen werden, zweckmäßig dem Jugendamt zu übertragen sind. Dem Landesjugendamt liegt nach § 14 des Gesetzes ob:

§ 14.

1. die Aufstellung gemeinsamer Richtlinien und die sonstigen geeigneten Maßnahmen für die zweckentsprechende und einheitliche Tätigkeit der Jugendämter seines Bezirks;
2. die Beratung der Jugendämter und die Vermittlung der Erfahrungen auf dem Gebiet der Jugendwohlfahrt;
3. die Schaffung gemeinsamer Veranstaltungen und Einrichtungen, für die beteiligten Jugendämter;
4. die Mitwirkung bei der Unterbringung Minderjähriger;
5. die Zusammenfassung aller Veranstaltungen und Einrichtungen die sich auf die Fürsorge für gefährdete und verwahrloste Minderjährige beziehen;
6. die Mitwirkung bei der Fürsorgeerziehung gemäß § 73;
7. die Vermittlung von Anregungen für die freiwillige Tätigkeit sowie die Förderung der freien Vereinigungen auf allen Gebieten der Jugendwohlfahrt und ihres planmäßigen Zusammenarbeitens untereinander und mit den Jugendämtern im Bereiche des Landesjugendamtes;
8. die Erteilung der Erlaubnis zur Annahme von Pflegekindern durch Anstalten, sowie die Aufsicht über Anstalten gemäß § 29.[1])

> Weitere Aufgaben können dem Landesjugendamte durch die oberste Landesbehörde übertragen werden.

Die in den Abschnitten II—IV und VI RJWG. behandelten sachlichen Aufgabengebiete der Jugendwohlfahrt gliedern sich in Amtsvormundschaft, Pflegekinderwesen, Schutzaufsicht und Fürsorgeerziehung. Ursprünglich umfasste das Gesetz darüber hinaus in seinem V. Abschnitt die Sorge für die hilfsbedürftigen Minderjährigen. Mit Rücksicht auf finanzielle Fragen wurde dieser für die Durchführung der Säuglings- und Kleinkinderfürsorge sehr wesentliche Abschnitt durch die Verordnung des Reichsministers des Innern vom 14. Februar 1924 über das Inkrafttreten des RJWG. aus dem Zusammenhang gelöst und durch die Reichsverordnung über die Fürsorgepflicht vom 13. Februar 1924 den Bezirksfürsorgeverbänden übertragen. Die beiden Reichsgesetze ergänzen sich also in diesem wie auch in einer Reihe von anderen Punkten, während die zur Reichsfürsorgepflichtverordnung erlassenen Grundsätze über Voraussetzung, Art und Maß der Fürsorge vom 4. Dezember 1924 die Regelung noch weiter ausbauen.

Die für unseren Zusammenhang wichtigsten Bestimmungen finden sich in § 1 Abs. 1 der Fürsorgepflichtverordnung, wonach die Sorge für die hilfsbedürftigen Minderjährigen sowie die Wochenfürsorge zu den Pflichtaufgaben der Bezirksfürsorgeverbände rechnen.

Der Bezirksfürsorgeverband ist der umfassende Träger der Fürsorge überhaupt, der insbesondere auch für die Aufbringung der Mittel Sorge zu tragen hat. Das Jugendamt wird, schon weil es hinsichtlich der Sorge für die hilfsbedürftigen Minderjährigen geldlich von diesem Fürsorgeamt

---

[1]) Auf Grund der Notverordnung vom 14. Februar 1924 in Preussen den Regierungspräsidenten (für Berlin dem Oberpräsidenten) übertragen.

abhängig ist, zweckmäßig in engstem Zusammenhang mit ihm errichtet werden. Auf diese Weise sind nunmehr für das gesamte Deutsche Reich gleichmäßige, wenn auch im einzelnen durch die Landesgesetzgebung modifizierte Formen der äusseren Organisation festgelegt. Den sachlichen Inhalt konnten und mussten die Jugend- und Fürsorgeämter zu einem erheblichen Teil aus dem vorhandenen Bestand der Jugendwohlfahrt übernehmen. Um die unentbehrliche reiche Arbeit der freien Wohlfahrtspflege im ganzen nutzbar zu machen, ist den Jugend- und Fürsorgeämtern die Zusammenarbeit mit jener ausdrücklich zur Pflicht gemacht und ihre Vertretung in den Beiräten z. T. auch gesetzlich vorgeschrieben worden.

Alle in den früheren Kapiteln beschriebenen Einrichtungen der Säuglings- und Kleinkinderfürsorge wurden geschaffen und erprobt, ehe es Jugendämter gab. Aber es gab sie selten oder vielleicht nirgends in aller wünschenswerten Vollständigkeit, und in zahllosen Gemeinden und grossen Landesteilen ist heute noch fühlbarer Mangel am Notwendigsten. Da ist es nun die Aufgabe der neugeschaffenen Jugendwohlfahrtsbehörden, abzurunden, auszugleichen, zusammenzufassen, fördernd oder richtunggebend die ganze reiche Tätigkeit zu beeinflussen. Für das Gebiet der Säuglings- und Kleinkinderfürsorge bedeutet das die Schaffung von Beratungsstellen, die Überwachung und Verbesserung, unter Umständen auch Einrichtung geschlossener und halbgeschlossener Anstalten für gesunde und kranke Kinder, Ausbau der Schwangeren- und Wochenfürsorge, Durchführung der Amtsvormundschaft, Überwachung des Pflegekinderwesens, Erholungsfürsorge und Kinderspeisung für Kleinkinder usw.

Sind die Vereine für Säuglings- und Kleinkinderfürsorge nach der umfassenden Regelung der Reichswohlfahrtsgesetzgebung auszuschalten oder welches sind bei den veränderten Verhältnissen noch ihre Aufgaben? Folgen wir dem als Motto vorangestellten Wort Iherings, so scheint es der normale und rechte Weg, dass Vereine immer von neuem ihr Wirken auf bestimmte Gebiete überflüssig machen, indem sie das Werk in die Hand des Staates legen und selbst beiseite treten oder neue Aufgaben suchen. Niemals aber wird ihr Tätigkeitsfeld erschöpft, an Forderungen leer und arm sein. Der freien Wohlfahrtspflege bleibt als unzerstörbare, ewige Aufgabe nicht nur die Ergänzung der öffentlichen Wirksamkeit durch Persönlichkeitsarbeit, nein, sie hat auch die im wechselnden Gang der Zeiten auftretenden neuen Nöte aufzuspüren und neue Formen für ihre Linderung zu suchen. Die freibewegliche Caritas — das Wort im weitesten Sinne gebraucht — wird in ganz anderem Sinne wie die starrere öffentliche Wohlfahrtspflege zu dieser Anpassung durch schöpferische Leistungen geeignet sein, wie ja tatsächlich jede Form der Fürsorge aus dem schöpferischen Geist einzelner grosser Persönlichkeiten entsprossen ist. Dem inneren Wert und der Würde der Wohlfahrtspflege entspricht es denn auch, wenn die Reichswohlfahrtsgesetzgebung in voller Anerkennung ihrer Leistungen die Zusammenarbeit der freien mit der öffentlichen Wohlfahrtspflege fördert, die Vertretung der freien Wohlfahrtspflege in den Jugend- und Fürsorgeämtern wahrt und die öffentliche Wohlfahrtspflege verhindert, Neues zu schaffen, wenn gleiche Einrichtungen auf dem Boden der freien Wohlfahrtspflege bereits erwachsen sind. Das gilt für die altehrwürdigen, den Kirchen nahestehenden Vereine der Inneren Mission, des Caritasverbandes, des Roten Kreuzes und der Israelitischen Wohlfahrtsvereinigung, es gilt aber auch nicht weniger für die aus den neu emporstrebenden Kreisen der Arbeiterschaft erwachsenden Organisationen, und zu diesen gesellen sich die für unser Gebiet besonders wichtigen sozialhygienischen Fachverbände der Säuglings- und Kleinkinderfürsorge. Zu gedeihlicher Arbeit bedürfen die städtischen und ländlichen Jugendämter und ihre Organe der ständigen Wechselwirkung mit anderen Stellen, die am einfachsten durch die übergreifende Arbeit der Fachvereine vermittelt wird.

Als Beispiel sei auf den Verein für Säuglingsfürsorge und Wohlfahrtspflege im Regierungsbezirk Düsseldorf und seine bekannte Pionierarbeit verwiesen. Viele Aufgaben, die seit 1. April 1924 den Landesjugendämtern zufallen, sind erstmalig von ihm in einer Hand zusammengefasst worden; kommunale und freie Wohlfahrtspflege haben reiche Anregung erhalten. Vieles, was zu Beginn der Arbeit des Vereins (1907) neu und fremdartig erschien, ist heute überall eingebürgert. Wer denkt heute noch daran, dass die ersten Kreisfürsorgerinnen im Rheinland dort auf seine Anregung angestellt wurden und dauernd unter seiner Leitung arbeiteten! Wie rasch haben sich die gleichfalls von ihm ins Leben gerufenen Wanderkurse für Mütter entwickelt! Wie stark ist später die gesundheitliche sowohl wie die erzieherische Kleinkind- und Schulkinderfürsorge gefördert worden!

Von anderer Seite, dem Archiv der Berufsvormünder in Frankfurt a. M., wurde die Idee der beruflichen Vormundschaft zum Schutz der unehelichen Kinder verbreitet und fand allmählich Boden. Die Gemeinden griffen den Gedanken auf und schufen von der Berufsvormundschaft aus ein geordnetes Ziehkinderwesen, das sich nach und nach zur allgemeinen Säuglings- und Kleinkinderfürsorge ausweitete, bis auf dieser Grundlage die ersten freiwilligen städtischen Jugendämter erwuchsen. Und heute sind Pflegekinderwesen und Berufsvormundschaft Pflichtaufgaben der Jugendämter in Stadt und Land. Unentbehrliche Hilfe leistete die konfessionelle und interkonfessionelle freie Wohlfahrtspflege im Mutterschutz und in der Sorge für die gefährdete Jugend. Und nun vergleiche man die §§ 3 und 4 des Reichsgesetzes für Jugendwohlfahrt und sehe, was den Jugendämtern auf all diesen Gebieten nunmehr zu erfüllen obliegt, während die allgemeinen Richtlinien, die Förderung und Überwachung Sache der Landesjugendämter ist! Durch sie ist die Tätigkeit der zusammenfassenden Fachverbände scheinbar überholt, tatsächlich jedoch nur dann, wenn die Landesjugendämter deren Aufgabe fortführen. Und da das noch keineswegs durchweg geschieht, kommt den Fachverbänden nach wie vor eine erhebliche Bedeutung zu.

Aus diesem Grunde seien auch in dieser Auflage die bedeutenderen der nichtamtlichen — wenn auch zumeist amtlicherseits in erheblichem

Umfang unterstützten — Reichs- und Landeszentralen unseres Fachgebietes beibehalten. Unter den zahlreichen Provinzial- und Bezirksverbänden zeichnet sich auch heute noch der Verein für Säuglingsfürsorge und Wohlfahrtspflege für den Regierungsbezirk Düsseldorf durch seine richtunggebende Tätigkeit aus.

Reichsorganisation und Landeszentralen für Säuglings- und Kleinkinderschutz.

Deutsches Reich: Deutsche Vereinigung für Säuglingsschutz, Charlottenburg, Mollwitz-Frank-Strasse.

Preussen: Preussische Landeszentrale für Säuglingsschutz, Charlottenburg, Mollwitz-Frank-Strasse.

Bayern: Landesverband für Säuglings- und Kleinkinderfürsorge in Bayern, München, Ludwigstrasse 14.

Württemberg: Württembergischer Landesausschuss für Säuglings- und Kleinkinderschutz, Stuttgart, Falkertstrasse 29.

Baden: Badischer Landesverband für Säuglings- und Kleinkinderfürsorge, Karlsruhe i. B., Karl-Wilhelm-Strasse 1.

Hessen: Zentrale für Mutter- und Säuglingsfürsorge in Hessen, Darmstadt, Paradeplatz 3.

Meckl.-Schwerin: Alexandrawerk, Landesausschuss für Säuglings- und Kleinkinderfürsorge, Schwerin, Schloßstrasse 4/8.

Meck.-Strelitz: Landesverein für Säuglings- und Kleinkinderschutz, Neustrelitz, Schloßstrasse 10.

Braunschweig: Braunschweigischer Landesverein für Säuglings- und Kleinkinderfürsorge, E. V., Braunschweig, Wilhelmstrasse 10.

Hamburg: Landeszentrale Hamburg der Deutschen Vereinigung für Säuglingsschutz, Hamburg 1, Friedrich-Ebert-Strasse 15/17.

2. Die Hilfskräfte.

Zur Durchführung ihrer mannigfachen Aufgaben bedarf die öffentliche wie die freie Wohlfahrtspflege der geschulten Kräfte. Auf dem Gebiet der Säuglings- und Kleinkinderfürsorge sind das die Ärzte und Hebammen, die Fürsorgerinnen und die Schwestern.

Kinderheilkunde ist auch heute noch nicht vorgeschriebenes Prüfungsfach bei den ärztlichen Prüfungen; nicht jede Universität besitzt mustergültige Kliniken für dieses Fach. So erklärt es sich, dass die Veranstaltung von Fortbildungskursen für Ärzte nach wie vor eine wichtige Aufgabe der nichthygienischen Fachverbände bildet.

Ähnlich liegt es bei der Ausbildung der Hebammen, innerhalb welcher die Säuglingskunde mit Ausnahme der Versorgung des normalen Kindes während der ersten 9 oder 11 Lebenstage nur sehr unvollständig berücksichtigt wird. Gab es doch vor kurzem in Deutschland noch Hebammenlehranstalten mit nur fünfmonatiger Lehrzeit! Auf ein die Ausbildung und die Lage der Hebammen regelndes Reichsgesetz wartet man seit Jahren bisher vergeblich. Preussen hat inzwischen ein Landeshebammengesetz erlassen, Bayern eine Sonderversorgung der Hebammen begründet, doch bleiben auf diesem Gebiet noch viele Wünsche unerfüllt.

Dagegen hat die Ausbildung von Schwestern in Säuglingspflege und in fürsorgerischer Tätigkeit während der letzten Jahre bedeutende Fortschritte gemacht. Es gibt in Deutschland jetzt zahlreiche modern eingerichtete, nach allen hygienischen Forderungen betriebene Säuglingsheime und Kinderkliniken, welche als Ausbildungsstätten für Säuglings- und Kleinkindpflegerinnen dienen, freilich bei dem grossen Andrang zu diesem Beruf ständig überfüllt sind. Preussen und Lübeck verlangen in ihren Prüfungsordnungen für Säuglings- und Kleinkindpflegerinnen eine zweijährige Ausbildung, die übrigen Länder halten bisher an der Dauer eines Jahres fest. Für Bewerberinnen, die als Hebamme oder in der Krankenpflege ausgebildet sind, bestehen mildernde Zulassungsbedingungen. Die Ausbildung schliesst mit einer staatlichen Prüfung und daraufhin erteilten staatlichen Anerkennung als Säuglings- und Kleinkindpflegerin. Die Verschiedenheit der Vorbedingungen für die staatliche Anerkennung der Länder führen zu mancherlei Mißständen, weshalb der Wunsch, sie für das ganze Reich gleichmäßig auszugestalten, besteht.

Die Betätigung der nur pflegerisch geschulten Säuglingsschwester ist auf die Familie oder die Anstalt begrenzt.

In anderem Lehrgang wird die Ausbildung als Fürsorgerin gewonnen. Sie setzt kranken- und säuglingspflegerische oder aber pädagogische oder wirtschaftliche, an anderer Stelle erlangte Vorkenntnisse voraus. Das charakteristische dieser Schulung besteht darin, dass sie nicht nur theoretische Kenntnisse, sondern zugleich Gesinnungs- und Willensbildung vermittelt, indem sozial denkende, sozial empfindende und sozial handelnde Menschen herangezogen werden sollen. Eine innige Verbindung der theoretischen Ausbildung mit praktisch sozialem Handeln ist daher unerlässlich. Die Ausbildung erfolgt in den sozialen Frauenschulen (Wohlfahrtsschulen) und schliesst mit einer staatlichen Prüfung ab, für welche die Länder Preussen, Baden, Hamburg, Sachsen, Württemberg, Bayern, Bremen, Thüringen staatliche Prüfungsordnungen mit nachfolgender staatlicher Anerkennung erlassen haben. Die gegenseitige Anerkennung der in den verschiedenen Ländern geprüften und anerkannten Schülerinnen ist durch Vereinbarungen gewährleistet.

Die Prüfung erfolgt nach den drei Hauptfächern der Gesundheits-, Erziehungs- und Wirtschaftsfürsorge; doch umfasst jedes der Hauptgebiete die Grundzüge der anderen Hauptfächer mit, so dass der Ausbildungsgang, wenn auch in den letzten Semestern differenziert, doch nicht die spätere praktische Wahrnehmung einheitlicher Fürsorge ausschliesst. So wird denn auch die vielumstrittene Frage, ob die Gesundheitsfürsorge, insbesondere die Säuglings- und Kleinkinderfürsorge, durch Spezialfürsorgerinnen oder im Rahmen der gesamten fürsorgerischen Arbeit durch Familienfürsorgerinnen (Bezirksfürsorgerinnen) wahrgenommen werden soll, mehr und mehr im letzteren Sinne entschieden. Unseres Erachtens mit Recht. Ohne auf die Einzelheiten dieses Fragekomplexes einzugehen, sei nur kurz auf zwei wichtige Punkte hingewiesen. Zunächst ist das in der vorbeugenden gesundheitsfür sorgerischen Arbeit zwischen Müttern und Fürsorgerin sich ausbildende Vertrauensverhältnis von grösster Bedeutung für alle spätere dem Kinde zuzuwendende Fürsorge überhaupt; sodann aber wird die gesundheitsfürsorgerische Arbeit niemals ihr Ziel erreichen, wenn sie nicht zugleich sozialpädagogisch eingestellt ist oder wenn sie es nicht versteht oder nicht vermag, in geeignetem Augenblick wirtschaftliche Hilfe zu sichern.

Der Spezialfürsorge droht nur zu leicht Gefahr von zwei Seiten her, nämlich entweder mit dem Rate allein eine unvollkommene Hilfe — Steine anstatt Brot — zu geben, oder in eine für sie nicht günstige Abhängigkeit von anderen Fürsorge-Organisationen zu geraten. Eine gute Familienfürsorge setzt voraus, dass jedes Einzelgebiet spezialisiert, so gut wie nur denkbar ausgebaut wird: die Zusammenfassung aller für das Schicksal des einzelnen Kindes, des Erwachsenen, oder der Familie in Betracht kommenden Fäden aber muss in einer Hand, der der Familienfürsorgerin, bleiben.

Ein umstrittenes Gebiet ist die Heranziehung der Hebamme zur Durchführung der Säuglings- und Kleinkinderfürsorge. Aus Gründen der Ersparnis wird zuweilen vorgeschlagen, die gesamte offene Säuglingsfürsorge in ihre Hand zu legen. Wir stehen auf einem anderen Standpunkt. So unentbehrlich wir die Mithilfe der Hebammen für die Stillpropaganda, für die Einleitung der natürlichen Ernährung und für die Versorgung des Kindes während der ersten zwei Lebenswochen erachten, so wenig sind wir geneigt, ihr weitere Aufgaben zu übertragen. Die vielbeschäftigte Hebamme findet neben ihrer eigentlichen Berufsarbeit gar nicht die Zeit, sich um die älteren Säuglinge zu bekümmern — von den Kleinkindern gar nicht zu reden! Wollte man aber die wenig beschäftigte zu der Klientel der begehrteren Hebamme schicken, so würden unausgesetzt Konkurrenzstreitigkeiten entstehen. Als Hauptgrund gegen die weitgehende Heranziehung der Hebamme ist aber geltend zu machen, dass sie von der Pflege und Versorgung des älteren Säuglings und des Kleinkindes überhaupt keinerlei Kenntnisse und praktische Erfahrungen von der Hebammenlehranstalt mitbringt, in welcher ja Kinder von der dritten Lebenswoche ab nur in äusserst seltenen Fällen zu finden sind. Und ein weiterer nicht weniger wichtiger Grund für unsere Ablehnung ist schliesslich der, dass es sich ja bei der Säuglings- und Kleinkinderfürsorge nicht lediglich um hygienische, sondern auch um soziale Maßnahmen handelt. Wie kann man von der heute auf dem Lande wirkenden Hebamme die für strenge Überwachung des Pflegekinderschutzes erforderlichen Kenntnisse des Vormundschaftsrechtes, die Übung im Verkehr mit den Behörden erwarten? Wie von ihr verlangen, dass sie, die sich in ihrem Bildungs- und Kulturniveau von den Müttern nicht oder nicht wesentlich unterscheidet, genügend Distanz und soziale Einsicht besitzt, um Maßnahmen allgemeinerer Natur anzuregen oder zu organisieren? Niemals wird es möglich sein, ohne die Hebamme eine wirksame Säuglingsfürsorge zu betreiben; aber zu dem, was wir Säuglings- und Kleinkinderfürsorge nennen, der Ausnutzung aller zum Schutze von Mutter und Kind erlassenen behördlichen und gesetzlichen Maßnahmen für die Hebung der gesamten Familienkultur, werden wir noch anderer Hilfskräfte bedürfen, in erster Linie die Ärzte und die Fürsorgerinnen.

Über die Tätigkeit der Fürsorgerinnen noch ein kurzes Wort: Mehr als in irgend einem anderen Zweig der öffentlichen Wirksamkeit ist die Auswahl der Berufsarbeiterinnen — der beseelten Hände — von ausschlaggebender Bedeutung. Mit guten Fachkenntnissen und sozialem Verständnis ausgerüstete, ihre Arbeit ruhig und mütterlich erfassende Frauen, die Menschenkenntnis und die Fähigkeit besitzen, sich in die verschiedensten Umwelten einzufühlen, sind für die Aufgaben der Menschenpflege unentbehrlich. Freilich bedürfen sie, auch wenn sie alle diese Eigenschaften in grösster Vollständigkeit mitbringen, noch einer wichtigen Vorbedingung: Bewegungsfreiheit und einer gewissen Ruhe und Musse, um die sachlichen Probleme der Fürsorgearbeit zu durchdenken und die persönliche Wirkung den einzelnen Fürsorgebedürftigen gegenüber gedeihlich zu entfalten. Leider ist die Wirklichkeit von diesem Ideal noch weit entfernt. Wenig entwickelt ist das Verständnis dafür, dass die Fürsorge etwas von der Verwaltungsarbeit dem Wesen nach Verschiedenes, eher etwas dem Lehrberuf Verwandtes ist. In der Regel werden in übel angebrachter Anwendung der Methoden eines Grossbetriebes auf die Methoden der Menschenpflege die in der Fürsorge verwandten Kräfte ungeheuerlich ausgenutzt, worunter naturgemäß die Arbeit leidet.

Dabei soll gar nicht geleugnet werden, dass auch die Arbeit der Fürsorge durch eine gute, klar durchdachte Organisation in ihrer Wirkung ungemein verstärkt werden kann, so dass auch die beste und warmherzigste Fürsorgerin vor Systematik nicht zurückzuschrecken braucht.

Sie muss die Tatsachen kennen, zu diesem Zweck alle Gebiete der Fürsorge unter ständiger Beobachtung halten, um wenn möglich immer am gefährlichsten Punkt mit den stärksten Kräften einzusetzen. Sorgfältig sind Geburten- und Sterbeziffern ebenso wie die Gesundheits- und Krankheitsverhältnisse im Bezirk zu überwachen und die erforderlichen Schlüsse daraus zu ziehen. Zeigt sich die Anhäufung kindlicher Gefährdung an Tuberkulose, Rachitis, Unterernährung in bestimmten Gemeinden oder in besonderen Stadtvierteln, sogen. „Nestern“, so ist der Ursache nachzugehen und die Quelle wenn möglich zu verstopfen. Die Beobachtungen der Schulärzte bei Aufnahme der Schulneulinge bilden ein besonders reiches Feld zur Erkenntnis der Fehler und Mängel der Kleinkinderfürsorge. Hier mag die fachärztliche Krüppelfürsorge, dort vorbeugende Tuberkulosefürsorge, dort Erholungsfürsorge für Kleinkinder die zweckentsprechende Maßnahme zur Behebung des Übels bilden; wieder anderswo mögen besondere Erscheinungen des Seelenlebens, wie Übermüdung, Zerstreutheit, Bedrücktheit den Anlass geben, einer Ausbeutung der kindlichen Arbeitskraft oder sonstigen Ursachen auf den Grund zu kommen.

Und doch darf unter diesem Blick aufs Allgemeine die liebevolle Tätigkeit im Einzelnen niemals leiden. Es ist nicht möglich, im Rahmen dieser Ausführungen ein erschöpfendes Bild der vielseitigen Tätigkeit einer Kreis- oder Gemeindefürsorgerin zu geben. Man muss sich vorstellen, dass sie oft genug die einzige Frau ist, an die sich die Mütter ihres Bezirks mit ihren Sorgen um Pflege und Erziehungsfragen, mit der Bitte um Vermittlung den Behörden gegenüber, in Not und Verzweiflung wenden können. Sehr bald bildet sich ein Vertrauensverhältnis heraus, auf dessen Grundlage soziale Hilfe und kulturelle Beeinflussung nach mancherlei Richtung hin möglich ist. Für Frauen mit sozialem Interesse, klarem Blick und organisatorischer Befähigung werden hier Stellungen geschaffen, die ihnen einen schönen und ausfüllenden Lebensberuf gewähren.

Die ersten Kreisfürsorgerinnen wurden am 1. Oktober 1909 durch Vermittlung des Vereins für Säuglingsfürsorge im Regierungsbezirk Düsseldorf innerhalb dieses Bezirks und zwar im Landkreise Düsseldorf angestellt. Auf der Grundlage der Wohnungsaufsicht ging der Kreis Worms seit 1908 vor. Die Zentrale für Mutter- und Säuglingsfürsorge in Hessen stellt seit 1910 in verschiedenen Kreisen eigene Fürsorgerinnen an.

Unter dem Einfluss der Kriegs- und Nachkriegsnöte ist nun deren Zahl ganz ausserordentlich gestiegen. Während einer im Jahr 1918 angestellten Erhebung im Reich nur wenig Hunderte zählte, ergab eine im Jahr 1925 für Preussen durchgeführte statistische Untersuchung über die soziale Lage der Fürsorgerinnen, dass allein im öffentlichen Dienst in Preussen annähernd 3000 beschäftigt waren. In Baden standen rund 180 Fürsorgerinnen zur Durchführung der Wohlfahrtspflege in Stadt und Land zur Verfügung. Die Fürsorgerinnen sind nicht gleichmäßig über die deutschen Gebiete verteilt. Vielfach fehlen sie noch ganz, während in Gebieten, die von jeher tüchtige Arbeit in der Wohlfahrtspflege leisteten, die von sozialerfahrenen Frauen aufgestellte Forderung, wonach etwa auf je 5000 Einwohner eine Fürsorgerin entfallen sollte, beinahe erfüllt ist.

Die Weimarer Verfassung gewährleistet der Deutschen Jugend besonderen Schutz. Die Fürsorge für das im jüngsten Lebensalter stehende Kind bildet die Grundlage für körperliches und seelisches Gedeihen des Heranwachsenden, ohne welche die spätere Arbeit vielfach erschwert oder ganz und gar nutzlos wird. Stets wird sie in erster Linie Frauenarbeit sein. Möchten die Frauen sich der Verantwortung dieses wichtigen Teiles der Volksarbeit bewusst bleiben und als Mutter, als beamtete oder ehrenamtliche Hilfskräfte dem einzelnen Kinde und durch dieses dem Volke dienen.

Sachverzeichnis.

Abführmittel 91.
Abspritzen 28, 35, 41, 45 f.
Abstillen 33, 69, 70.
Adoption 216.
Ammen 38, 44 f., 97.
Anstaltsfürsorge 209 ff.
— -pflege 120 f., 160.
Asphyxie 123.
Atmung des Säuglings 3, 7, 83, 112.
— Aussetzen der 79, 84, 123.
— des Kleinkindes 129, 143.
Augen 82.
— -entzündung 149, 159.
— -lähmung 155.
Ausschlag 76, 91 f., 99, 100, 124.
— bei Masern 149.
— bei Scharlach 151.
— syphilitischer 84 f., 96, 98; siehe
  auch unter Ekzem.

Bad 16, 103, 106, 118, 136.
— zu Heilzwecken 94, 115 ff., 124.
Bananen 132, 146.
Bekleidung 102 f.
Bestrahlung 25, 41, 144.
Bett 102.
Blutung 124.
Bräune 154.
Brechdurchfall 15, 86, 88, 90, 113.
Breinahrung 65, 70.
Brot 134.
Brustdrüse 22 ff.
— Rückbildung 33.
— Schwellung bei Neugeborenen 78,
  83.
— Tätigkeit der 27.
— unterwertige 40.
Brustentzündung 35.
Brustmahlzeit 29 f.
Brustwarze 23, 31, 35, 76.
Brutapparat 110.
Buttermehlnahrung 64.
Buttermilch 57, 62, 69.
Butterzusatz 62.

Darm 7, 15, 52, 113.
— -bakterien 72.
Dehnungsstreifen 23.
Diätmilch 63.

Dickmilch 57.
Diphtherie 2, 98, 125, 151, 153 ff., 208.
Dubo 62.
Durchfälle 25, 41 71, 85, 87, 99.

Eier 71, 132, 134.
Einkommenverhältnisse 193.
Einlauf 115, 118.
Einspritzung 118.
Eisen 21.
Eiweissmilch 65.
Ekzem 91, 97, 100.
Englische Krankheit siehe Rachitis.
Entbindungsanstalten 210.
Entwicklung, geistige 16 ff., 81, 92,
  106, 125, 129 ff., 162, 174.
— körperliche 7 ff., 106, 162 ff., 174.
Epsteinscher Schaukelstuhl 102, 105,
  135, 137, 168.
Erbrechen 68, 71, 112, 113, 123, 150,
  157, 159.
Ernährung 19 f.
— natürliche 47 f., 75, 85, 125, 181 f.
— künstliche 47, 49 ff., 75, 85, 179,
  181 f.
— des Säuglings 20 f., 76 f.
— des Kleinkindes 131 f., 139, 145 f.
— Unsitten 76 f., 202.
Ernährungskrankheiten 85 ff.
Ernährungsstörungen 88 f.
Erwerbstätigkeit der Frau 38, 70,
  179, 186, 194.
Erziehung des Säuglings 92 f., 106 f,
  125.
— des Kleinkindes 138 f., 170.
— zur Mutter 187 ff.

Flasche 60, 66 f., 68.
Flaschenfütterung 49 ff.
— Technik der 66.
Fleischnahrung 71, 132, 134.
Fontanelle 5, 6, 11, 82, 109, 129, 141.
Fortbildungsunterricht 189.
Frauenmilch siehe unter Milch.
Fröbelsche Kinderpflegeschulen 173.
Frühgeburten 1, 43, 79, 82, 110, 123.
Fürsorgerin 225 ff.
Fürsorgestellen 202 ff.
Furunkel 95.

Gebärmutter 2, 3.
Gebiss 12, 129, 134.
Geburt 2 f., 31, 77, 83, 96, 109, 143, 181.
Geburtenziffer und Säuglingssterblichkeit 183.
Geburtsschädigungen 83 f.
Gehen 14, 106, 109, 166, 168.
Gelbsucht 78, 83.
Gemüse 66, 71, 132 f.
Genickstarre 94.
Geschlechtsorgane 7.
Getränke 60 f.
Gewicht 8 ff., 39, 40 75, 79, 109, 123.
Gewichtskurven 11, 31, 39.
Greifen 14, 18, 164, 168.
Grössenverhältnisse des Säuglings 4, 162 f.
— des Kleinkindes 129, 162 f.
Gummieinlage 102.

Haar 4.
Halsentzündung 151, 154.
Haltung 2, 3, 12, 108, 162.
Hasenscharte 43.
Haut 104, 119.
Hauterkrankungen 91.
Hautfarbe 4, 77, 82, 111.
Hebammen 85, 224 f., 226.
Herz 7, 16, 112, 129, 155.
Hexenmilch 83.
Hirnhautentzündung 159.
Hohlwarze 23, 37.
Hungerstühle 41, 90.
Husten 99, 109, 112, 154.

Impfung gegen Masern 150.
— gegen Pocken 97 f.
Infektion 121, 137 f., 140, 211.
Infektionskrankheiten 159 f., 208.
Invalidenversicherung 201.

Jugendamt 215.
Jugendwohlfahrtsgesetz 220 f.

Kalk 15, 21.
Karottensuppe 61.
Kaseïn 21, 56, 57, 59, 72.
Katarrh 76, 88, 91, 95, 97, 124, 143, 149.
Kefir 57.
Keuchhusten 125, 155 ff., 160, 208, 211.
Kindergärten 211 f.
Kindergärtnerin 173.
Kinderlähmung 94.
Kindermehl 77.
Kindspech 9, 74, 79.
Kleinkinderzeit 127 ff., 211.
Klysmen 91, 124.
Knochen 16, 75.
— Entwicklung 6 f., 11, 15, 21, 129.
— syphilitische Erkrankung 96.

Knochentuberkulose 158 f.
Knochenverkrümmung (Rachitis) 141, 143.
Körperbeschaffenheit des Säuglings 3 ff.
— des Kleinkindes 128 f.
Kohlehydrate 19, 21, 59, 72.
Kollaps 123.
Kolostrum (Vormilch) 23, 27.
Kopfgeschwulst 83.
Kopfblutgeschwulst 83, 84.
Kopfgrippe 94.
Krämpfe 15, 83, 93 f., 101, 112 f., 124, 157, 159.
Kriechen 137, 168.
Krippen 38, 209 f.
Krupp 154.
Kühlkiste 55.
Kuhmilch siehe unter Milch.
Kurve, Anlage einer 123.

Lab 57, 72.
Labmilch 58.
Lähmung 112.
— diphtherische 155.
Larosanmilch 65.
Luftbad 137, 145.
Lungen 7, 15, 94, 143.
Lungenentzündung 2, 15, 95, 148, 149, 156, 157.

Magen 7, 15, 52, 72.
— Fassungsvermögen 7.
Magermilch 54, 56.
Malzsuppe 64, 69.
Masern 2, 98, 125, 148 ff., 160, 208.
Massage des Bauches 91.
— der Brust 41.
Medikamente, Verabreichung 115, 118.
Mehlsuppe 61.
Meldepflicht, polizeiliche 208.
Menstruation 27, 40.
Merkblätter für Mütter 202.
Milch, Frauen- 3, 15, 34, 45, 69, 85, 90, 110.
— — Beeinflussbarkeit 24 ff.
— — -bildung 27.
— — Fettgehalt 21, 24.
— — Magenverdauung 52, 72.
— — -mangel 28.
— — -menge 24, 28, 40.
— — -stauung 33.
— — Zusammensetzung 22 f., 24, 30, 47.
Milch, Kuh- 47, 49, 58, 132, 134.
— — -abgabe 203.
— — Behandlung 52.
— — Erzeugnisse 56.
— — Fettgehalt 56.
— — Frische 54.

Milch, Kuh-
— — -gerinnung 57.
— — -gewinnung 52.
— — im Haushalt 55.
— — Magenverdauung 52, 72.
— — Unverträglichkeit 71.
— — Verdünnung 50.
— — Verfälschung 54.
— — Verunreinigung 52.
— — Zubereitung 49.
— — Zusätze 59.
— — Zusammensetzung 22, 47, 54.
Milchfett 56, 59.
Milchfieber 27.
Milchfluss 34.
Milchknoten 34.
Milchkonserven 58, 77.
Milchküche 53, 202.
Milchpumpe 27, 41 46.
Milchsalze 21, 47, 59.
Milchzucker 21, 56, 59, 206.
Minderwertigkeit, geistige 94.
Möller-Barlowsche Krankheit 55.
Molke 57, 58, 61, 72.
Molkensuppe 62.
Mütterberatungsstellen 202.
Mütterkurse 190, 205.
Mütterschutz, gesetzlicher 195 f.
Munderkrankungen 119.
Muskulatur 3, 6, 75, 82, 112, 113, 141.
— Übung der 137, 168.
Mutterkuchen 2.

Nabel 95, 100 f., 109.
— -erkrankungen 84.
Nabelschnur 2, 3, 78.
Nahrungen, Säuglings- 58 f., 60 f.
Nasendiphtherie 98.
Nervenkrankheiten 94.
Nervensystem 15, 93, 112, 124.
Nervöse Veranlagung 81, 92 f., 124, 139.
Nieren 16.
Nierenentzündung 151 f.

Obst 132, 146.

Packungen 115, 117, 124.
Phimose 100.
Pocken 97.
Priessnitzumschlag 117.
Puder 104, 206.
Puls 83, 109, 112, 129.

Rachitis (engl. Krankheit) 2, 15, 76, 93, 127, 140 ff., 148, 160, 162, 206 f., 227.
— Entstehung 144.
— Heilung 145.
— Statistik 207.
Ruhr 160.

Saccharinwasser 60.
Säuglingspflegerin 170 ff.
— Ausbildung 172.
Säuglingssterblichkeit 48, 85, 174 ff., 182 f., 189.
Säuremilch 64.
Sahne 49, 56.
Salzsäuremilch 64.
Sauger 66, 67, 68, 70, 110, 202.
Schädel 5, 6, 7, 11, 129, 141.
Schälblasen 84 f., 96.
Scharlach 2, 98, 150 ff., 125, 208.
Schaukeln 108.
Scheintod 83.
Schlaf 80 f., 82, 92.
Schleime 61.
Schnupfen 43 f., 88, 95.
— diphtherischer 98 f., 154.
— bei Masern 149.
— syphilitischer 84, 96.
Schwämmchen (Soor) 88, 119.
Serum, Diphtherie 155.
— Masern 150.
— Scharlach 152.
Sitzen 14, 15, 94, 141, 164.
Skorbut 55.
Skrophulose 159.
Sommersterblichkeit 85 f., 178, 181.
Sonnenbad 104, 135, 137, 145.
Soxhlet-Apparat 55.
Speien 67, 90, 92, 109, 119.
Spielalter 130.
Spielzeug 161, 192.
Sprache 18, 129 f., 138.
Stehen 94, 106, 109, 166.
Sterilisieren 58.
Stillen 22 ff., 184 ff.
— Abspritzen 28, 35, 41, 45 f.
— Abstillen 33, 69, 70.
— Erkrankungen beim 34.
— Lebensweise beim 33.
Stillfähigkeit 35 ff., 186.
Stillfreudigkeit 42.
Stillgeld 204.
Stillordnung 41, 69, 76.
Stillschwierigkeiten 31 f., 39, 43,
Stillkrippen 38.
Stillkurven 28, 31, 39, 42.
Stimmritzenkrampf 93 f.
Stuhl 40, 73 f., 79, 109, 113, 123, 129.
— Bakteriengehalt 72.
— krankhaft veränderter 41, 83, 87, 89 f.
— -verstopfung 40, 87, 91.
Suppen 134.
Syphilis 37, 84, 95 f., 127.

Tageseinteilung des Säuglings 104 f.
— des Kleinkindes 133.
Teediät 61, 78, 89.

Temperatur 79, 82, 88, 109, 117, 123.
— -messung 111.
Thermometer 111.
Thymus 6.
Trinkfaulheit 44, 68, 83.
— -menge 92 f., 32, 41, 51.
— -ordnung 32.
Trokenlegen 104.
Trockenmilch 58.
Tuberkulinprobe 97.
Tuberkulose 2, 37, 52, 95, 97, 127, 138,
149, 158 f., 227.

Umklammerungsreflex (Moro) 13, 79,
92.
Unehelichenschutz 213.
Unterernährung 40 f., 44, 227.
Untertemperatur 112, 119.
Untersuchung, ärztliche 114 ff.
Urin 16, 73, 77, 100, 102, 113, 129.

Verdauung 52, 72, 83, 85.
Verdauungsorgane 7, 2·, 85 f., 113.
Verdauungsstörungen 15, 85.
Vitamine 16, 20, 21, 55, 71, 134.
Vorhautenge 100.
Vormilch 23, 27.
Vormundschaft 215 f.

Wachstum 7 ff, 128 f., 162 f.
Wachstumsstörung 141, 146, 162.
Wärmflasche 103, 110, 119.
Wanderhaushaltungsschulen 189.
Wasserkopf 94.
Wegbleiben 112.
Weisskäse 58.
Wickelkommode 102.
Wickeln 103, 202.
Windelhosen 103.
Windeln 102 f.
Windpocken 153.
Wochenfürsorge 199 ff.
Wochenhilfe 197 ff.
Wohnfrage 183.
Wolfsrachen 43.
Wundliegen 119.
— -sein 91, 100.
Wundrose 84, 95.

Yoghurt 57.

Zähne 5, 11 f., 71.
Zahndurchbruch 12, 99, 109, 141.
Zahnkrämpfe 99.
Zellgewebsentzündungen 84, 95.
Zentrifugiermaschinen 56.
Ziegenmilch 54, 58.
Ziehkinderwesen 218 f., 223.
Zinkpaste 104.
Zungenbändchen 100.
Zwiemilchernährung 42, 69 f.